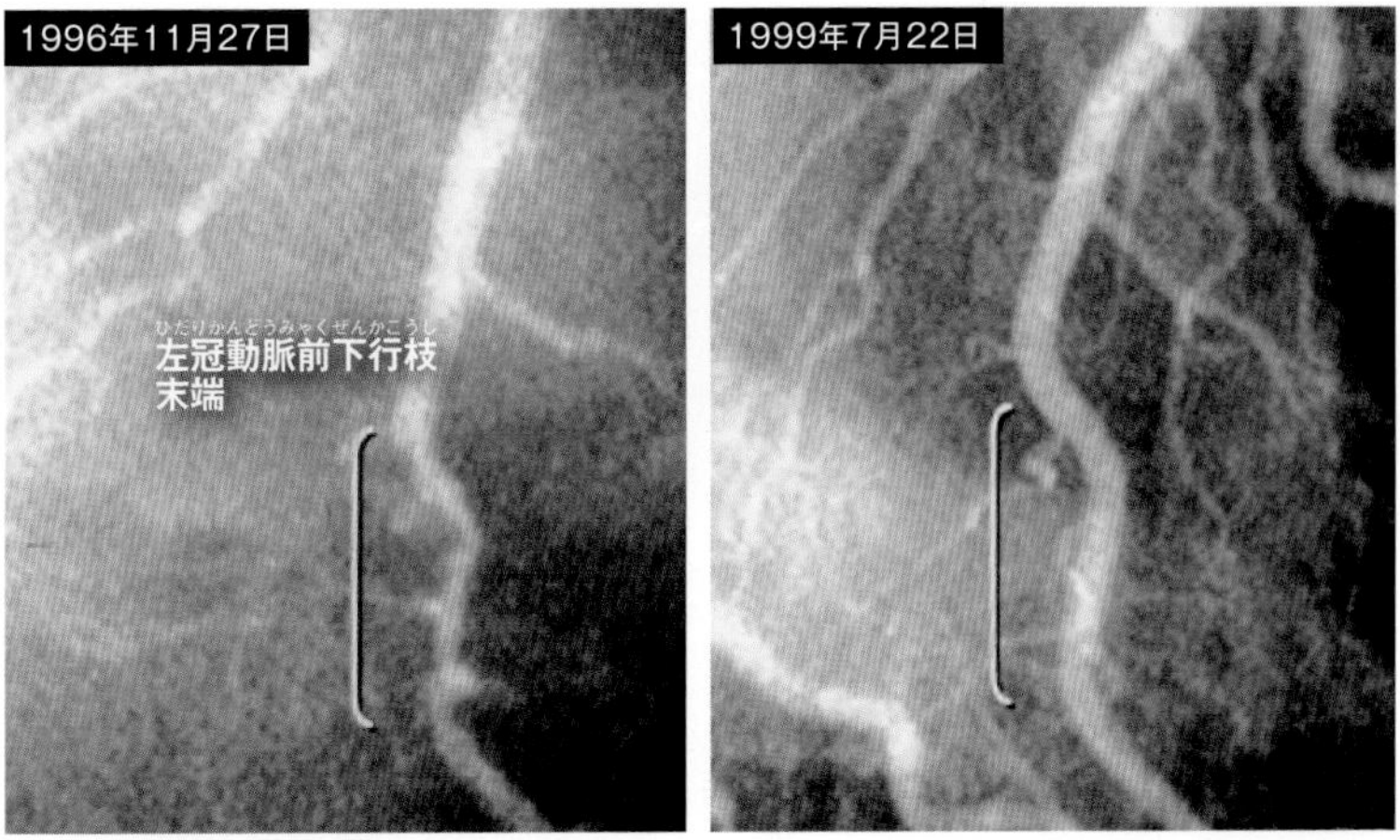

[1] 冠動脈疾患の回復
――コレステロール低下薬なしの食事プログラム」前と後の左冠動脈前下行枝《ひだりかんどうみゃくぜんかこうし》
末端部分の血管造影図の比較

左＝プラントベースの食事プログラム前。左冠動脈前下行枝末端部分が狭窄している。
右＝プラントベースの食事プログラム32か月後。狭窄が改善されている。

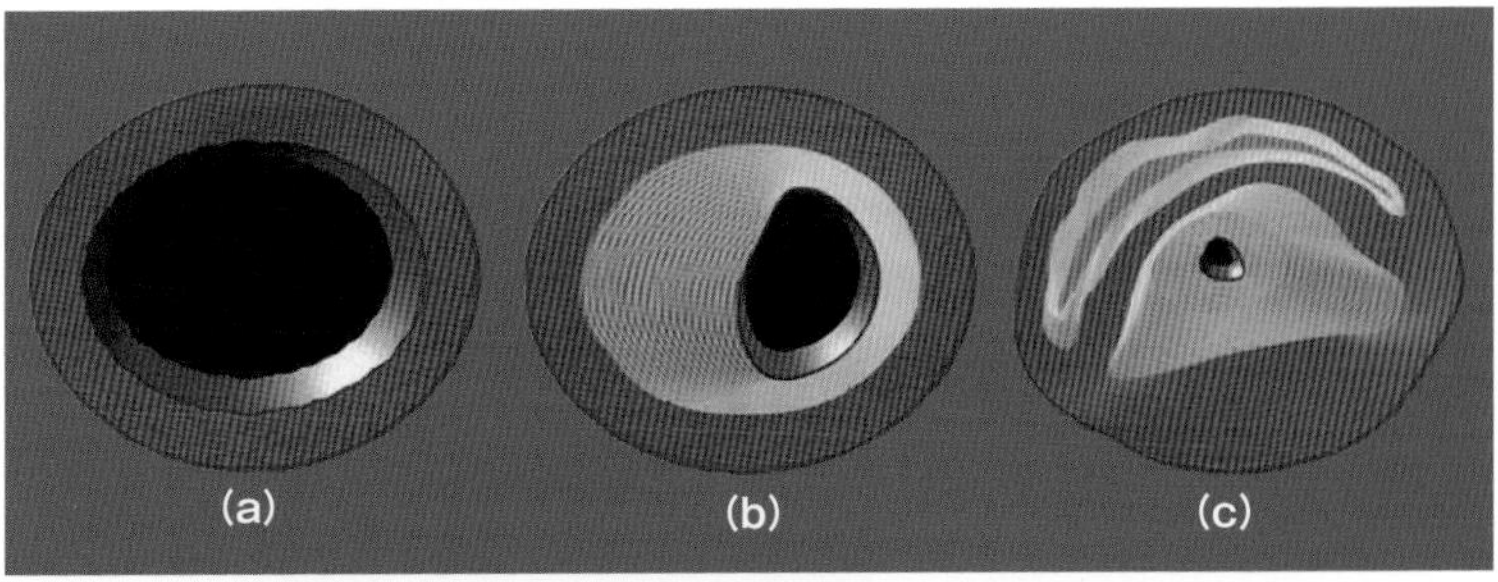

[2] 徐々に進行していく冠動脈の狭窄のプロセス
――心臓発作12.5%の原因となっているにすぎない

(a) ＝ 血管壁にプラーク（白くなっている部分）が形成され始める。黒い部分は血管内腔。
(b) ＝ プラークの層が厚くなり、次第に血管内腔が狭くなっていく。
(c) ＝ 血管の閉塞。ただし、冠動脈狭窄は心臓発作の原因の 12.5% にすぎない。

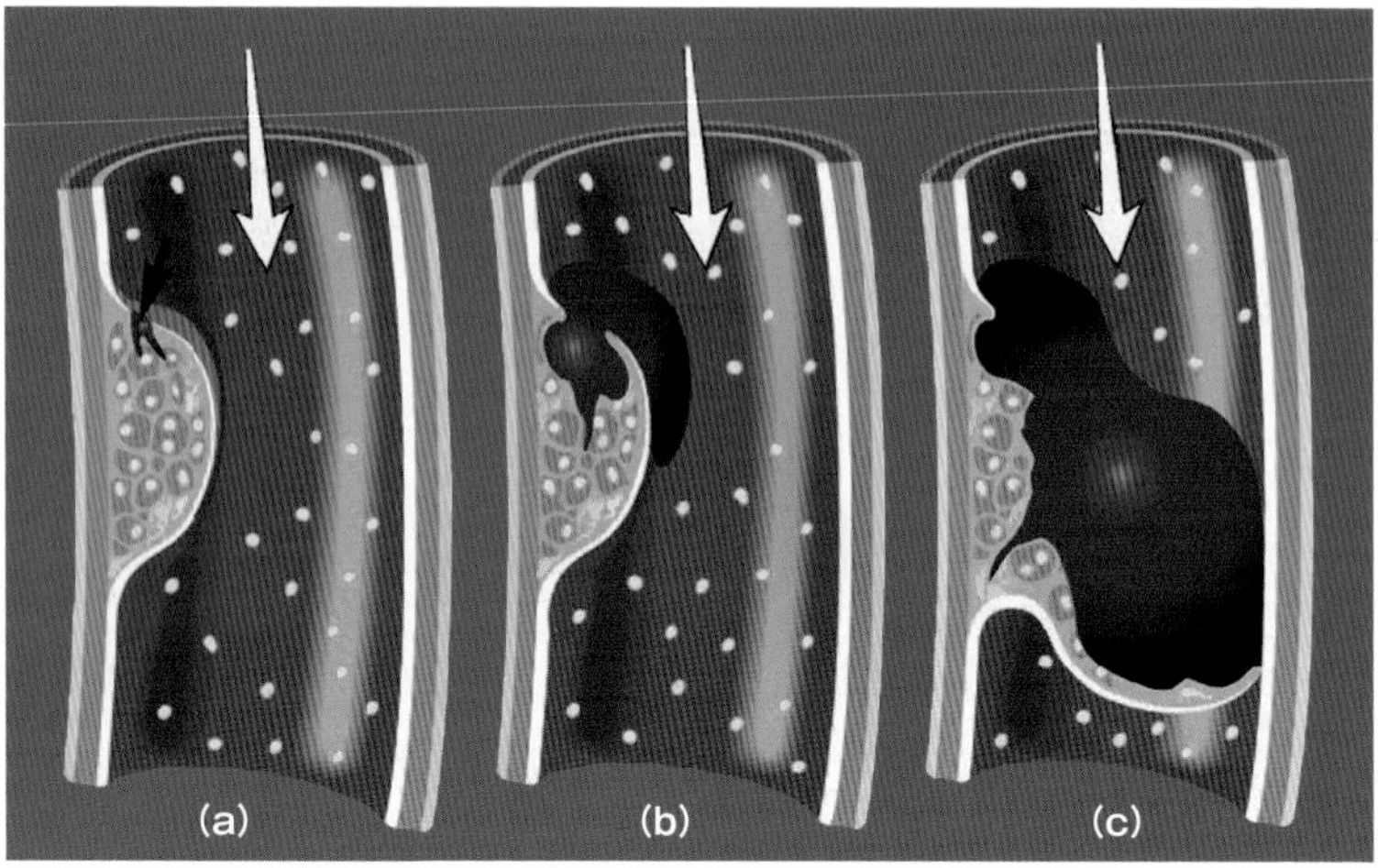

［3］心臓発作の87.5%の原因となっている血管閉塞のプロセス

（a）＝突然のプラークの破裂
（b）＝血栓の形成
（c）＝血管の閉塞

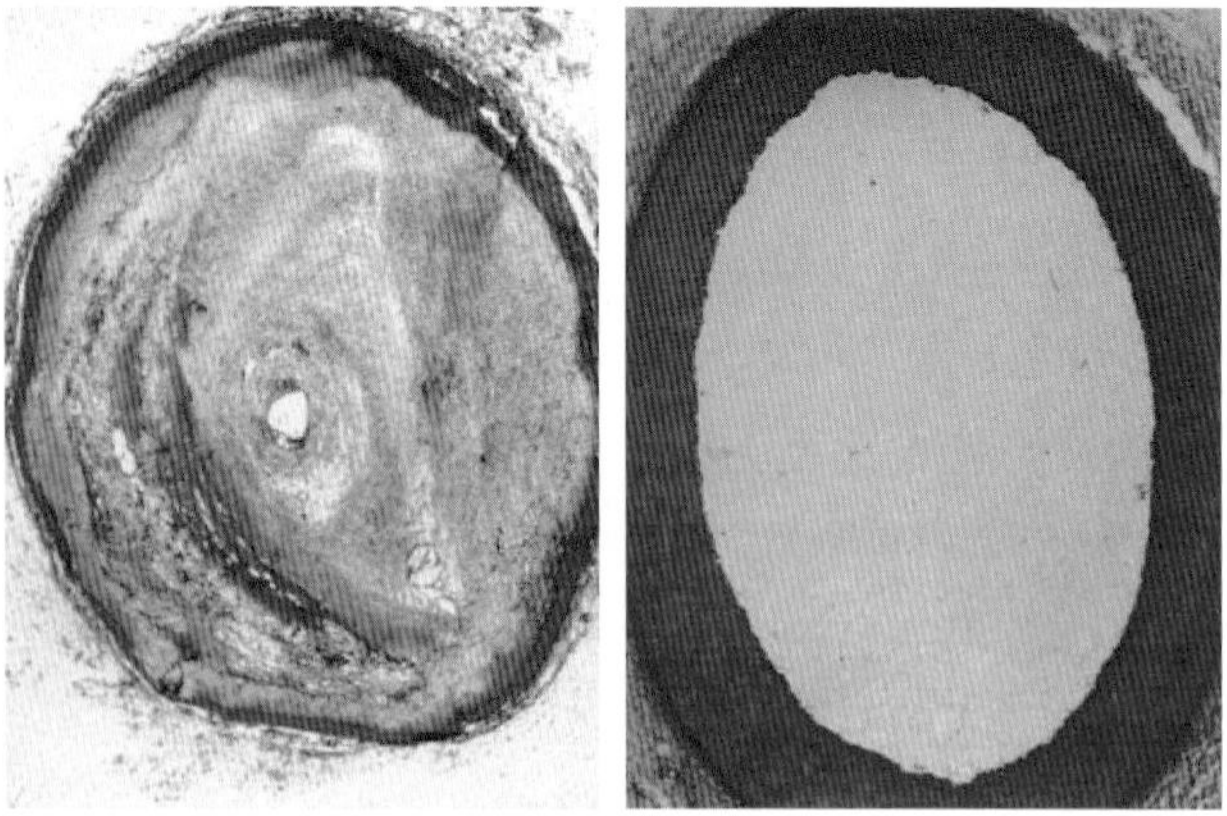

［4］正常な動脈と閉塞した動脈

右＝正常な動脈
左＝線維性の傷痕、カルシウム、コレステロール、脂肪が詰まっている重症の動脈

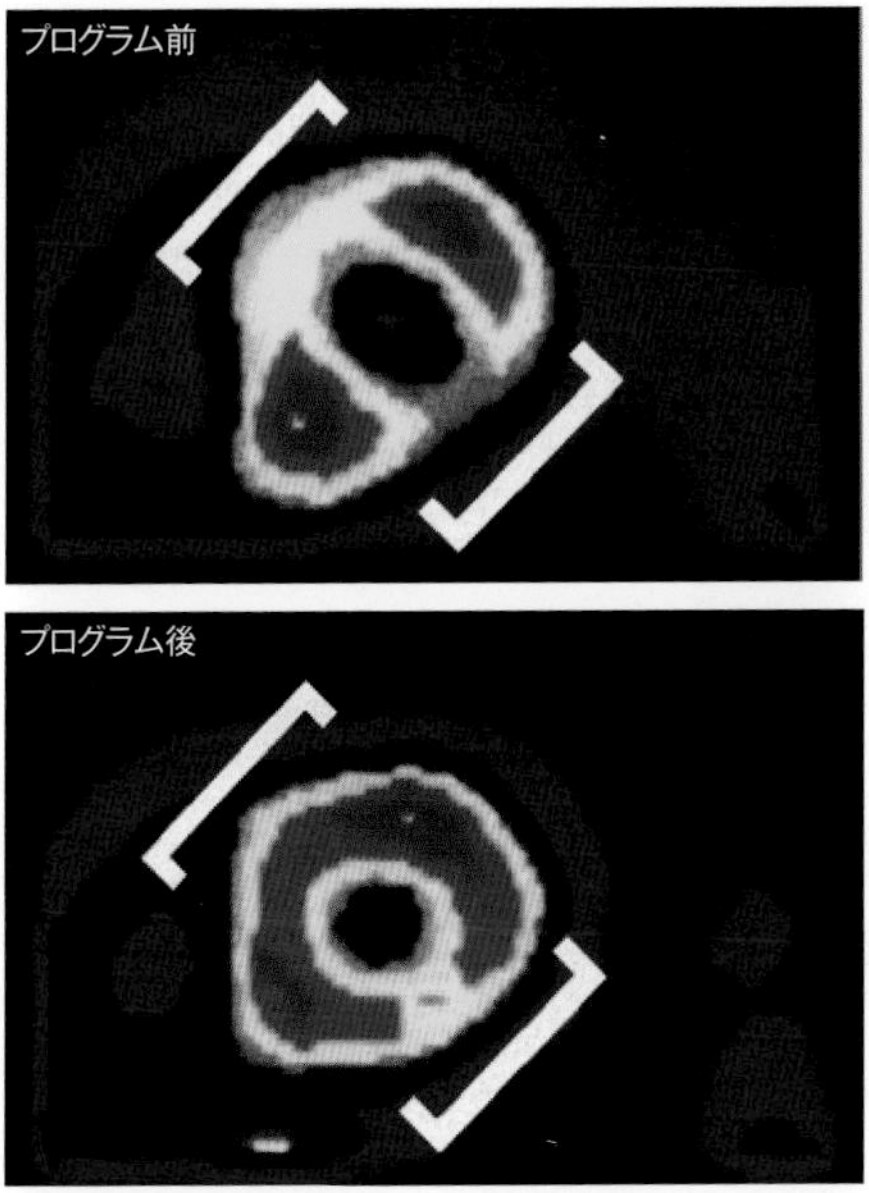

[5] 栄養摂取プログラム実施前と後の血流の比較①

プログラム前
プログラム前の心臓のペットスキャンによる画像（以下同様）。カッコ内の部分は、血流の不足を示している。
プログラム後
わずか３週間の徹底的なプラントベースの食事プログラム後では、著しい血流の回復が見られる。

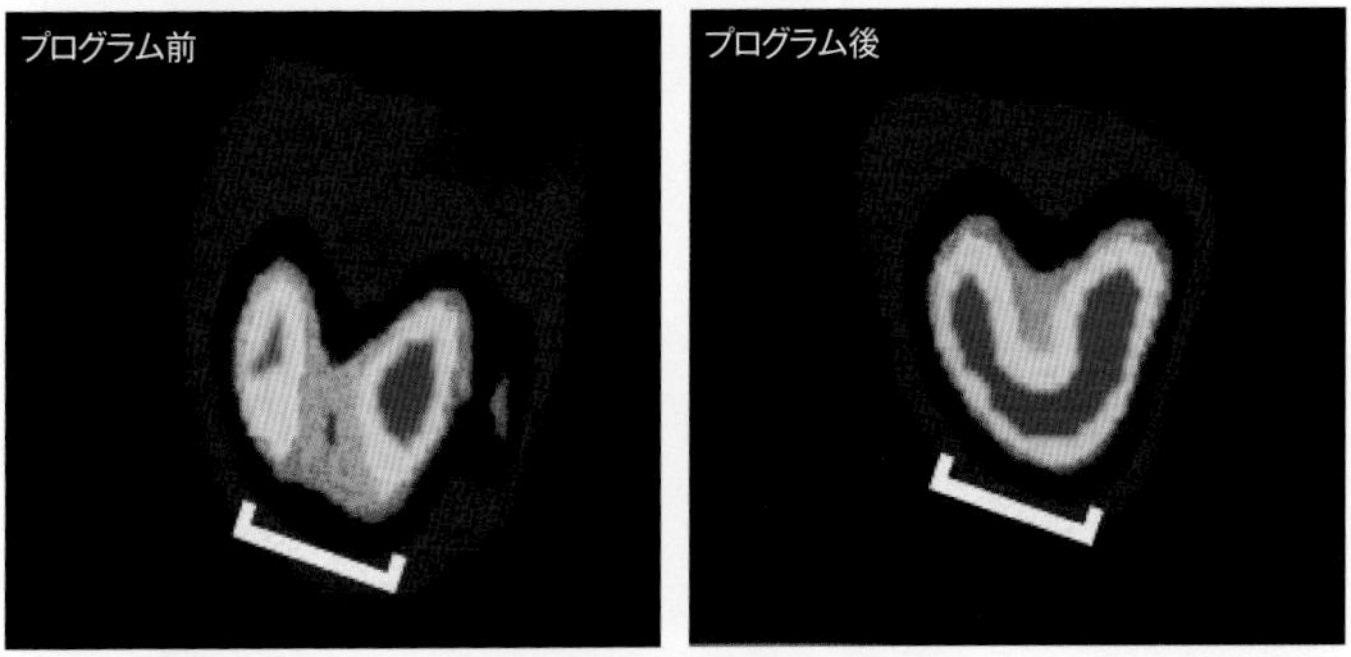

[6] 栄養摂取プログラム実施前と後の血流の比較②

プログラム前
プログラム前のカッコ内の部分は血流状態が悪いことを示している。
プログラム後
わずか３週間の徹底的なプラントベースの栄養摂取プログラム後、コレステロール値が大幅に減少し、血流が完全に回復している。

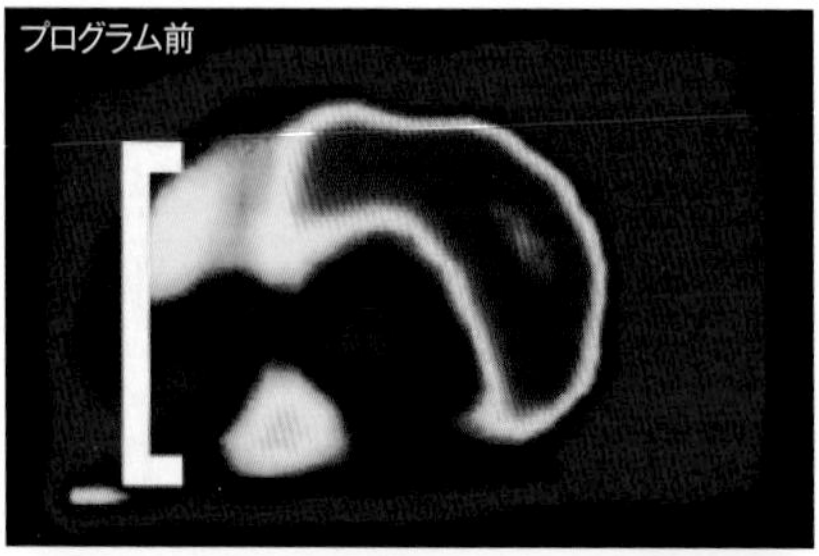

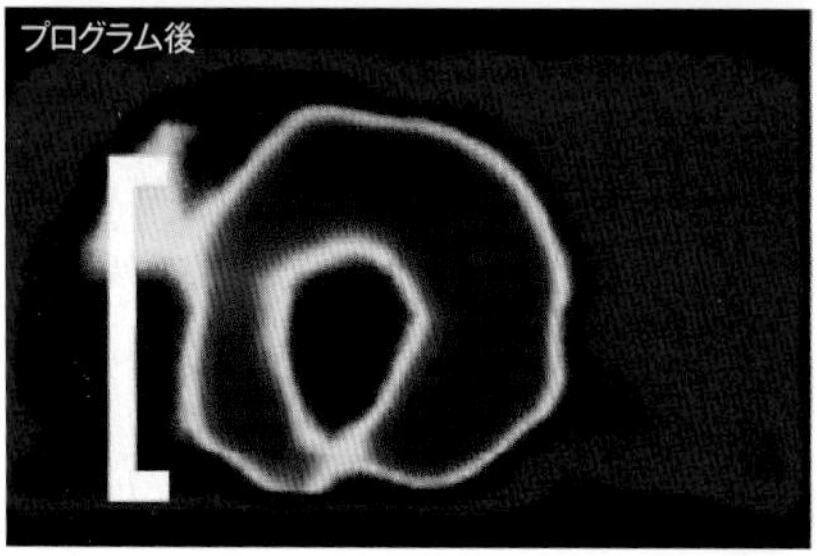

[7] 栄養摂取プログラム実施前と後の血流の比較③

プログラム前

プログラム前のカッコ内の部分は血液が著しく失われていることを示している。

プログラム後

6 週間の徹底的なプラントベースの栄養摂取プログラム後、コレステロール値が大幅に減少し、血流の回復がほぼ完全に行なわれている。

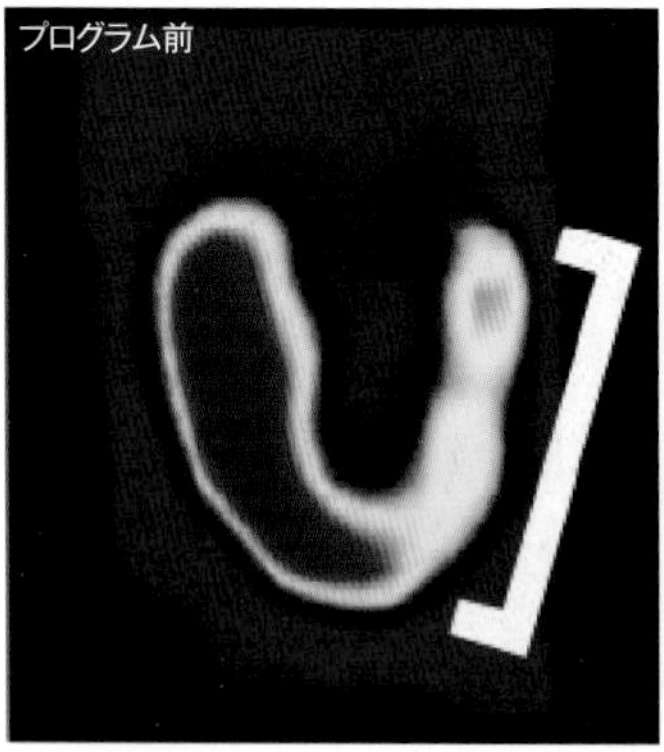

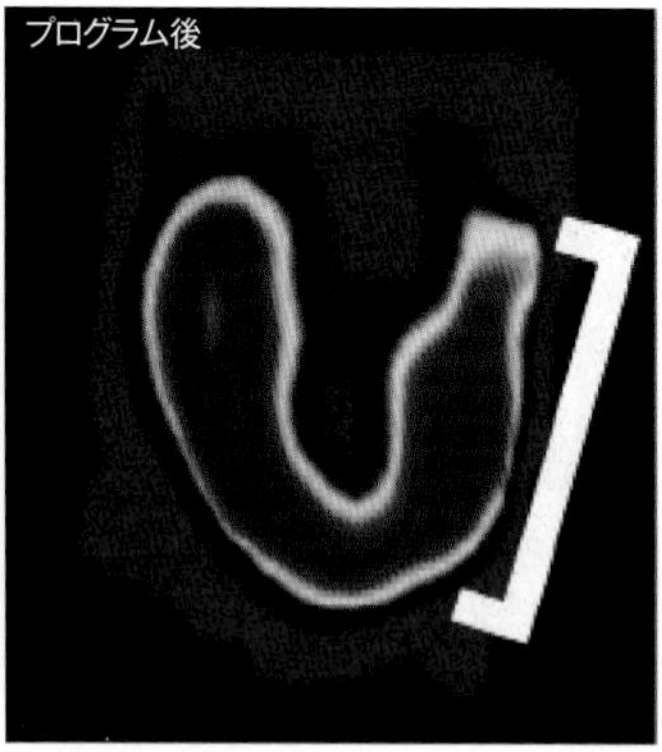

[8] 栄養摂取プログラム実施前と後の血流の比較④

プログラム前

プログラム前のカッコ内の部分は、血液が著しく失われていることを示している。

プログラム後

12 週間の徹底的なプラントベースの栄養摂取後、血流は著しく回復している。

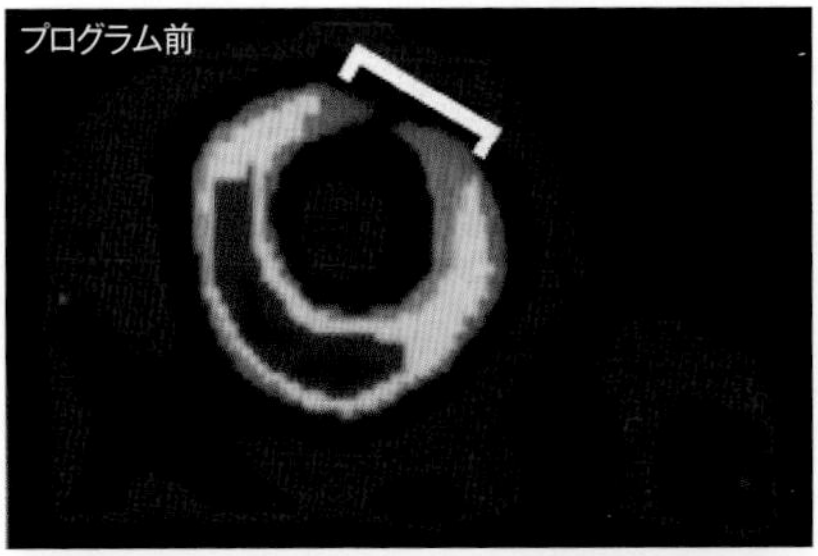

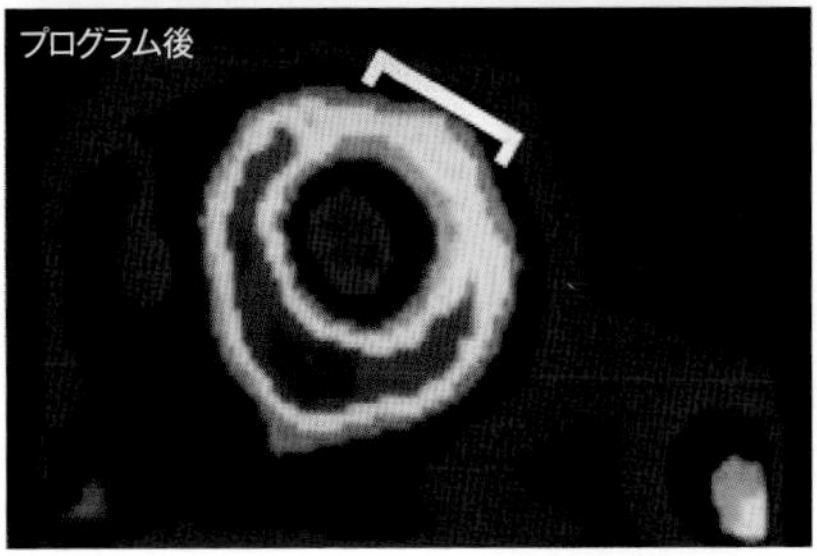

[9] 栄養摂取プログラム実施前と後の血流の比較⑤

プログラム前
プログラム前のカッコ内の部分は血液が著しく失われていることを示している。
プログラム後
12 週間の徹底的なプラントベースの栄養摂取後、血流増加の回復が見られる。

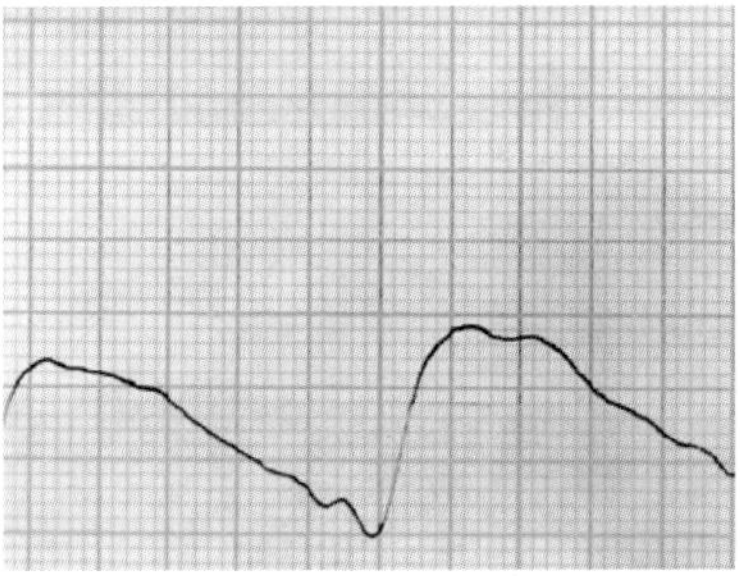

経路:足首　3/86

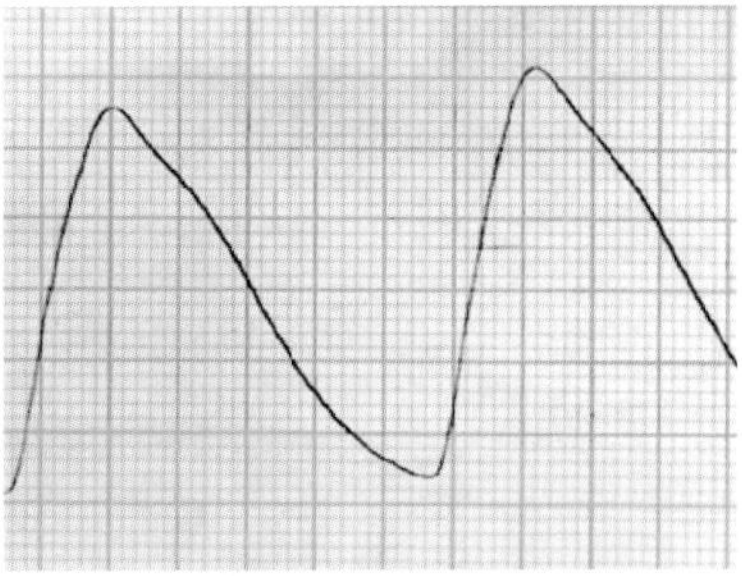

経路:足首　1/87

[10]「栄養摂取プログラム」前と後の脈容量※の比較

※脈容量 = 脈波が通過する際の、血管壁の動き
左=徹底的なプラントベースの栄養摂取療法の前。脈容量が大幅に減少している。
右=9か月足らずの療法で脈容量が完全に回復し、症状の解消が見られる。

プログラム前　プログラム後

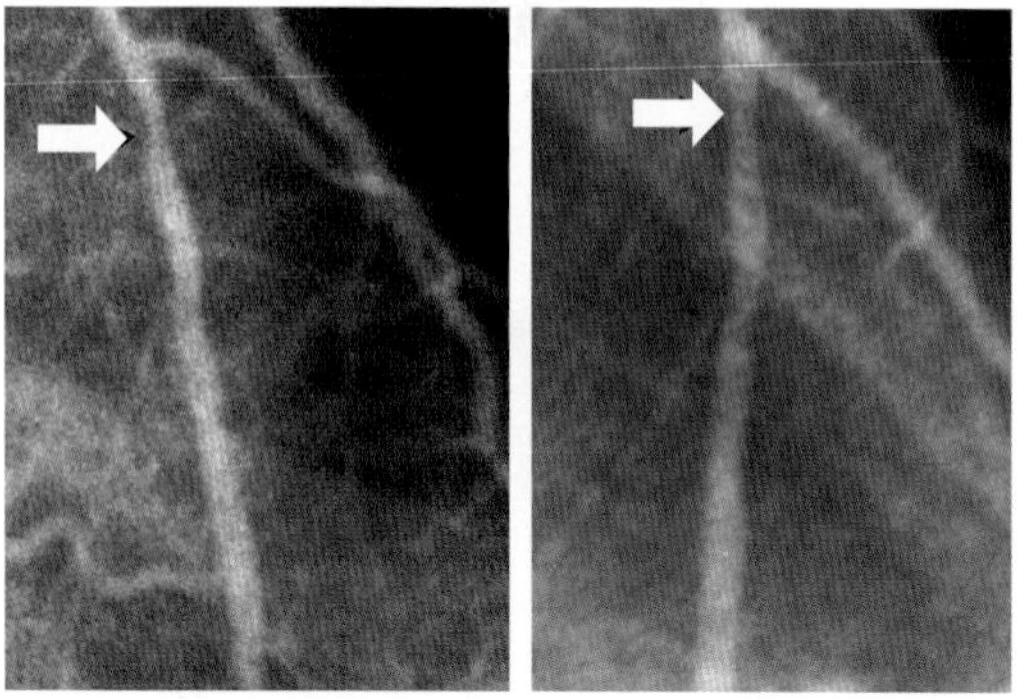

[11]
「プラントベースの食事+コレステロール低下薬プログラム」実施前と後
左《ひだり》冠動脈《かんどうみゃく》前下行枝《ぜんかこうし》近位部の血管造影図の比較

左＝プログラム前。左冠動脈前下行枝近位部が狭窄している（矢印の部分、以下同様）。

右＝プログラムのおよそ60か月後。10%改善されている。

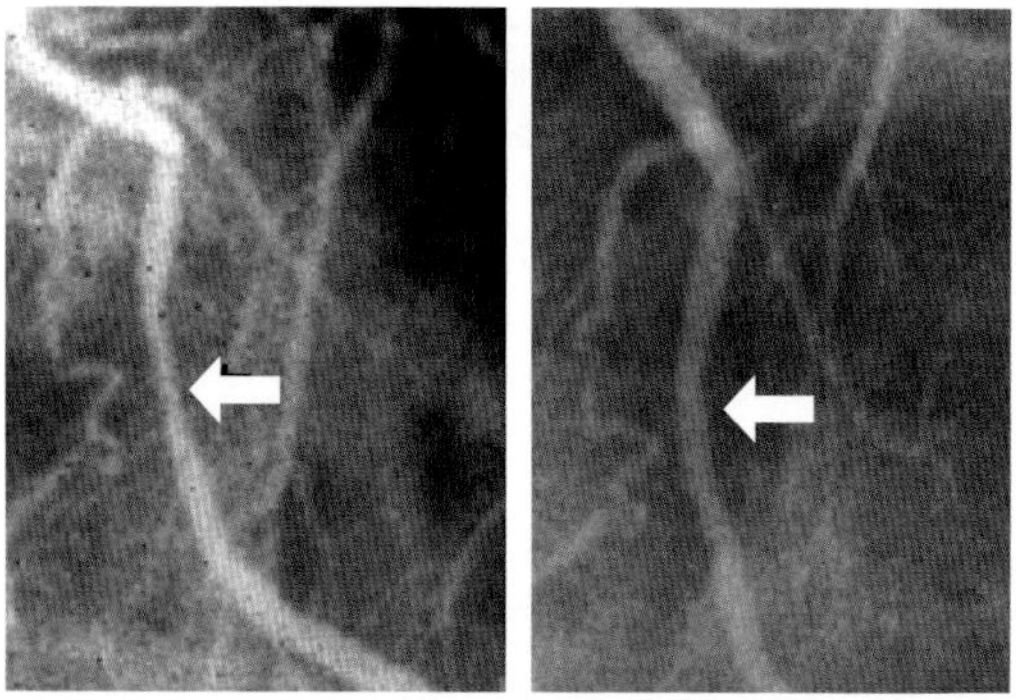

[12]
「プラントベースの食事+コレステロール低下薬プログラム」実施前と後
冠動脈回旋枝の状況を示す冠動脈血管造影図の比較

左＝プログラム前。心臓の冠動脈回旋枝が狭窄している。
右＝プログラムのおよそ60か月後。20%改善されている。

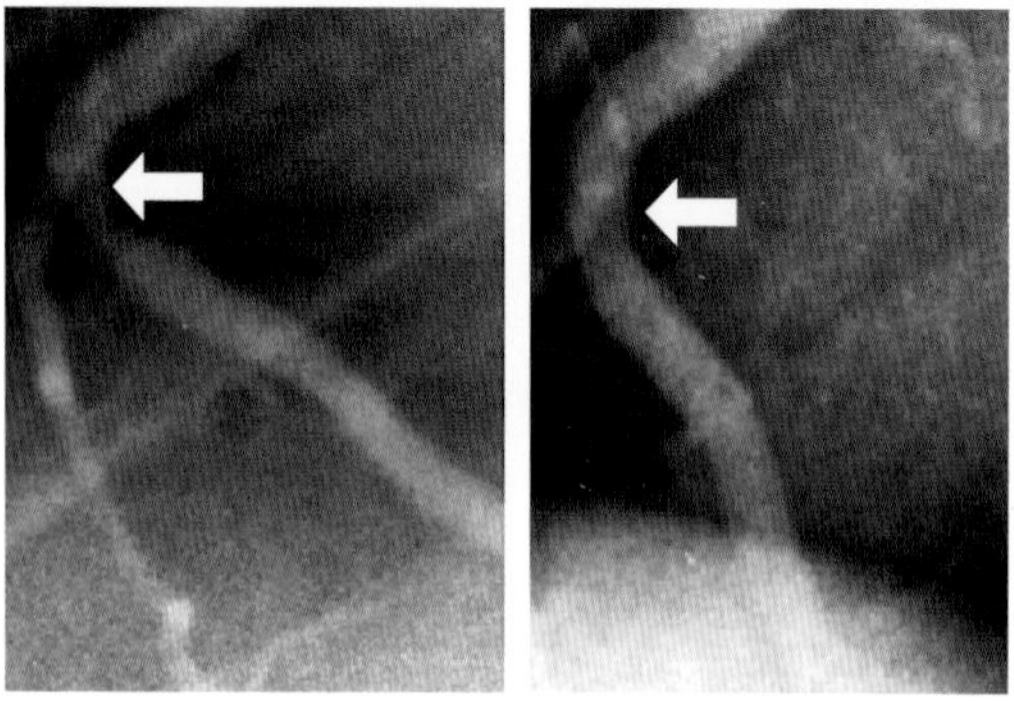

[13]
「プラントベースの食事+コレステロール低下薬プログラム」実施前と後
右冠動脈血管造影図の比較

左＝プログラム前。右冠動脈が狭窄している。
右＝プログラムのおよそ60か月では、30%改善されていることを示している。

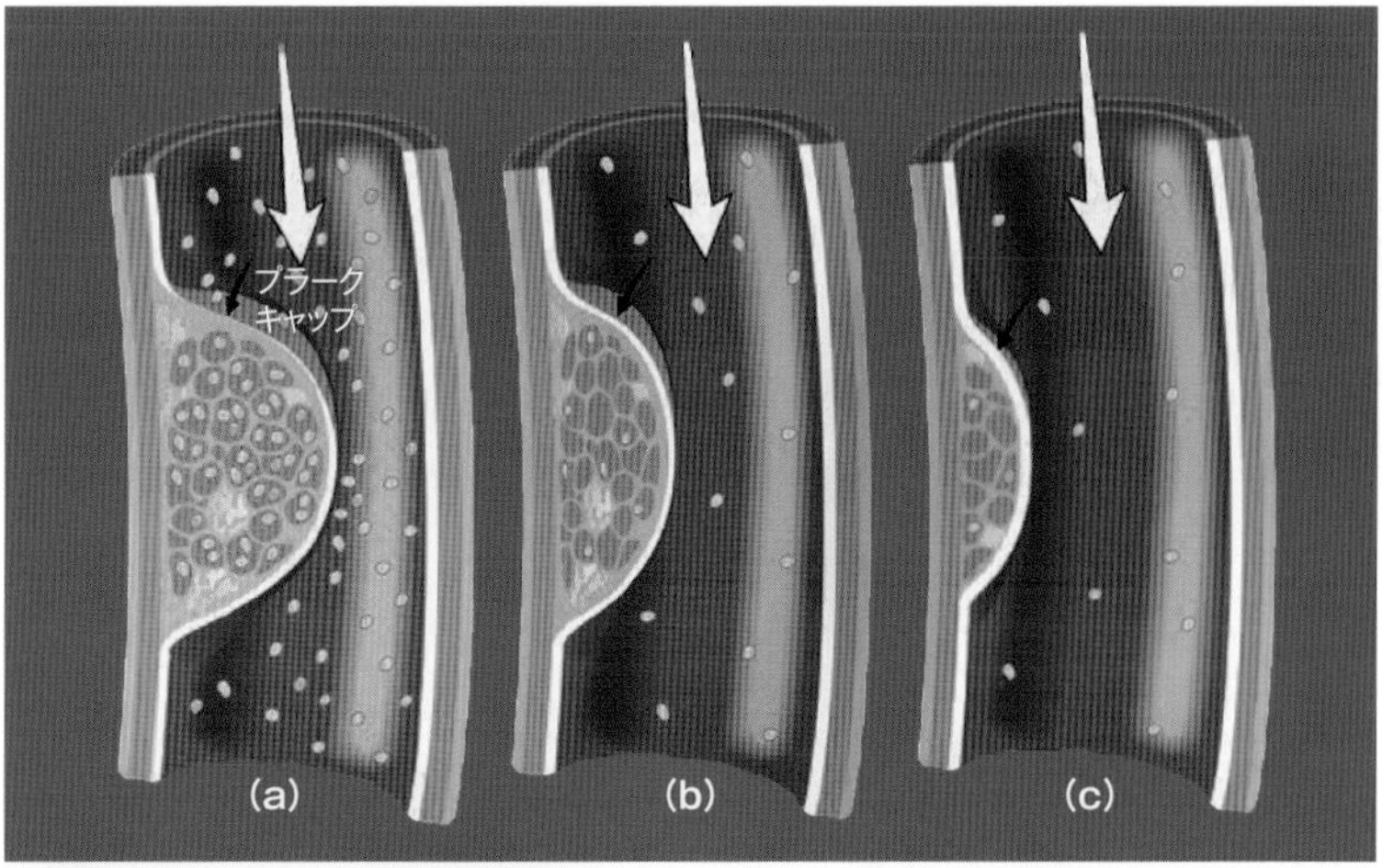

[14]
**プラークキャップ※の形成と
「プラントベースの栄養摂取プログラム」
による縮小**

※プラークキャップ=プラークを覆っている内皮細胞
(a) = プログラム前。プラークキャップ (黒の矢印) が徐々に肥厚していく。
(b) =プラントベースの栄養摂取による成果に伴い、プラークが縮小していく。
(c) = プラークはさらに縮小していく。

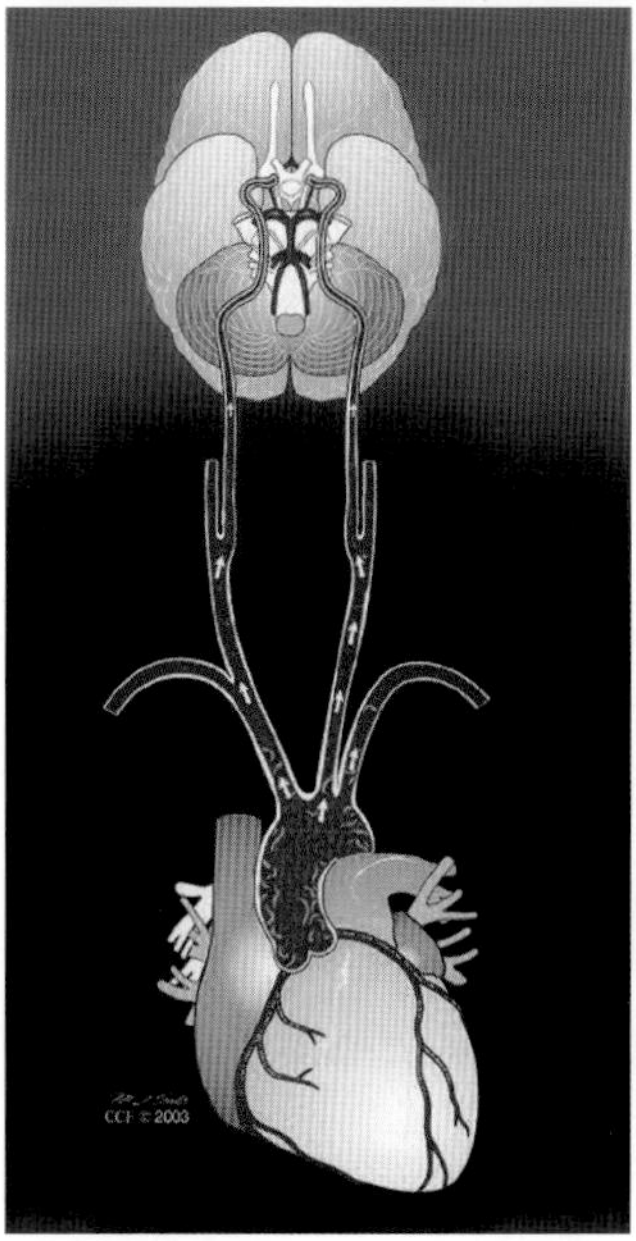

[15]
プラークと脳卒中

心臓からのびている大きなアーチ型の血管「大動脈」は、プラークの破片で詰まる可能性がある。破片は剥がれ落ちて脳へ移動し、脳の血管を閉塞して、大規模、または小規模な脳卒中を引き起こす可能性がある。

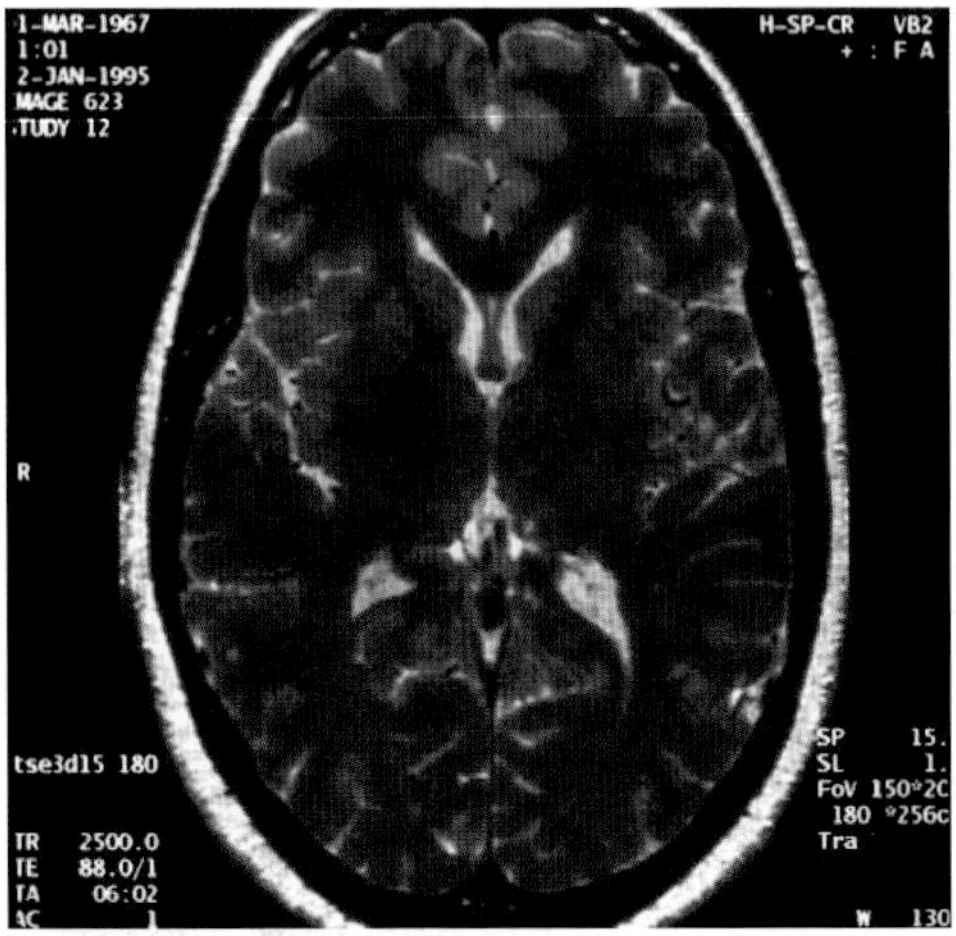

[16]正常な脳の磁気共鳴画像(MRI)

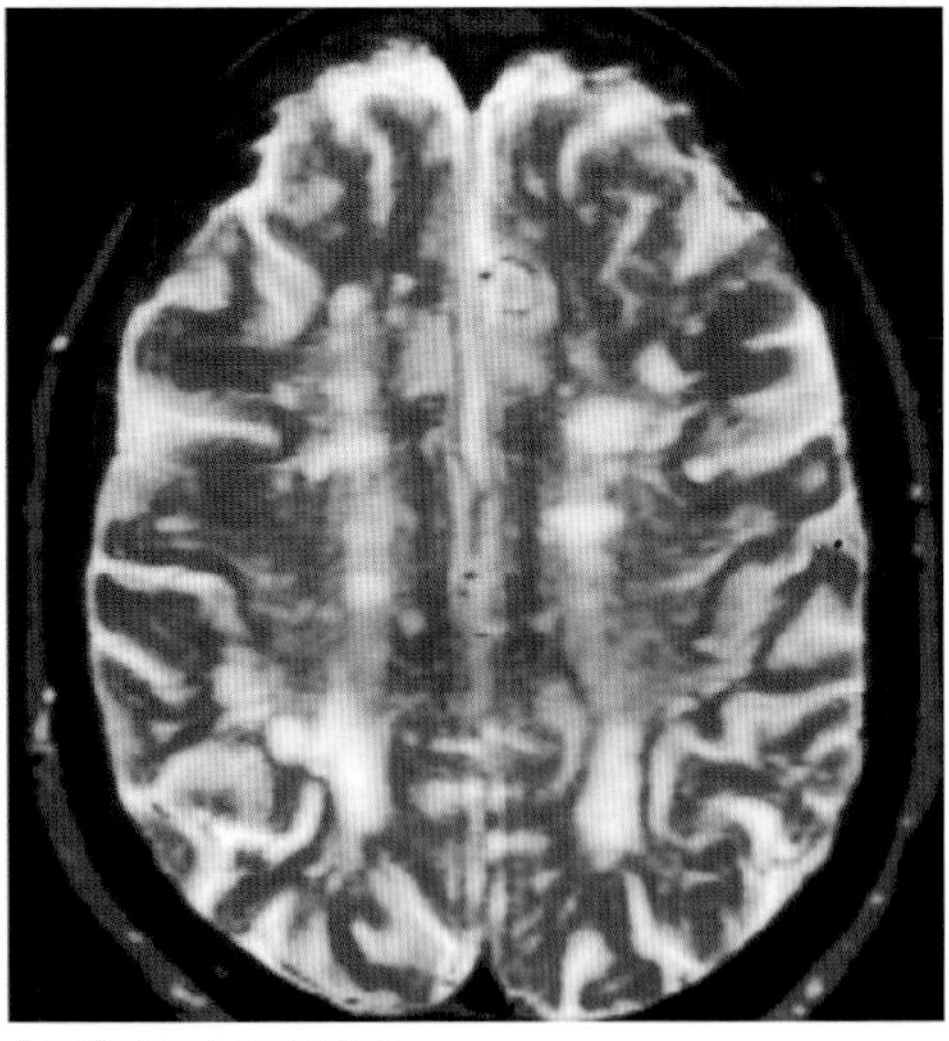

[17]異常な脳のMRI

やや円形をした大小の白い部分が、脳全体に広がっている。
これは、多数回の脳卒中を起こしたことを示している。

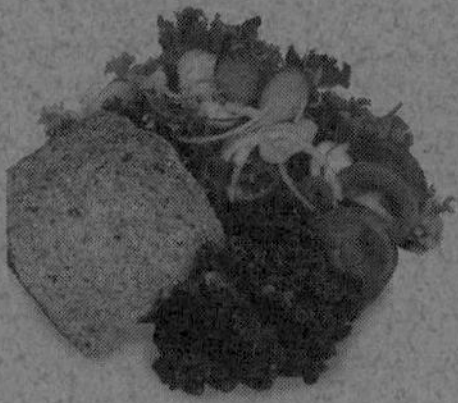

血管をよみがえらせる食事

最新医学が証明した心臓病・脳疾患の予防と回復

コールドウェル・B・エセルスティン・Jr.
Caldwell B.Esselstyn,Jr., M.D.

翻訳・日本語版監修＝松田麻美子

YUSABUL

本書を私の人生のすべてに意義を与えてくれているわが妻
アン・クライル・エセルスティンに捧げます。
そしてまた私を信頼し、
私の研究対象となってくれた患者のみなさんに。

メモ：

① 文中「（注）」と記したところは、訳・監修者による（注）であることをお断りしておきます。

② 「我々」という表現は医師、あるいはエセルスティン博士とその患者たちの研究グループを指し、「私たち」という表現は、筆者を含め、読者やすべての人々を指しています。原書はすべて「ｗｅ」になっています。

③ 文中「〈 〉」で記された番号に該当する引用資料に関しては、四二六ページのサイトをご参照ください。

◎ 当出版社および著者はいずれも、読者に専門的なアドバイスやサービスを提供しているわけではありません。本書のアイデアや提案は、医師によるカウンセリングの代わりを意図するものでもありません。健康に関するすべての事柄には、医師の監督が必要です。著者並びに当出版社は、本書の情報、あるいは提案によって生じたとされる損失やダメージへの責任は負いかねます。

本書のレシピには記された通りに従ってください。これらのレシピに関して医師の指示が必要となる特定の健康上の、またはアレルギーの問題、あるいはいかなる拒否反応に対しても、当出版社は責任を負いかねます。

著者は本書出版当時の正確な電話番号やインターネットアドレスを明記するためにあらゆる努力をしていますが、出版社並びに著者は、誤り、あるいは出版後に生じた変更に関しましては、いかなる責任も負いかねます。

さらに当出版社は、著者および第三者のホームページの内容に関する管理・責任はありません。

目次

前書き　T・コリン・キャンベル……6
訳・監修者から日本の読者のみなさんへのメッセージ　松田麻美子……9
はじめに……14

第1部　心臓病の知られざる真実

第1章　生きるために食べること……18
第2章　医師は健康的な生活の仕方をもっとうまく教えられるようにならねばならない……34
第3章　治療法を探る……43
第4章　心臓病はこうして起こる……60
第5章　「ほどほどに食べること」は身を滅ぼす……69
第6章　生きている「すばらしい見本」──心臓病を克服した私の患者たち……84
第7章　どうして誰も教えてくれなかったのか……100
第8章　心臓病を克服する簡単な手順とは──……116
第9章　よくある質問……131
第10章　なぜ「心臓にやさしい」オイルもダメなのか……143
第11章　同好の士──「プラントベースの食事」を重視する健康のスペシャリストたち……151

第12章　「正しい食べ方」を学べば、病気知らずのすばらしい世界が開ける …… 162
第13章　体をコントロールするのはあなた自身 …… 171

第2部　食べることの喜び

第14章　シンプルな戦略 …… 188
第15章　アン・クライル・エセルスティンからのアドバイス …… 199
第16章　一日の最初の食事 …… 233
第17章　サラダを大いに楽しむ …… 242
第18章　ディップ・ソース・ドレッシング・グレイビー …… 265
第19章　野菜（簡単なものから手の込んだものまで） …… 280
第20章　濃くておいしいスープ …… 293
第21章　どんなときにも役立つサンドウィッチ …… 313
第22章　メインコース …… 326
第23章　簡単ですばらしいデザート …… 379
【パントリー：そろえておくと便利な食材一覧】by 訳・監修者 …… 402

訳・監修者のあとがき　松田麻美子 …… 421
参考文献閲覧先 …… 426
索引 …… 427

前書き

一九九一年夏のある朝のことである。オハイオ州にある有名なクリーブランド・クリニックの外科医から興味深い電話をもらった。

彼は最近ニューヨーク・タイムズ紙に掲載された我々の「中国における食習慣とライフスタイルと健康に関する研究」を読み、この調査結果に興味があるという。その年の秋、アリゾナ州ツーソンで行なわれる会議で私に講演して欲しいというのだ。

その会議のタイトルは、「第一回冠動脈疾患の根絶と予防に関する全米会議」という壮大なものだった。

申し出を受け入れるのに、そのタイトル自体、十分好奇心を掻き立てるものだった。

私はまた、この電話の主、エセルスティン博士が、数多くの著名な心臓のスペシャリストたちをこの会議に招聘していたことにも感銘を受けた。

フラミンガム心臓病研究のウィリアム・カステリ博士や、ディーン・オーニッシュ博士なども含まれていた。

オーニッシュ博士は、食習慣とライフスタイルを変えることによって心臓病を回復させた研究で、近年かなり高い評価を得ている医師である。

控えめに言っても、この会議は挑戦的なものになるだろうと思った。当時、私の研究仲間の間では、食習慣と心臓病について述べることは、それがわずかでも、十分に衝撃的なことだったからだ。

それにしても「冠動脈疾患の根絶」とは。これはまさにパラダイムの転換である。

この会議は大成功で、画期的なものだった。

フロリダ州オーランドで行なわれたその次の会議も同様だった。それは、エセルスティン博士が当時ウォルト・ディズニー社の最高経営責任者だったマイケル・アイズナー氏と共同で企画したものである。

そんな初期の出会いから、私と妻のカレンは、エセルスティン博士（彼の友人たちは「エッシィー」と呼んでいる）と、彼の妻であり盟友でもあるエネルギッシュなアンの二人と親しくなっていた。

エセルスティン博士とは同じ会議で一緒に講演をすることがよくあったので、彼の驚くべき研究やその成果、さらにその重要な意義についても、私はよく知るようになった。

エセルスティン博士の研究は、二〇世紀における最もすぐれた医学研究の一つである。

彼の目標――「冠動脈疾患の根絶」――は、我々が生きている間には実現できないかもしれないが、それは可能であり、どうしたらできるのかを彼は教えてくれている。

医学界の手ごわい反対に逆らってこの研究を続け、ほかの人々に自分の学んだことを教えていこうという彼の決意は、彼自身の、職業人としての勇気と誠実さの証《あかし》である。

この本は健康に関心のある一般の人々、および臨床研究機関や医学研究所などの医師らの必読書だ。

本書のメッセージを無視する人は、手痛い目に遭うだろう。エセルスティン博士の心臓病克服法に匹敵するような、驚くべき薬や治療法は、今日、そしてまた将来も存在しない。

T・コリン・キャンベル

T・コリン・キャンベル
コーネル大学栄養生化学部名誉教授
『The《ザ》 China《チャイナ》 Study《スタディー》』（二〇〇五年）
邦訳『チャイナ・スタディー』（グスコー出版）の共著者
『WHOLE《ホール》』（二〇一四年）
邦訳『WHOLE～ホール』（ユサブル）

訳・監修者から日本の読者のみなさんへのメッセージ

心臓病と脳卒中――日本ではガンに次ぐ死因第二位と三位の病気です。毎年三一万人余りもの人がこの病気で亡くなっていきます。いずれも血管に与えられるダメージによって引き起こされる病気です。

厚生労働省のデータによると、二〇一九年の心臓病死は二〇万七七一四件、脳卒中死は一〇万六五五二件、合計三一万四二六六件です。

この数字を、二〇二〇年二月以来世界中を震撼させている新型コロナウイルスによる死亡者数と比べてみてください。最初の犠牲者が出た二月一三日以降、日本人のこのウイルス感染による死者は、今私がこれを記している八月末までの半年余りで一二八六人です。

この間テレビのニュースは連日新型コロナウイルス情報で持ち切りです。政府も医学界も、そしてもちろん私たちも、新型コロナウイルスのパンデミックをきわめて深刻に受け止め、その感染防止や感染者の治療と懸命に闘っています。

一方、心臓病や脳卒中などの血管疾患に対してはどうでしょう。死者は半年間で一五万七〇〇〇人余りと、新型コロナウイルスの一二〇倍を超えているにもかかわらず、これらの病気の予防や改善に対しては、新型コロナウイルス同様の関心が払われているとは思えません。

しかし、心臓病や脳卒中はとても恐ろしい病気です。そのリスク因子となる高血圧や脂質異常などは、たとえ薬でコントロールできていたとしても、たいていの人はある日突然発作に見舞われるのです。

二人に一人が心臓病で亡くなるというアメリカでは、心臓病患者の完全に四人に一人は最初の症状（心臓発作）を起こしたときが人生の一巻の終わり、すなわち突然死です。心臓発作の九〇％は検査では発見できないと言います。

しかし、心臓病も脳卒中も予防可能であるばかりか、回復さえも可能なのです。血管にダメージを与える根本原因となっている食習慣を改めればよいだけだからです。本書はそのことを多くの人に知ってもらうために書かれたものです。

アメリカではこの本のアドバイスに従って心臓病を克服した人の例は枚挙にいとまがありません。ビル・クリントン元大統領もその一人です。一〇年前、本書と本書の「前書き」を書いているコーネル大学栄養生化学部名誉教授T・コリン・キャンベル博士の『チャイナ・スタディー』を読んだクリントン氏は、わずか三か月足らずで、二四ポンド（約一一kg）減量し、持病の心臓病を完全に克服したのです。

クリントン氏は大統領職を二期務めたあと、二〇〇四年と二〇一〇年に心臓発作を起こしています。一度目の発作のときは、閉塞した心臓の血管の四個所にバイパス手術を受け、六年後には、そのバイパスのうちの二本が詰まってしまったために、二度目の心臓発作を起こし、ステント治療を受けています。

クリントン氏は最初の発作のときには「きっともう死ぬだろうと思った」と述懐しています。実は、バイパス手術やステント治療などは、一時的な効果しかなく、心臓の血管は再び詰まってしまうのです。

ステント治療を受けたあとでそのことを知ったクリントン氏は、心臓にトラブルがあった人でも、食習慣を変えてこの病気を完全に治した例がたくさんあることを本書と『チャイナ・スタディー』を読んで知り、自分にもできるかもしれないと思ってチャレンジしたと言います。

そしてわずか三か月足らずのうちに、メタボ体型からハイスクールの頃と同じスリムな体型に変身し、主治医からは「もう三度《みたび》心臓発作を起こすことはないだろう」と太鼓判を押される健康な体を手にしたのです。

今日、日本でも、アメリカ同様、深刻な心臓病を抱えている人がたくさんいます。毎年何千何万件もの心臓バイパス手術やステント治療、あるいはカテーテル治療などが全国各地の病院で行なわれています。

でも、心臓の動脈の九〇%を塞いでいるプラークでさえ、本書のアドバイスに従えば消えていきます。手術の必要は一切なく、しかもお金もかかりません。

また、脳卒中を経験した人でも、本書の食事プログラムに従えば、再発は免れ、降圧剤やファーファリンのような抗凝固薬は不要となり、薬の副作用に苦しめられることもなくなります。

そしてリハビリを徹底的に行なえば、マヒした体をほぼ完全に回復させることも可能なのです。

私の父は、脳梗塞を起こしたあと右手脚マヒのために、老人ホームで二年ほど車いす生活を送っていたのですが、便秘や薬の副作用による不快な毎日から解放されるには、老人ホームの食事では不可能であることを悟り、本書がすすめる食事プログラムと同様の食生活をしているロンドン在住の私の妹のところへ引っ越しました。

すると翌日から便秘がなくなり、一か月後にはこれまで常用していた薬の一切が不要となり、毎日の徹底的なリハビリの成果で歩行器を使って歩けるまでに回復したのです。

そして二か月もすると一日四〇〇〇歩も歩けるようになり、広大なショッピングモールで妹と買い物をしたり、パブでランチを楽しんだり、三人の孫たちの学校やクラブのイベントにも毎回参加するなど、元気で幸せな余生を送り、眠っている間に亡くなりました。八六歳でした。

私たちは誰でも、体に必要な要素を与え、必要としていない要素をとり除けば、悪いところは治され、エネルギーに満ちあふれたすばらしく健康な体を手にすることができます。本書にはそのために必要な情報が満載されています。

本書の食事プログラムに従えば、心臓病や脳卒中は言うまでもなく、糖尿病や関節リウマチ、腎疾患など、年をとると避けられないと思われている病気、さらには、便秘や肌荒れ、花粉症や喘息、アトピーほかさまざまなアレルギー疾患、消化障害など、あらゆる病気の予防や改善も可能となります。

さらにすばらしいことに、本書のアドバイスに従えば、免疫力を劇的に高めることから、新型コロナウイルスへの感染予防も可能なのです。

コロナパンデミックの勃発以来、アメリカでは毎週のようにネット上で開催されているウェビナーで、本書の著者であるエセルスティン博士、『チャイナ・スタディー』のキャンベル博士、さらには『食事のせいで死なないために』（NHK出版）の著者であるマイケル・グレガー博士や、PCRM「責任ある医療を推進する医師会」（一〇四ページ）会長のニール・バーナード博士らが、このことを異口同音に力説しています。

また、「たとえ感染してしまったとしても症状は軽く、肺炎のような深刻な状況に進行し、死に至るような最悪な事態は避けられる」と彼らは述べています。

こうしたことを本書の翻訳と監修を担当した私は、日本の多くのみなさんに知っていただきたいと願っています。

本書は一〇年前に角川学芸出版から出された『心臓病は食生活で治す』のリメイク版ですが、今回は特にレシピ部分を日本のみなさんに使いやすいよう、大幅に工夫を施し、さらに最新のお役立ち情報も多数加えています現在心臓病や脳卒中のトラブルがあるなしにかかわらず、スリムで病気をしない体を手に入れることを願うすべての人に役立つものばかりです。これほど魅力的でおいしいレシピ集はほかに例がないと思いますので、ぜひ多くの方に利用していただければと思います。

二〇二〇年八月

松田麻美子

日本ナチュラル・ハイジーン普及協会 会長／自然健康・治癒学博士

はじめに

本書は二十数年前、心臓病で治る見込みもなくすっかり絶望して私のところへやって来た、二三人の男性と一人の女性の劇的な体験から始まる。

当時私は、有名なクリーブランド・クリニックの外科医をしていた。このクリニックは、毎年必ず世界一の心臓病治療センターとして選ばれ、広く認知されている病院だ。

確かに私の同僚たちがこれまで医学界で成し遂げてきた、外科手術における驚異的な技術革新や偉業は、誇張のしようがないほど立派だ。

しかし外科医は、致命的な病気に対処するための、たくさんの道具を持っているだけにすぎない。そのため、絶望して私のところへやって来た心臓病の患者たちに対して、クリーブランド・クリニックの医師たちは、「これ以上自分たちにできることは何もない」と言わざるをえない状況にあった。これは、患者と医師の両方にとって最も辛い瞬間である。事実上、死を宣告される瞬間だからだ。一九八五年当時、ほとんどの患者たちが置かれている状況は、それほどシビアなものだった。

私の診療室にたどり着くまでに、患者たちは肉体的にも精神的にも実に気の毒な状況になっていた。

このクリニックで手術などによる治療を受けてきた人々が最もがっかりするのは、「自分に繰り返し行なわれてきた心臓切開手術、多数の血管形成術（注1）ステント留置術（注2）、大量の投薬など、ありとあらゆる治療は、もはや効果がないようだ」と気づくことである。

男性患者のほぼ全員は性的能力を失っていた。また、ほとんどの患者は、胸に痛みがあった。これは、狭心症として知られるゾッとするような症状だ。

患者によっては痛みがあまりにもひどいために、横になって休むことができず、上半身を起こして眠っている人もいた。

長い距離を歩ける患者はごくわずかで、部屋を横切るときでさえ、耐えがたいほどの痛みを感じる人もいた。事実何人かは、歩く屍《しかばね》のようだった。

「必ず効果があるはず」と私が確信する試験的な治療法に参加するための「条件」に彼らが同意したのは、彼らには選択の余地などなかったからだと思う。

その「条件」とは、油で揚げたファストフードや分厚いステーキ、そして濃厚な乳製品などでいっぱいの、アメリカ人なら誰もが慣れ親しんでいる食習慣をやめることだった。

しかし、「もし彼らが世界の四分の三の人々がしているような食事を私と一緒にする心構えができたら、彼らの担当医たちから告げられた『死の宣告』を覆せる」と、私は彼らに約束した。

食習慣を変えることで私たちは、アメリカ人たちの主な死因である心臓病は、打ち負かせる「張子の虎」であると証明できるのだ。しかも外科医のメスなどは使わずに。

今日ではほとんど誰もが、「自分の食べているものが心臓病と関係している」と気づいている。しかし、

【注1】動脈の血管の狭窄部を内部から広げる手術。バルーン（風船）のついた2～3㎜程度の太さの管（「カテーテル」と呼ばれる医療用の中空の柔らかい管）を、血管内（通常脚の付け根あたりの大動脈）に挿入し、血管の狭窄部でバルーンを膨らませ、血管を押し拡げるというもの。

【注2】金属製の網状のチューブで、狭くなったり詰まったりした心臓の血管（冠状動脈）を広げたあと、病変部位に留置させて血流を確保する。「ステント治療」ともいう。

私が研究を始めた頃はまだ、そのことは全く明らかにされていなかった。

ところが私は、自分の家系が全員早死にだったため、その恐怖心から、ほかに選択できる道を探し始めたのである。そして「低脂肪でプラントベースの栄養摂取」という方法を思いついたのだ。

同じ頃、西海岸では、私の友人ディーン・オーニッシュ博士が偶然にも同じ道を歩み始めていた。当時我々は、アメリカ大陸の両側で、互いの存在を知ることも、話すこともなく、同じ研究を始めていたのである。

そのとき、希望はほとんどないと聞かされて私のところへやって来た患者たちは、ほぼ全員がそれから二〇年後の今日も健在だ。彼らの動脈疾患は治まっているのである。

彼らは、心臓発作を起こさないために誰にでも実践できる方法を証明する、生きた証《あかし》として存在しているのである。

今日私が何百人もの新たな患者のカウンセリングや治療を続けていくうえで、彼らは計り知れないほど貴重な「確信」という贈り物を私に与えてくれた。

本書には、みなさんが末長く実りある人生を歩むのに役立つ、簡単で基本的な方法が記されている。

では早速、私の患者たち、我々の研究、そして我々が学んだことについての物語を始めることにしよう。

第1部

心臓病の知られざる真実

第1章　生きるために食べること

「一九九六年一一月の金曜日のことだった。私は終日、手術をしていた。最後の手術を終え、その患者に別れの挨拶《あいさつ》をしたとき、私は突然とてもひどい頭痛に襲われた。

あまりの痛さにかがみこまねばならなかった。一～二分後、胸の痛みが始まった。痛みは腕から肩にかけて、それから顎のほうへと広がっていった」

これは私の後任としてクリーブランド・クリニックの乳ガン対策委員会委員長となった医師ジョー・クロウの言葉である。

彼は心臓発作を起こしていたのだ。そのとき彼はまだ四四歳だった。家族に心臓病歴はなく、肥満でも糖尿病でもなかった。また、血圧やコレステロール値も高くはなかった。

要するに、彼はよくある心臓発作を起こしそうな人ではなかったのである。それにもかかわらず、心臓発作に襲われたのだ。しかもひどい発作に。

本書では、過去二〇年あまりの間に私が治療してきたたくさんの患者たちと併せて、ジョー・クロウの話をご紹介しようと思う。

テーマは「冠動脈疾患」と「その原因」、そして「すべての人が利用できる画期的な治療法」についてだ。

この治療法なら冠動脈疾患を撲滅することができる。ジョー・クロウやほかのたくさんの患者たちを救った治療法である。

私の言わんとしていることは明瞭で、疑問の余地はない。すなわち**冠動脈疾患などにはなる必要はなく、たとえこの病気になったとしても、必ず治療できるのだ。**

いつの日か、豊かで近代的な欧米諸国の惨事となっている心臓病や多くの慢性病を完全に撲滅するのが私の夢だ。

現実を見てみよう。冠動脈疾患は西洋文明諸国の人々の主な死因だ。アメリカ合衆国だけでも毎年五〇〇万人あまりもの人が、この病気で亡くなっていく（注1）。そしてその三倍の人が、よく知られている心臓発作を経験している。

さらにおよそ三〇〇〇万人が、無症候性の心臓発作を起こしている。すなわち、症状があまりないために、生死にかかわる危険にさらされていることに気づくのは、ダメージを受けたかなりあとになってからだ。

アメリカ人の男性の二人に一人、そして女性の三人に一人が一生の間に何らかの形の心臓病になる。この流行病のコストは莫大だ。ほかのどんな病気のコストよりもはるかに高い。

アメリカ合衆国は、心臓病に年間二五〇〇億ドルも費やしている。これはアメリカ国家が費やしたイラクにおける最初の二年半の軍事費とほぼ同額で、防衛と国家安全保障のための研究開発を含むすべての研究開発費として、米連邦政府が年間に割り当てている額の二倍に相当する[1]。

しかも、真《まこと》にショッキングな統計がある。心臓病にかかるコストのほぼ全額が、対症療法に向けられているのだ。

【注1】日本ではおよそ一八万八〇〇〇人。（厚生労働省『平成30年（2018）人口動態統計（確定数）の概況』）

すなわち心臓病の薬や血栓溶解剤、それから回転ナイフやレーザー、ステント（一四ページ）などのために使われているのである。

これらすべての治療法は、死を含む重篤な合併症のリスクを伴う。たとえこれらの治療法が成功したとしても、それは一時的に症状を緩和させるだけにすぎない。

これらの治療法は、基礎疾患（注2）**をとり除くためや、将来犠牲者になりそうな人が発症するのを予防するためには、全く何の役にも立たない。**

医学界にいる我々は、方向を誤っていると思う。あたかも我々は、何百万人もの人が崖《がけ》をめがけてやって来るのを下から眺めながら、ただ待機していて、彼らが崖から落ちてきたときに、土壇場で必死になって彼らを助けているようなものだ。

そんなことをする代わりに我々は、この崖に近づかない方法や、決して落ちないように崖に沿って歩く方法を人々に教えるべきなのだ。

私は、冠動脈疾患は予防可能だと思っている。また、たとえこの病気になっても、その進行は止めることができ、知らぬ間に進むこの病気の影響を改善できると思っている。

しかも、この病気の予防や改善などのすべては、費用のかかる手術のような治療はせず、薬の使用も最小限で成し遂げられる、と私は確信している。過去二〇年あまりの私の研究がそれを証明しているからだ。

その秘訣は「栄養摂取」――特に有害な欧米風の食習慣をやめることと、コレステロール値を健康の専門家たちが以前から推奨している量以下に保つことにある。

私が推奨する「栄養摂取プログラム」では、血管疾患を引き起こす、あるいは助長するとわかっているような食べ物は、一つたりとも含まれていない。

私は患者に、自分の冠動脈疾患を家の火事にたとえて、よく次のように話す。間違った種類の食べ物を食べていたから、心臓病を引き起こしてしまい、あなたの体はいま火事になっているのだ、と。

それでもなお、心臓病を引き起こした原因となっていた食べ物を食べ続けることは、火の上からガソリンを注いでいるようなものである。

私は自分の患者たちには、ほんの少量のガソリンさえも火に注いでほしくない。ガソリンを注ぐのをやめれば火は消える。食習慣を改善すれば、あなたの心臓病は治るのだ。


私の食事プログラムのルールは単純だ。
・母親、あるいは顔のある食べ物は食べないこと。すなわち肉類や魚介類は食べないこと。
・乳製品は食べないこと。
・どんな種類のオイル（油）も使わないこと——一滴たりとも。（もちろんオリーブオイルが欠かせない地中海ダイエットの信奉者であってもだ。詳細は第10章に）
・ナッツやアボカドは食べないこと。

その代わりバラエティーに富んだ栄養たっぷりの、次のようなおいしいものを食べることができる。
・アボカドを除くすべての野菜——緑葉野菜、根菜類、赤や緑、紫、オレンジ、黄色、およびそ

【注2】高血圧、脂質異常、糖尿病のように、「狭心症」「心筋梗塞」「脳卒中」「腎不全」ほかの病気を引き起こす疾患。

の中間色のすべての野菜（注3）
・すべての豆類——乾燥豆、さや入りの豆、あらゆる種類のレンズ豆
・すべての全粒穀類、および全穀類のパンやパスタなど——ただし脂肪が含まれていないもの
・すべての果物

この食事プログラムは効果がある。重症の患者に対する栄養摂取効果を一二年間追跡した最初の研究（詳細後述）では、私の食事プログラムに従った患者たちは、臨床的に見て病気の進行が完全に止まり、冠動脈疾患がめざましく回復していた。

このプログラムに意欲的だった患者たちは、数週間のうちに狭心症が消え、ストレステスト（運動負荷試験）（注4）の結果が正常に戻っていた。

冒頭のジョー・クロウの症例を見てみよう。一九九六年の心臓発作後の検査では、彼の左冠動脈前《ひだりかんどうみゃくぜん》下行枝《かこうし》の下三分の一が、かなり病変していることを示していた（口絵1参照）。

「左冠動脈前下行枝」とは心臓の前面に至る血管のことで、この部分の病変は、男性に心臓病死を招くケースが非常に多いので、「ウィドーメーカー」（「妻を未亡人にしてしまうもの」の意）というニックネームがつけられている。

不幸なことに、ジョーの冠動脈の構造では、「外科的バイパス手術」、「血管形成術」、あるいは「ステント留置術」などの治療ができないことがわかった。

そのため妻と幼い三人の子供がいる彼は、まだ四四歳という若さですべての望みが絶たれてしまったのである。当然のことながら、彼はすっかり落ち込んでしまっていた。

ジョーはエクササイズもしていたし、タバコも吸わず、コレステロール値も一五六mg／dlと比較的

低いほうだったので、ライフスタイルの中に、病気を治すのに役立ちそうな、明らかに改善できる点など何もないように思われた。

ジョーは、私が冠動脈疾患に関心があることを知っていた。そこで、心臓発作から二週間後、ジョーと妻のメアリー・リンドを我が家へ食事に招き、私は自分の研究の全詳細を彼に話す機会を作った。プラントベースの食事がジョーにとって効果があることを二人は即座に理解した。選択肢は何もない状況から急転直下、二人は勇気を与えられたのである。

メアリー・リンドはこう言った。

「ジョーの病気は私たちにとって思いがけない災難です。でも私たちにできる小さなことがあると突然教えられました」

ジョーはコレステロール低下薬は服用せず、早速私の「栄養摂取プログラム」を開始した。そして**「コミットメント」**（注5）という言葉の意味を、身をもって明らかにしたのである。

彼はこのプログラムを厳格に守り、最終的には総コレステロール値をたった八九mg／dlに減らし、LDL悪玉コレステロール値を九八mg／dlから三八mg／dlに減らした。

ジョーが厳格なプラントベースの食習慣をとり入れてからおよそ二年半後、仕事が非常に忙しく、かなりのストレスを感じていたときのことである。

【注3】アボカドは果物に分類される場合もあります。
【注4】自転車のペダルこぎ、トレッドミルなどの運動による心臓の血流状況や負担、不整脈の有無や変化、運動能力などを調べるもの。
【注5】目標を明確に約束し、その達成に向かって全力を尽くし、達成できないときは、その責任を明確にするという公約。

彼は胸にいくらか不快感が戻ってきたことに気づいた。彼の主治医は狭心症の再発を心配し、状況を見るために再検査をするようすすめた。

血管造影の「フォローアップ検査」（注6）が行なわれた日、私は仕事を終えたあと、ジョーの診察室へ行った。互いに挨拶を交わしたあと、私は彼の目が濡れているのを見た。

私が「どう、調子は？」と尋ねると、ジョーは、「先生は私の命を救ってくれました」と答え、次のように続けた。

「動脈の閉塞物はなくなっていました。もうありません。致命的なものは消えてしまったんです！フォローアップ検査の血管造影図は正常でした」

それからほぼ一〇年後、ジョーの妻であるメアリー・リンドは初めて私の家へ来た夜を思い出して、こう語った。

「『エセルスティン博士はどうやって、この病気を回復させるというのかしら？――どうしたら完全に食べ方を変えるなんてことができるのかしら？』私たちはそう思ったんです。

ところが今では、その食べ方は我が家の家風の一部になっているんです。私たちは長い間、この同じものを食べています。すっかり習慣になってしまっているので、支度に何の苦労も要りません」

その後、何が食生活を変えようと決心させたのか、ジョーに聞いてみたことがある。彼はきわめて簡潔にこう言った。

「私たち夫婦は先生を信じていたからですよ」

それから次のように言い添えた。

「ほかにできることは何もなかったので、一にも二にも食習慣だったんです。バイパス手術を受けていたら、習慣は最優先ではなかったでしょう。でも先生は食習慣を変えるというほかの道があると教えてくれ、私たちにできるとわかっていることを実行するように、勇気づけてくれたんです」

口絵1の画像はジョー・クロウの血管造影図である。左側が心臓発作を起こしたあとに撮影した最初のもの、そして右側が、二年半後のフォローアップ検査のときのものだ。

これは、私がこれまでに見た中で最も完全な冠動脈疾患の解消だ。体が自然に治ることを可能にするプラントベースの栄養摂取のパワーを、この画像は見事に証明している。

過去二〇年あまりにわたって私の患者たちに役立ってきた「食習慣の転換」は、誰にでも役立つ。プラントベースの食習慣に変えるだけで、心臓発作を起こさない体になれるのだ。

しかもこれは、冠動脈疾患だけに留まらない。ほかの病気にもかなりのメリットがあることを示す証拠が数多くある。

心臓を救う食習慣は、栄養過剰がもたらすそのほかの病気からも、体を守る。

たとえば、脳卒中や高血圧、肥満、骨粗鬆症、2型糖尿病、老人性の精神障害なども防げるのだ。

そのほか、食事要因と関連しているＥＤ（勃起不全）、乳ガン、前立腺ガン、結腸ガン、直腸ガン、卵巣ガンなどを含む多数の病気も予防可能となる。

そのうえ、副次的な利点もある。**生涯にわたってカロリー計算をしたり、体重のことを心配したりする必要がないのだ。**

【注6】 治療プログラム開始後、ある一定期間をおいてから行なわれる、病状経過を見るための検査。

最近ますます多くの医師たちが、食習慣は健康維持のうえで重要な役割を果たしていることに気づき始めている。

私がすすめているような栄養摂取法に変えると、病気の発生と進行を食い止めるのに大いに効果があると、彼らにわかってきたのだ。

とはいえ、今日の医療では多くの理由から、第一次予防（注7）と第二次予防（注8）がほとんど重視されていない。

ほとんどの医師たちは、栄養学に関心を持っていない。栄養学は医学教育の最も重要な柱ではないのだ。医学生たちは一連の異なった薬や治療法については学ぶが、病気の予防に関して教育を受けることはほとんどない。

実際のところ、真にヘルシーなライフスタイルの恩恵について患者たちを教育したところで、医師たちには何の報いもないのだ。

過去一〇〇年あまりの間、アメリカの医学界では病気の機械的な治療がますます支配的になってきている。

手術はその典型だ。その飛躍的進歩は驚異的というほかはない。一九世紀の治療の中心だった「下剤の投与」「瀉血《しゃけつ》」「切断手術」などとは、全くかけ離れたものである。

しかし、手術には重大な欠陥がある。お金がかかり、痛みを伴う恐ろしいものだ。身体障害を引き起こしたり、外観を損ねたりもする。

しかも、たいていの場合、病気に対する治療効果は、はかない一時しのぎにすぎない。手術は、体に生じている生物学的なトラブルを機械的に治療する手段でしかないのである。

心臓病学と心臓手術ほど、心臓病に対する機械的な治療法とはどんなものかを明確に説明している分野はおそらくないだろう。

アメリカ合衆国の人口は世界人口のわずか五%にすぎないにもかかわらず、毎年アメリカで行なわれている血管形成術とバイパス手術が、世界中で行なわれているこれらの手術の五〇%あまりを占めているということを考えてみるといい。

なぜだろうか。その一つの理由は機械的な治療はロマンティックでドラマティックであるため、メディアの関心をおのずと引きつけるからだ。

数年前、心臓移植をめぐるテレビドラマが放送された。このドラマでは、ほとんどの心臓移植患者たちは、手術から数週間のうちに亡くなった。

しかも彼らは全員が、最後の日々を生命維持装置につなぎとめられて生きていたのである。これは決して生活の質の向上ではなく、大幅な低下だ。しかし、そんなことはお構いなく、このテレビドラマの劇的な外科治療は何か月にもわたって、国民の関心を引いていた。

これまでのところ、医師たちには、この病気を治療するために代替手段を学ぼうと駆り立てられるほどの方法はなかったのである。

したがって、この病気の次なる犠牲者となる何も知らない何百万人もの人にとって、「バイパス手術」「血管形成術」「ステント留置術」などの機械的な治療はほとんど効果がないにもかかわらず、これら

【注7】第一次予防――病気発生を未然に防ぐため、病気のリスクを高める食習慣やライフスタイルの改善を指導すること。

【注8】第二次予防――すでに慢性病のリスクファクター（危険因子）を形成しているものの、無症状性のもの（高血圧、脂質異常、血糖値の異常など）を発見し、食習慣やライフスタイルの転換で改善させること。

の治療法が医学界を支配し続けている。

　近代的な病院は、庶民の健康向上に役立つ情報はほとんど何も提供してはくれない。病院は単に病人たちの集まる大聖堂なのだ。

　ところが最近、この傾向に変化の兆しが出てきている。「血圧のコントロール、禁煙、コレステロール値を減らすこと、エクササイズ、食習慣の改善などといったライフスタイルの転換は、健康全般にとって不可欠である」ということに、医師や研究者らがだんだん賛同するようになってきたのである。

　典型的なアメリカの食習慣を生涯し続けてきた人は、健康状態がとても悪いことを示す証拠が年々増えていると認めないわけにはいかない。

　最近ピッツバーグ大学のルイス・カラー博士が、国立心肺血液研究所の一〇年にわたるプロジェクト「心血管研究」の結果を公表した。

　その結論は衝撃的だ。

「伝統的な欧米風のライフスタイルにさらされている六五歳以上のすべての男性は、心疾患にかかっているから、彼らは心臓病患者として治療されるべきである」というのだ。[2]

　インターベンション治療（注9）を行なっている心臓医たちでさえも、その治療法に関する根拠に疑問を投げかけ始めている。

　一九九九年カリフォルニア大学の心臓医のデイヴィッド・ウォーターズは、血管形成術による治療の場合と、血中コレステロール値を積極的に低下させる薬を使用した場合との結果を比較する研究を行なっている。

　そこでわかったことは、血管形成術を受け、手術後標準的な介護を受けた患者たちよりも、コレステロール値を下げるための薬の投与を受けた患者たちのほうが、のちに胸の痛みのために入院した人が少なく、また、心臓発作も少なかったのである〈3〉。

この研究の大きな教訓は、「コレステロール値を積極的に低下させて心臓病を全身的に治療するほうが、血管の一部を治療するよりも明らかに優れている」ということだ。

この研究は、心臓医たちの間にかなりの混乱を引き起こした。ウォーターズが述べているように、心臓病学の分野には「そんな話は聞きたくない」という因習があるのだ。

その理由はなぜかというと、お金だ！　何年もの間、私はこの結論には抵抗を感じてきたが、そこには動かぬ証拠がある。

インターベンション治療を行なう心臓医たちは、毎年何十万ドル（何千万円）も稼いでいる。特に多忙なインターベンション治療医だと、年間何百万ドル（何億円）も稼いでいるのだ。そのうえ、こうした心臓病治療は病院のためにも巨額の収益を生み出す。

そして保険業界も、血管疾患には手術やインターベンション治療を支持している。そもそも保険の請求の手続きは、治療を必要としないライフスタイルへの転換を指導し、その診療報酬点数を報告するよりも、行なった機械的治療の詳細を明記し、その報酬点数を報告するほうがずっと簡単だ。

私は一人の医師として、自分の職業団体が、より健康的なライフスタイルに関心がないことを恥ずかしく思う。我々医師は慢性病への対処の仕方を変える必要がある。

これからの章で私がお話ししていく研究は、「推奨する『栄養摂取プログラム』を続け、必要な場

【注9】血管に通したカテーテル（管）を使って血管の詰まりなどをとり除く治療法。血管形成術（一四ページ）、ステント留置術（一四ページ）などを指す。一方、薬を使用する治療法は「薬物治療」、メスを使用するのは「外科治療」と呼ばれる。

合には少量のコレステロール低下薬を使用することが、血管疾患に対する最大限の予防となる」ことを裏付けている。

このプログラムに忠実に従う人はほぼ間違いなく、この病気がそれ以上進行せず、血管の閉塞が部分的に小さくなっていくのを発見するだろう。

また、今日世界中で行なわれている複数の研究によって圧倒的に支持されているのは、「冠動脈疾患がない人がこのプログラムと同じ食習慣をとり入れると、心臓病になるようなことは決してないだろう」という考え方だ。

この分野の専門家によって検証された私のデータを見た心臓医たちは、「冠動脈疾患は食習慣とライフスタイルを変えることによって進行を止められる」ということはたいてい認める。

だが、自分の患者たちが、そのような「ラディカル（極端）」な栄養摂取の転換に従うとは思っていない。

しかし、実際のところ、私の「栄養摂取プログラム」にラディカルなところなど何もない。

これは世界中で行なわれている最も主流の食習慣なのだ。私が推奨する「栄養摂取プログラム」は、世界の五五億人（原書執筆当時の二〇〇六年）のうち、四〇億余り（世界人口の四分の三）の人にとって、標準的な食べ物であり、心臓病やそのほか多くの慢性の病気は、彼らにはほとんど縁がない。

「ラディカル」という言葉はむしろ、何百万人もの人が、傷ついた血管組織のために亡くなることを保証する、典型的なアメリカの食習慣をうまく表現している。

そして私の経験では、「基礎疾患（二〇ページ）を治せず、しかも生体を傷つける手術」と、「心臓病の進行を止め、患者のクォリティー・オブ・ライフを改善する食習慣への転換」という、はっきりとした選択肢があるとわかった患者たちは、食習慣の転換のほうを進んでとり入れる。

私の患者の一人で、心臓切開手術など絶対しないと決めていたジェリー・マーフィーは、その手術を心臓医からすすめられたあと、私のところへやって来た。六七歳のときだった。「マーフィーという名前の男性で六七歳以上生きた人は一人もいない」と宣言し、「これを覆そうというのですか」と私に言う。

そこで私は、次のように答えた。

「たとえ私の助けがあったとしても、問題はあなたにそれを覆す意志があるかどうかです」

ジェリー・マーフィーは今、八〇代半ばだ。男性のマーフィーの平均寿命である六七歳をとっくに過ぎている。

彼は、私の「栄養摂取プログラム」はより自然な食べ方を象徴している、と考えている。ヘルシーな昔の食習慣へ戻ることだからだと言う。

年に一度太った子牛を殺すだけで、普段はいつも、主に低脂肪のプラントベースの食事で暮らしていたアイルランドの自分の祖先たちの話を思い出したのだ。

「それでやっとわかりました」と彼は言った。

誰にでも冠動脈疾患の犠牲になった友人や家族、そして知人がいる。これらの人々はたいてい、心臓発作に襲われたときには、働き盛りで、活力にあふれている。

たとえ彼らが発作を乗り越えられても、以前と同じということは滅多にない。常に再発、あるいは何らかの合併症を恐れている。こうした人々の近親者も、彼らと同じような不安を共有している。

しかし、実際のところ、この病気は避けられるのだ。この地球上の大多数の人――欧米風のライフスタイルとはかかわりのない四〇億余り（原書執筆当時の二〇〇六年）の人——にはこの病気は全くないのである。

私には野心的な目標がある。それは心臓病を撃退し、断固根絶することだ。

九〇歳のときの私たちの動脈は、九歳だったときと同様に効率よく働くべきものである。

私の「栄養摂取プログラム」は厳格で、近道は許されない。私は妥協しないから、患者に有無を言わせない。しかし私は、患者たちにいつも言っているように、私は患者たちの味方であり、彼らにとって思いやりのある存在でありたい。

私は人々が成功する場面を見たいのだ。患者たちが私の考え方に賛同してくれたならば、彼らは成功するだろう。

私の要求することを実行したら、この病気は過去のものとなる。

「バイパスで迂回させる」「バルーンで狭窄物を押しつぶす」、または「ワイヤーの先にとりつけた金具で血管を広げて固定しておく」など、いずれも一時的な狭心症緩和の手段にすぎない治療法の代わりに、私のプログラムに従えば、この病気を完全に予防することができ、発症していても直ちにその進行を止められるのだ。

すべての「インターベンション治療」（二八ページ）は、かなりの合併症のリスクを伴う。新たな心臓発作、脳卒中、感染症、人によっては認識力の損失などだ。

一方、私のプログラムならリスクは一切伴わない。

さらに言えば、「インターベンション治療」の効果は歳月が経つにつれ、徐々に消えていく。

そして最終的には、さらなる血管形成術やバイパス手術、あるいはステント留置術などの処置をしなければならなくなる。

対照的に、私のプログラムの効果は、時間が経つにつれ、さらに大きくなっていく。このプログラムに長い間従っていればいるほど、もっと健康になっていくのだ。

数年前、私はクルーズ船の旅で、私の「栄養摂取プログラム」と、それが重症の冠動脈疾患の患者に与える劇的な効果について、プレゼンテーションをする機会があった。

その旅の終わりの頃に、麦藁帽をかぶった男性が私に近づいてきて、怒りに震える声で、今にも泣きそうにこう言った。

「私は主治医から言われたことをすべて実行してきました。それなのに私は、二度目のバイパス手術を受けなければならないんです。『ほかに選択肢がある』と誰も教えてくれなかったなんて！」

これが本書の核心だ。すなわち私が学んだことを広く人々に知らせることが、本書の意図するところなのである。

第2章

医師は健康的な生活の仕方をもっとうまく教えられるようにならねばならない

ベトナム戦争の軍医としての任務から帰還した一九六八年、オハイオ州のクリーブランド・クリニックの一般外科から私に仕事の話があった。

私の主な専門は甲状腺、副甲状腺、胃腸、および乳房の手術だった。しかし、私は血管医学にも常に興味があり、努めてこの分野の特別訓練を受けるようにしていた。

私は医者の家系に生まれた。父、コールドウェル・B・エセルスティンは著名な医師で、ニューヨーク北部にグループ診療を導入した偉大な人だった。

交代の勤務当番制を導入し、歯科から精神科、産婦人科まで最高の医療を田舎でも受けられるようにしたのは彼のアイディアだった。

また、私の岳父、故ジョージ・クライル・ジュニア博士はクリーブランド・クリニックの乳ガン治療のパイオニアだった。

このクリニックはクライル博士の父によって創立されたものだ。クライル博士が医療活動を始めたときは、まだラディカルな乳房切除が時代の風潮だった。

しかし彼は、手術は必ずしも大がかりなものであるべきではないと考えていたため、あまりラディカルではない手術の開発に人生を捧げてきた。

医学以外にも、私の家族に代々伝わっているものがある。私の家族と岳父の家族の両方とも、有害なアメリカの食習慣の生きた見本だったことだ。

両家族とも糖尿病、脳卒中、前立腺、大腸、肺ガン、そして冠動脈疾患などのトラブルがあったのだ。父は一九七五年に心臓病で亡くなったが、そのおよそ三年前、父は「いつの日か我々医師たちは、より健康的な生活の仕方について、人々にもっとうまく教えられるようにならねばならない」というようなことを言っていた。

以来、私は、父のその言葉を片時も忘れない。


私が仕事で経験してきたすべてが、この父の言ったことの重要性を裏付けるものだった。たとえば岳父が先駆的な活動をしてきたにもかかわらず、私がクリーブランド・クリニックに赴任するまでの間、多くの女性たちが乳ガンの手術によって、依然として乳房を失うか、外観を醜くされていた。

私は手術をし、よい結果を収め、患者の苦痛を軽減することに誇りを持っていたから、外科医としての自分の仕事をエンジョイしてはいたのだが、自分がしていないことに対して、ますます失望するようになっていた。

それは自分が基礎疾患（二〇ページ）の治療をせず、次なる犠牲者を防ぐために役立つことは、何もしていないからだった。

ガンや心臓病に襲われた人を機械的に治療するのではなく、これらの病気を予防することに対して、医師たちは全般的に関心がないことに私は心を痛めていた。

そこで私は特に疫学に重点を置きながら、おびただしい量の医学文献を読み始めたのである。その中には、私の考えが正しいことを証明する見事にシンプルなパターンがあった。

世界地図を見てみると、冠動脈疾患のような慢性の病気の数々は、ほとんどすべての西洋諸国にあふれている。しかし、ほかの国々のすべて、特にアジアやアフリカなどには、これらの病気はほとんど現れていないのだ。

たとえば、アメリカ合衆国の女性たちは、ケニアの女性たちよりも、乳ガンになる可能性が二〇倍も高い〈1〉。

日本でも乳ガンは一九五〇年代の初め頃は、ほとんど知られていなかった。しかし、その後、裕福な欧米風のライフスタイルや食習慣をとり入れるようになるにつれ、日本女性の乳ガン率は増加していった（注1）。

乳ガン率が低い文化圏をよく見てみると、明らかな共通点がある。すなわち食事から摂取する脂肪の量が少なく、これに付随してコレステロール値も低いのだ。大腸ガンや前立腺ガン、卵巣ガン、それに糖尿病や肥満についても同様だ〈2〉。

これらの文献を読めば読むほど、ますます「栄養摂取と病気」の関係はきわめて重要だと私は確信するようになった。

この相関関係はアメリカの死因のトップである冠動脈疾患において、最も強烈であるように思われた。

このことはここ一〇年あまりの間に明らかになってきたことだが、二〇年前でさえも一般的な見解は、「コレステロールと心臓病の関係は決定的」というものだった。

疫学的な証拠は反論の余地がないように思われた。世界でも冠動脈疾患がまれな地域では、低脂肪の食習慣で、血中コレステロール値は一貫して一五〇mg／dl以下なのだ。

血管疾患が主要な死亡原因となっているアメリカでは、一般市民は年間に六五ポンド（約二九・五kg）もの脂肪を摂取している。六五歳までにはなんと**二トン**（二〇〇〇kg）もの脂身を摂取することになるのだ。そして平均的コレステロール値は二〇〇mg／dl前後ある。[3]（注2）

朝鮮戦争とベトナム戦争中の戦死者たちの死体解剖の結果が、動脈を詰まらせるアメリカの食習慣は、若者たちにさえも非常に影響を与えていることを示している。

アジアの兵士たちの動脈はクリーンで、脂肪性沈着物（プラークの形成）は認められなかった。ところがアメリカ人戦死者の八〇%は、ぞっとするような冠動脈疾患があったのだ。血管がプラークのために詰まり、ダメージを受けていたのである。

もしこれらの兵士たちが生き続けていたとしたら、彼らの血管は年をとるにつれて、ますます悪くなっていったことだろう。[4]

【注1】日本人女性の乳ガン罹患率は今日九人に一人。乳ガンは女性のガン罹患数が最も多いガン。アメリカ人女性の乳ガン罹患率は八人に一人。
資料：日本：「がん情報サービス」「ガン登録・統計／最新ガン統計」（二〇二〇年データ）
http://ganjoho.jp/reg_stat/statistics/stat/summary.html
アメリカ：「U.S. Breast Cancer Statistics」
https://www.breastcancer.org/symptoms/understand_bc/statistics

【注2】日本人の平均的コレステロール値は二〇二mg／dlで、アメリカ人の平均（一九一mg／dl）より高い。
資料：厚生労働省『平成28年 国民健康・栄養調査結果の概要』
米疾病対策センター「Health, Unites States 2018」中の二〇一一年～二〇一六年のデータより。
https://www.cdc.gov/nchs/data/hus/2018/023.pdf

さらに近年では、心疾患の発症率が低かった地域の人々も、欧米風のライフスタイルや食習慣をとり入れ始めるにつれ、病気、特に冠動脈疾患の発症率が劇的に上昇していくことを、研究者らは認めている。

食事脂肪（注3）とコレステロールが冠動脈に壊滅的なダメージを与えていく過程の各々の段階と、その微妙な状況がわかるようになるまでには何年もかかるだろう。しかし、大まかなアウトラインについては、すでによくわかっている。

簡単に言うと、石の壁を作るには石が必要なのと同じように、あなたの動脈をアテローム性動脈硬化（注4）で狭め、詰まらせるには、血液中に特別な量の脂肪やコレステロールが必要だということだ。

血流中を流れるコレステロールの量が危険水準（詳細第4章）に達すると、脂肪やコレステロールは血管の内膜に堆積していく。これらの堆積物は「プラーク」と呼ばれる。

古いプラークは瘢痕《はんこん》組織《そしき》（注5）やカルシウムを含んでいる可能性があり、着実に大きくなっていき、動脈を大幅に狭め、時には塞いでしまう。

狭くなってしまった動脈は心筋（心臓の筋肉。以下同様）に適切な血液を供給できない。

血液が与えられなくなった心臓は、胸の痛み、すなわち狭心症を引き起こす（口絵2参照）。

たいていの人は、これはとうとう血管が古いプラークによって塞がれ、完全にブロックされてしまった状況で、これが心臓発作、あるいは心筋梗塞を引き起こすと考えている。だが、それは誤りだ。

実のところこのプロセスは、心臓発作による死亡のわずか一二％ほどを占めるにすぎない。

ごく最近の研究では、ほとんどの心臓発作はより新しい脂肪性のプラークによって引き起こされていることを示している。

新しい脂肪性のプラークは小さすぎるので、通常、血管形成術のような機械的な治療がすすめられることになる明白な症状を引き起こさない。

心臓発作を起こすとき、血管の中では次のようなことが起こっている。まず、真新しいプラークを覆っている上皮が破れ、内側の脂肪性の堆積物が血液中に流れ出す。

体は損傷を修復するために、凝固作用のある部隊を現場に急行させ、これに対応する。ところが傷口がうまく固まったとき、動脈全体が凝固し、閉じてしまう可能性がある。そうなると、心筋の部分への血液供給が完全に妨げられ、その部分を死なせてしまう（口絵3参照）。

このような発作を切り抜けたとしても、心筋の死んだ部分は傷跡になる。心臓発作を何度も起こし、傷が広範囲にわたると、心臓を弱めてしまい、時には機能不全になることもある。これが心不全と呼ばれる状況だ。

心臓発作の程度がひどい、発作がリズミカルな収縮を乱す、あるいは心不全が長引くなどの場合、その患者は死に至る。

私の研究では、この全過程は予防可能だと証明している。さらに、正しい栄養摂取をすることによって（場合によってはこれに、低用量のコレステロール低下薬を加える）、心臓発作や心不全は撲滅できることをも証明している。

科学者や医師たちは、「栄養摂取と冠動脈疾患」との関係をなかなか認めたがらない。それは一つには、

【注3】ここでは、未精製・未加工の植物性食品の中に含まれる自然でヘルシーな量以外の脂肪のこと。つまり動物性食品に含まれる脂肪、および、植物油など。
【注4】動脈の内側に粥状（アテローム性）のプラークが形成される状態。
【注5】筋肉や皮膚の傷が治る過程でできる組織で、正常組織より硬い。傷は通常の組織とはまた別のファイバー密度の高い組織で修復されるため、柔軟性に欠ける。

この病気の発症は、たとえば原因と結果がはっきりしている蜂に刺されたような場合とは違うからだ。この病気の症状が現われるのは、高脂肪の食習慣で何十年にもわたって自分の血管を傷つけたあとのことである。

実を言うと、科学者たちは、問題の最も細かい部分を深く徹底的に調べても、明白な解決法を見過ごすことがある。

しかし、科学的な方法によってはまだ見つかっていない解決法を、直感や論理が見出す場合がある。医学史の中にはその典型的な例がいくつかある。たとえば一九世紀の半ば、ジョン・スノーというイギリスの医師は、どういうわけか、共有水が壊滅的なコレラの大流行を引き起こしていると確信したため、ロンドンのブロードストリートのポンプから取っ手を撤去してしまったのだ。

彼は正しかったのだが、科学がコレラの原因となっていた、水に浮かぶ微生物を確認するまでには、それから何十年もの歳月を要している。

同様に、血液中の糖がエネルギーに転換されるために、インスリンはどのようにして細胞の中へ糖をエスコートするのか、我々は今日でも正確にはわかっていない。

それにもかかわらず医師たちは、糖尿病患者の命を救うのに、八〇年あまりにもわたって、インスリンを使い続けている。

両者がいかに関与しているかはまだわかっていないのだが、その関係は重要だということは確かだ。

一九七〇年代後半までに、栄養摂取の仕方と多くの病気の間には密接な関係がある、と私は確信した。心臓病との関係は最も明白なように思われた。

まず、血中コレステロール値が通例一五〇mg／dl以下の国々では、冠動脈疾患がまれであり、一方、コレステロール値がこれより高いところでは、この病気が多かった。心臓病の発生率も同様だった。

初期の複数の科学的研究でも、脂肪やコレステロールの多い食習慣は、動物やヒトに冠動脈疾患を引き起こすことを証明している。これはごく最近の研究によっても一貫して裏付けられている。

私自身の論理と直感は、この逆も真実であることをも強く示唆している。すなわち、食事中の脂肪摂取量を減らすと、冠動脈疾患の進行は止まる――しかも、部分的に回復するということだ。

事実このことは、サルを使った実験によって証明されてきた。サルたちは意図的に脂肪の多い食事を与えると、冠動脈疾患になり、食事脂肪を減らすと、この病気は回復した。(5)

「栄養摂取の仕方と病気の関係に関するさらなる研究に取り組む価値は十分ある」ということに私は確信を持っていたが、地元の栄養士たちは私の理論に懐疑的だった。

さらに、クリーブランド・クリニックの心臓科の上級医の何人かは、食習慣と冠動脈疾患の関係を信じていなかった。しかし、私は自分の研究を続けた。

そして一九八四年四月のある日、私は個人的なひらめきを感じたのである。それは、自分自身がこの実験の最初の実験台になることだった。

その日、私は妻アンとともにコネチカット州ニューヘーブンのイースタン外科学会の会議に出席していた。土砂降りの雨の日だった。私は濡れネズミになり、一日中うんざりしていた。

そこへウェイトレスが血の滴るようなローストビーフの分厚い大きな一切れを運んできた。私は突然、肉やそのほか何もかもに嫌悪感を覚えた。

その瞬間から私は、肉類をすべてやめてしまったのである。二度と再び肉は食べないと決めた。

そのとき妻のアンは、その肉を一口残らず平らげたのだが、彼女もまた、程なくしてプラントベースの食習慣をとり入れた。彼女の母親が五二歳のときに乳ガンで亡くなっていたからだ。

ある日のこと、アンの伯母の家で、伯母の八五回目の誕生パーティーのお祝いのランチが始まろうとしたとき、四八歳になるアンの妹が電話をかけてきて、彼女もまた、乳ガンの診断を受けたと言った。アンは誕生祝の席に着いたものの、そのランチには一切手をつけなかった。そして彼女もまた、私の食事実験に加わったのである。

一九八四年の四月から六月の間に、私のコレステロール値は一八五mg／dlから一五五mg／dlへと低下した。しかし、これでは満足できなかった。

そこで私は、食事から油と乳脂肪源（牛乳・バター・アイスクリーム・チーズ）も除いてみた。するとまもなく、私の血中コレステロールは一一九mg／dlにまで下がったのである。しかもコレステロール低下薬など一切使わずに。

これは特に勇気づけられる数字だった。四三歳のときに最初の心臓発作を起こした私の父は、総コレステロール値が三〇〇mg／dlにもなっていたからだった。

ほかの人も同じような結果が得られると確信した。また、それによる健康効果は劇的だろうと思った。

第3章　治療法を探る

一九八五年クリーブランド・クリニックの心臓科部長ウィリアム・シェルドンは、「部局会議に参加したい」という私の要望を快く受け入れてくれた。

私はこの会議で心臓医たちに、進行性の冠動脈疾患のある患者たちを私の研究に参加するようすめてほしいと頼んだ。

私の研究の目的は二つあった。一つは患者たちのコレステロール値を一五〇mg／dl以下に下げるために、「プラントベースの栄養摂取」をすることである。この数値は、心臓病が事実上存在していない文化圏に見られるレベルだ（注1）。

そしてもう一つは、この栄養摂取法が患者たちの健康にどのような効果があるかを見ることだった。

当初、私の意図は一つの患者のグループには非常に低脂肪の食事を、別のグループには標準的な心臓病治療のための食事をしてもらい、三年後に両グループの患者たちがどのように暮らしてきたかを比較するというものだった。

【注1】日本国内で行なわれた疫学研究（長期間にわたる大規模な追跡調査）の中には、コレステロール値が低いと、死亡率および、ガン、肺炎、脳出血などのリスクが高い」というデータがあるため、近年、日本の読者のみなさんの多くは、「コレステロール値は高いほうがよい」という情報を見聞きしていると思います。これに関しては第9章で詳しく触れられています。

この手法は資金不足のため、実現しなかった。しかし、対照群（標準的な心臓病食のグループ）がなくてもこの実験を始めることは、重要な研究結果をもたらしてくれると私は思った。

医療活動の研究に相当する私の実験は、新しい薬や治療法を使用せず、経費がかからないため、クリーブランド・クリニックの内部審査委員会によって認証された。

この実験の特徴は、標準的な心臓病食ではなく、「低脂肪のプラントベースの食事」を患者たちに忠実に実践してもらうことだった。

一九八五年一〇月、最初の患者がこのプログラムに参加した。それから一九八八年までに、クリーブランド・クリニックの心臓病専門医たちは、二四人の患者たちを私のところへ差し向けてくれた。全員が進行性の冠動脈疾患にかかっており、そのほとんどは狭心症やほかの症状のために衰弱していた。

しかもその大半は、バイパス手術や血管形成術を一度か二度は経験していたが、いずれも不成功に終わっていた。

彼らはまた、従来通りの治療をそれ以上受けることは拒んでいるか、あるいはさらに治療を受けるには不適応の患者だった。喫煙者や高血圧の人は誰もいなかった。

このメンバーは男性二三人と女性一人だった。彼らは全員「プラントベースの食事」をすることに同意してくれた（この食事では、摂取するカロリーの九から一二％が脂肪からのものだった）（注2）。

私は彼らにほとんどすべての乳製品と、油、魚、肉を食事からとり除くように言った。

乳製品に関しては、はじめはスキムミルクやノンファットヨーグルトは許していたのだが、のちにすべての乳製品を除外した。

カゼイン（ミルクタンパク）に腫瘍を誘発する可能性があることや[1]、動物性タンパク質はアテローム性動脈硬化の一因となることからだ。

患者たちには穀類、豆類、野菜、果物などを食べるようすすめ、食べたものをすべて記載する食事日記を毎日つけるように頼んだ。

それから毎日総合ビタミン剤をとることもすすめ、さらにアルコールやカフェインの摂取量は控えるようにとも伝えた。

各参加者にはコレステロール低下薬も処方した。はじめこの薬はコレスチラミン（商品名「エクストラン」）だったが、一九八七年に最初のスタチンやロバスタチン（商品名「クレストール」）が利用可能になると、これらを使うようになった[2]。


当初、栄養摂取に関する私の考え方に対して最もよく耳にした反論は、「患者たちはこれほど大きな食生活の転換には決して従わないだろう」というものだった。今日でも私は、相変わらずこの反論を聞いている。

そのため私はできる限り彼らを全面的にサポートしようと心に決めていた。先駆的な医師Ｊ・エンゲルバート・ダンフィーが「ガン患者たちは苦しむことも、死ぬことも恐れてはいない、しかし、見捨てられることを恐れている」と述べていたからだ。

この言葉は私が患者たちを指導していくうえで、信条となった。「私は決して患者たちに見捨てら

【注２】従来の脂肪摂取量は、摂取カロリーの三五～四〇％。ちなみに日本人の成人の脂肪摂取量の平均は、摂取カロリーの二八・一％（厚生労働省『平成30年 国民健康・栄養調査結果の概要』）

れたと感じさせるようなことはしない」と自分に誓ったのである。

私ははじめから、一人ひとりの患者の治療に完全にかかわることにした。治療は各患者とその配偶者との四五分から六〇分の第一回の面接から始まった。

患者の病歴、異なった文化圏に見られる心臓病に関する相違、ヒトや動物実験の研究結果、および利用できるさまざまな治療法の選択肢などについて、私は患者と一緒に再検討した。

私が推奨しているものはいったい何か――それはなぜなのかを全員に正確に理解してほしかったからである。

それからは、二週間ごとにそれぞれの患者に診察室へ来てもらい、過去二週間の間に患者が食べたどんな少量の食べ物をもチェックした。

血圧と体重をチェックし、採血を行ない、血中コレステロールを分析した。研究の最初の一年間、私は検査日の夜にはいつも、患者に電話をかけて検査結果を報告し、栄養摂取あるいは投薬にいくらかの調整を行なった。

一人の患者を五年以上にわたって二週間おきに診察するというのは、医者にとってきわめて異例なことである。

しかし私には、できる限り彼らへのサポートを行ない、彼らに関心を寄せることが絶対に必要だと思われたのだ。

患者たちは、たとえ血管形成術やバイパス手術は役に立たなくても、そもそも自分を死に追いやろうとしていた食事脂肪（三八ページ）を完全に排除することによって、「自分の病気は自分でコントロールできる」と、認識する必要があった。

私はこの研究の参加者たちに、エクササイズあるいはメディテーションのような、ほかの対策にも取り組むようにとは要求しなかった。

それにはいくつかの理由がある。

一つには、私が見たところ、冠動脈疾患が存在しない文化圏では、この病気を防ぐ要因となっているのは、エクササイズ習慣、あるいは心の平静ではなく、食習慣と低いコレステロール値にあるように思われたからである。

もう一つの理由は、どんな人でもその人の習慣を変えることに関しては、限度というものがあるからだ。

あまりにもたくさんのことを変えるよう要求されると、人は次第に応じなくなってしまうものである。

私はすでに、多くを私の患者たちに要求していた。彼らの病気の進行を止め、コントロールするためには、彼らの生活転換能力のすべてを、食習慣の修正とコレステロール値の減少に集中させることが最優先事項だった。

したがって、たとえリラクゼーションやメディテーション、そして定期的なエクササイズに明らかな健康上の効果があったとしても、私のプログラムでは、これらは完全に選択自由の域に留めた。

患者のうちの六人は我々が何を成し遂げようとしているのかを全く理解しておらず、初めからこの実験に従いたくないことがほぼ明らかだった。

そこで話し合いにより、私が定期的に彼らの状況をチェックすることを了解のうえ、標準的治療を受けるように彼らを担当の心臓病医のところへ返した。

残りの患者たちは、このプログラムに従うことになった。年齢は四三歳から六七歳で、工場労働者、教師、会社員、会社役員など、クリーブランド・クリニック周辺のさまざまな職業の人たちだった。

患者たちはそれぞれ独自のやり方で、このプログラムに取り組んだ。

「マーフィーという名前の男性で六七歳以上生きた人は一人もいない」と言って私に挑戦を挑んだジェリー・マーフィーは、娘のリタがこの新しい食習慣を、家族にとって「人生の試練」と評したという。家族全員が全く新しいやり方で料理をし、食べることを学ばねばならなくなったからだ。とはいえ、このプログラムのルールに従うのは比較的簡単だったと言っている。

なかには、「私のすすめたことをただやってみるより仕方がないと思った」という患者もいた。ドン・フェルトンの場合がそうだった。

彼は私のところへやって来たとき五四歳だったが、最初にひどい胸の痛みを経験した二七歳のときから、心臓のトラブルにずっと苦しんできた。

医者たちは真剣にとり合ってはくれず、その胸痛は「気のせいだろう」とさえ言った医者も中にはいた。この言葉には非常に腹が立ったという。

それから三年後、依然として慢性の胸の痛みに悩まされていたドンは、地元の病院でカテーテル検査（注3）を含むさまざまな検査を二日間受けた。結果はいいものではなかった。

「あなたのように重篤な疾患がある人の余命は、平均およそ一年です」、とその心臓医は彼に告げたのである。

その医師は手術をするのを恐れ、痛み止めの薬を処方した。それから病院の栄養士はなんと、コーンオイルでできたマーガリンを毎日一本（四分の一ポンド。約一一三g）とるようアドバイスしたのである。

これは「コーンオイルは心臓と動脈にいい！」というある研究に基づく処方だ（今日我々は、これよりもっといい方法を知っている）。

ドンはマーガリンを一本食べるなど、考えただけでも耐えられなかったので、代わりに数年間ずっと、毎晩床につく前にコーンオイルをコップに入れて飲んでいたそうだ。

四四歳になるまでに、ドンの病気は前よりもっと悪くなっていた。ハンティングに出かけた先で数回倒れたこともある。

フェルトン家からそう遠くないガソリンスタンドで働いている彼の息子が、救急車が通るたびに、父親ではないかと家に電話をかけてきたことを彼の妻マッキーは思い起こす。

ついにドンは、航空機シミュレーター用の油圧装置を作っているオハイオ州の工場のマネージャー職を辞めなければならなくなった。身体障害になってしまったからである。

そして四八歳のとき、とうとうバイパス手術を受けた。しかし、バイパスのために使用した血管も、数年のうちに詰まってしまった。

五四歳のとき、ハンティングの最中に見舞われた肝を潰すような胸痛発作のあと、ドンは担当医から、「これ以上できることは何もない」と告げられたのである。

「でも医者は私に何かをしてくれたかったんでしょう。エセルスティンという名前の医師が、何がしかのプログラムを申し出ている、と教えてくれたんです」とドンは話している。

そのときドンはこう答えた。

【注3】 太腿の付け根や腕などの太い動脈から細いチューブ（カテーテル）を心臓まで進め、そこから造影剤を注入してX線撮影し、心臓の機能や血管の状態を調べる検査。

「どんなことでも試してみます。ダメでもともとですから」

同じようにエミール・ハフガードも私のところへ来たときには、選択肢はほとんどなくなっていた。三九歳で脳卒中に襲われ、その数年後バイパス手術を受けていた。それから続けざまに脳卒中を三回も起こしている。

彼は最悪の状態にあり、締めつけられるような激しい胸の痛みに苦しむ日々を切り抜けるために、ニトログリセリン（注4）の世話になっていた。

「一歩歩くごとに胸が痛みました。でもシャワーを浴びたり髭を剃ったり、新聞を読んだりはできました。座っているときはかなり調子がよかったんです」とエミールは言う。

手術は不可能だった。「それは彼を殺すようなものだ」と担当の心臓医は説明している。何年にもわたる苦痛のあと、心臓医はエミールに私と話すようにすすめたのである。

彼には治療法がなかった。受けることができる「機械的な治療法」は何もなかったのである。狭心症を免れるために、終日ニトログリセリンを大量に使っており、仰向けに寝ることさえもできなかった。毎日、妻のマギーが彼の胸や腹部にニトログリセリンの軟膏を塗ってやらなければならなかった。彼女はさらにその上をプラスティック・ラップで覆って洋服に薬がつかないようにしていた。

そうすればエミールがまともに生活ができないほどの痛みに苦しまず、身の回りの基本的なことだけはできるからだった。

マギーは娘に、もし父親に一緒にバージンロードを歩いてほしかったら、結婚式の日取りを繰り上げるよう助言していた。娘はそのアドバイスを受け入れたという。

エミールが私のプログラムに参加したとき、コレステロール値は三〇七mg／dlもあり、絶望的な状況だった。

アンソニー・イェンの場合も同様だった。彼は中国共産党が政権を握る前の中国で育った、中国でも最も裕福な家庭の一つの出身である。

彼は成長期には、肉や油をほとんど含まない、比較的ヘルシーな食事をしていた。ところがマサチューセッツ工科大学（MIT）で学ぶためにアメリカへ来てさほど時間が経たないうちに、すべてが変わってしまった。

動脈を詰まらせるアメリカの食事を、盛んにドカ食いするようになっていったのである。

「たくさんのハンバーガー、たくさんのチーズバーガー、それに、たくさんのスパゲティーやたくさんのミートボールなどを食べるようになった」と彼は言う。

朝食にはいつも決まってベーコンと卵を食べていた。次に彼は、揚げ物が大好きになった。特にフライドチキンが大好物だった。

アンソニーはMITを卒業し、アメリカの実業界で研修を積んだあと、オハイオ州クリーブランドに本社を置いて国際ビジネスを始めた。韓国や日本、台湾、香港などにいる親戚を介して、金属工業の開発のために東南アジアへ進出した。

彼はよく出張していた。そして自宅にいるときも出張中も、彼の言葉を借りると「大食漢」だった。

「どんどん太っていきました。でも洋服を香港のテーラーで作らせていて、出張するたびに新調していたので、古いスーツが着られなくなっている、ということには気がつきませんでした」と彼は言う。

【注4】狭心症や心筋梗塞の薬。血管拡張作用がある。

アンソニーが四八歳だった一九八七年の大晦日、彼と妻のジョセアンヌは、ホテルのディナーとダンスがセットになった二泊のホリデー・パッケージを予約した。

いつもは大好きなアクティビティーなのに、その日は疲れ、体がかなり熱く、だるくて最悪な気分だったという。そして胸に圧迫感を感じたのである。

翌朝彼は、胸の中で「ドカーン」ととどろくような音がした気がしたという。そこで妻は、クリーブランド・クリニックへ行って検査してもらうよう、しつこく言った。

ストレステスト（二二ページ）（これは異常を示したためにすぐに中止された）と血管造影の検査のあと、アンソニーは五本のバイパス手術を受けた。

退院後は自宅で静養していたが、体を動かすことさえもすっかり怖がり、おびえていた。そして重度のうつ状態になってしまったのである。そのため家族は精神科医に予約を入れた。

アンソニーは精神科医と話をした当時のことを、次のように振り返っている。

「心臓病になってしまったのは自分のせいだと、自分を責めているんです。私の病気の原因は何なのか、どうしたらこの病気の進行を食い止められるのか知りたかったんです」

アンソニーの話を聞いたあと、この精神科医はこのビルの中にエセルスティンという名前の医師がいるが、その医師のプログラムに彼が興味を持つかもしれないと、アンソニーに紹介したのである。

アンソニーが担当の心臓医に、私に会いに行きたいと言うと、この医師は反対した。

「エセルスティンは心臓医ではありません。もし彼のところへ行くなら、私のところへは戻って来ないでください」と言ったという。

それを聞いたアンソニーは憤慨した。

「私は原因が知りたかったんです。でもその医者は否定的でした。ですから私はもうこの心臓医にかかるのは止め、自分の考えでエセルスティン博士のところへ行きました」と彼は話している。ジョセアンヌは「アンソニーには**回復の見込みがなかったから**、何でも喜んでしようとしていたのです」と言っている。

すべての患者たちが私のメッセージを従順に受け入れたわけではない。たとえばグループの唯一の女性だったエブリン・オズウィックの場合がそうだった。

彼女が最初の心臓病の兆候を経験したのは五三歳のときである。夫のハンクと一緒に娘を大学まで送って行き、軽い椅子を持って寮の二階へ通じる階段を昇っていたとき、突然息切れを感じた。「怖かったです。なぜなら私の母は心臓が悪かったですし、兄も五〇代初めに心臓発作で亡くなっていたからです」と彼女は言う。

そこで彼女は検査を受けにクリーブランド・クリニックへ行った。ストレステストに用いられる自転車のペダルを踏み続けたが、痛みは感じなかった。

しかし、医師が突然「心臓発作を起こしてる！　心臓発作を起こしてますよ」と叫んだのだ。その翌日、彼女は三本のバイパス手術を受けた。

クリーブランドのジョン・キャロル大学でスピーチとコミュニケーションを教えていたエブリンは、それからの五年間、好きな食べ物はすべて食べていた。

ところが彼女が回想しているように、とにかく体調が悪いと感じるときが来たのである。「心配するほどの痛みはなかったんですが、左腕にちょっとした痛みがありました」

不快感が続き、とうとうエブリンは、クリーブランド・クリニックへ行くことにした。夫は出張中だったため、娘に一緒に行ってくれるように頼んだ。

診察台に横になったとき、医師が大声で叫び始めた。「心臓発作を起こしている！」（「その言葉、前と同じ！」とエブリンは叫んだ）。

スタッフは大急ぎで彼女を血管造影撮像室へ運んだ。そこで彼女はかなりの息切れを感じたという。医師たちはエブリンにしてあげられることは何もないと告げた。手術は不可能だという。主治医は私のことを彼女に話し、それから彼女に会いに行ってほしいと私に言ってきた。私は彼女の病室へ行き、「栄養摂取プログラム」について話をした。

エブリンはそのときの自分の反応を、今でもはっきり覚えている。

「**絶対に無理だわ**。私は頑固で、チョコレートやキャンディー、ケーキ、パイ、バナナスプリット（注5）が大好きなんですもの。私は体に悪いものがみんな好き。それをエセルスティン博士はすべて食べてはいけない、なんていうんですもの。私はそんなプログラムは真っ平ごめんだわ」

エブリンが入院して三日後、エブリンの主治医は「家へ帰って、ロッキングチェア（揺り椅子）を探したらどうですか」と言ったという。

エブリンは「ロッキングチェアを探して、死ぬ日までロッキングチェアに座って過ごせとおっしゃるんですか？」と尋ねると、その主治医は親切にも「その通りです」と答えたのである。つまり、彼はエブリンに退院して死ぬのを待つようにと言うのだ。

それでエブリンは退院し、それから夫のハンクと状況を話し合った。話し合えば合うほど、エブリンは、自分の状況を見直すようになってきた。彼女は当時のことを次のように回想している。

「私は五八歳。ハンクと私は人生の絶頂期にあるわ。私たちが人生をともに歩き出したとき、私たちには何もなかった。でも今は欲しいと思ってきたものをみんな持っている。私が死んで、ハンクがほかの誰かと再婚するなんて、絶対許せないわ。私が死んで、私たちのお金をほかの女性に残してあげるつもりなの？　そんなの絶対にいやだわとハンクに言ったの。ハンクは笑い、私も笑ったわ。そして私は夫に『あなたと一緒にエセルスティン博士のところへ行くわ』と言ったんです」

エブリンが私の診察室に来たとき、私は彼女に「病室であなたと面談したとき、私は再びこの女性に会うことはないだろうと思っていました」と正直に言った。だが、私は間違っていたことがうれしかった。

グループの中でいちばん若かったジム・トゥルーソーにもまた驚かされた。最初、私は彼がこのプログラムを続けるのはまず無理だろうと思った。

彼が最初の心臓発作を起こしたのは三四歳のときだった。ある日曜日、車を洗っていると突然息苦しくなり、胸が押さえつけられるような感じがした。自分では気管支炎の発作だと思った。

翌日、自分が校長をしている小学校で、会議中に胸が苦しくなった。そこで、その「気管支炎」に効く薬を何かもらうために病院へ行くことにした。

医師が彼に告げる前に、彼は何か深刻な欠陥がありそうだと思った。当時のことを次のように回想している。

「あのとき、ひと巻きの心電図が撮られました。かわいらしい看護婦が記録された心電図のテープを切りとらずに持って出てきたために、そのテープは救急処置室の中から彼女の後ろにつながってい

【注5】　縦に二つ割りにしたバナナにアイスクリームを載せて、チョコシロップやクリームなどをかけたもの。

ました」

案の定、心電図はカテーテル検査が必要であることを示していた。その検査で医師たちは、ジムがひどい心臓発作に見舞われた形跡を発見し、筋肉のダメージが多すぎるため、手術は不可能だと報告した。

そのとき、誰もジムに一部始終を話さなかったのだが、医師の一人がジムの妻スーに、彼はそう長くは生きられないから、二人の幼い子供たちを扶養するために、彼女には以前就いていた教師の仕事に戻らなくてはならないかもしれないと告げていたのである。

それからひと月後、ジムは前よりかなり気分がいいので、二回目のカテーテル検査を受けた。今回は、最初心配していたほど筋肉のダメージが大きくないことがわかったため、医師たちはバイパス手術が可能だとジムに知らせた。

手術後ジムの経過は非常に順調だった。しかしそれは、その八年後に突然胸の痛みが再発するまでの間だけだった。

診察の結果、医師たちは彼には再手術が必要だと確信した。ジムにとっては二度目のバイパス手術だった。

「いったい全体、医師たちは処置を誤ったのかしら」と思った、とスーは言う。そのあとでジムは、私の元患者で、彼のマンションのペンキ塗りの仕事をしていた人から私のことを聞いたのである。

ジムが担当の心臓医にエセルスティン博士に会いたいと伝えたとき、この心臓医は、「ジムはコレステロール値を下げられない」というほうにステーキディナーを賭《か》けたという。

彼のコレステロール値は、三〇五mg／dlという、ぞっとするような数字だったのである。

私は最初、ジムは与えられた「栄養摂取プログラム」に真剣に取り組まない、ちょっと生意気な人間だと思った。私たちはいつも言い争っていたような気がする。

彼はしきりに私に挑んできた。「レストランではどうしたらいいんですか?」「旅行中は?」「この食べ物はどうしたら食べられそうですか?」などなど……。

彼はいつも果物と野菜を嫌っていた。「ビッグマックとフライドポテト、それにミルクセーキは、私の大好物です」と彼はためらうこともなく言う。それから「一番好きなのはチョコレートです」とも言っていた。

最初からジムは、私が彼にすすめていることはばかばかしくて迷惑だ、とでも言いたげだった。彼は自分を心臓病に至らせた食べ物を、とても大切にしていたのである。しかし、彼は賢かったので、最終的には私の食事プログラム理論に納得した。

我々は病気が存在していない国々の栄養摂取の例に従おうとしているだけだったので、きわめて論理的な考え方をする教育者の彼にとって、このプログラムは理にかなっていたのである。


ジャック・ロビンソンにとっても、このプログラムは納得がいくものだった。ジャックの父親は四〇代のときに、それから三人の兄たちも、五〇代のときに心臓病で亡くなっていたからだ。クリーブランド・クリニックで血管造影図を撮ってもらった一九八八年、ジャックもその年齢に近づいていた。そして、その造影図は、彼の冠動脈には多数の閉塞があることを示していたのである。

「八〇人にも思えるほどの医師たちが私の病室に足早に入ってきて、バイパス手術をするよう主張したんです」とジャックは言う。

しかし彼は、兄の一人がバイパス手術の間に経験した深刻な合併症を思い出し、手術をかたくなに拒否したのである。

ジャックの考えは変わらなかったため、「彼らは私にエセルスティン博士のところへ行くことを検討するように、すすめてくれたんです」とジャックは言う。

私とのカウンセリングの間、ジャックは自分がすべきことについて熱心に耳を傾け、これを完全に理解した。

当時、彼はオハイオ州アクロン（注6）にあるジェネラル・タイヤの従業員だったため、彼は遠方からこのプログラムに従わねばならなかった。

彼は地元の心臓医にどのように治療することにしたかを伝えた。この心臓医は、クリーブランド・クリニックで撮ったジャックの血管造影図に示されている心疾患の重篤度を十分に認識していた。それでかなりの不安を感じてはいたものの、このプランに賛成してくれたのである。

一九八五年の一〇月、これらのさまざまな心臓病患者のグループとともに、我々は実験を開始した。三か月または四か月ごとにグループ全員が集まった。場所はたいてい私の自宅だった。

その目的は、レシピを紹介し合ったり、どのようにこのプログラムをやっているかを比べ合ったり、また仲間がいることを強調し、自分自身の、そしてまたお互いの責任感を強化するためだった。

その結果、彼らは不変の友情と家族同士のつながりを築いていった。連帯感と共通の目的は、彼らを支え、このプログラムに従おうという気持ちを高めるのに役立った。

これから私は、この章でご紹介した患者たちや、そのほか、このプログラムに参加した患者たちの状況がどうなったかをお話ししていくことにする。

だがその前に、私たちが成し遂げようとしていることの背景にある科学について、私の患者たちが理解したのと同じように、みなさんにも理解していただく必要がある。

【注6】クリーブランドから南へおよそ六三kmの都市。

第4章　心臓病はこうして起こる

私の研究の目標は、患者一人ひとりのコレステロール値を一五〇mg／dl以下に下げるために、「栄養摂取プログラム」とコレステロール低下薬を組み合わせる、という方法で、コレステロール値の低下が彼らの冠動脈疾患にどのような影響を与えるかを調べることだった。

私は多くの理由から、一五〇mg／dl以下という特定の目標閾値《いきち》を選んだ。その第一の理由は、世界でも心疾患がほとんど存在していない地域の明白な例があり、これらの地域ではコレステロール値は一貫して一五〇mg／dl以下だったからである〈1〉。

二番目の理由は、コーネル大学、オックスフォード大学、中国予防医学研究所が関与した二〇年に及ぶプロジェクト（「The《ザ》 China《チャイナ》 Project《プロジェクト》」）で、冠動脈疾患はまず見られない中国農村部の人々の正常範囲のコレステロール値が、九〇から一五〇mg／dlの間であることを発見していたからだ。

このプロジェクトはこれまで行なわれた最も総括的な栄養研究の一つで〈2〉、その責任者は生化学と栄養学の専門家であるコーネル大学名誉教授T・コリン・キャンベル博士だった（注1）。

キャンベル博士とともにこのプロジェクトに従事していたオックスフォード大学の疫学者リチャード・ピートー卿は、これら中国農村部の人々のコレステロール値を、アメリカ人のコレステロール値に近い英国人の場合と比較したとき、「コレステロール値に関して言えば、正常な英国人などはいない」とコメントせざるを得なかったと言っている。

もちろんアメリカ国内にも、医師や科学者たちによって行なわれた多くの研究があるが、これらは海外からの研究の証拠の正当性を強調している。

なかでもおそらく最も重要なのが、一九四八年以来、今日も進行中のプロジェクトであるフラミンガム心臓研究だろう。これは国立心肺血液研究所、ボストン大学、およびそのほかの大学の協力者らによって行なわれている、マサチューセッツ州フラミンガムの住民たち数世代からの医療データを集めて分析したものだ。

この研究の元責任者ウィリアム・カステリ博士は、これらの研究期間を通してずっと、コレステロール値を一五〇mg／dl以下に保っていた人は、誰一人として、心臓発作を起こしていなかったと明言している〈3〉。

ではなぜ、コレステロール値がそんなに重要なのだろうか。基本的な点をいくつか見ていくことにしよう。

コレステロールは白い、ロウ質の物質で、植物には含まれていない。体のすべての細胞を覆っている細胞膜に不可欠な成分で、性ホルモンの基本原料でもある。

体はコレステロールを必要としているため、これは体内で作られる。したがって、私たちはコレステロールを摂取する必要はない。

ところが私たちは、牛や豚などといった赤身肉や鶏肉、魚、それに乳製品や卵、そのほかの動物性食品から、コレステロールを摂取している。そのため私たちは、過剰なコレステロールをとり込んで

【注1】このプロジェクトの結果を一般の人々にわかりやすく書き下ろした本が、世界的に知られる『チャイナ・スタディー』（グスコー出版）。

しまうのだ。

そのうえさらに、脂肪を摂取することは、体自体に過剰な量のコレステロールを製造させる。ベジタリアンで肉類を控えていても、油、バター、チーズ、牛乳、アイスクリーム、グレーズドドーナツ（注2）、ペストリーなどを食べると冠動脈疾患を引き起こすのはそのためだ。

医学ではコレステロールをさらに二つのタイプに細分している。高比重リポタンパク、すなわち「HDLコレステロール」と、低比重リポタンパク、すなわち「LDLコレステロール」だ。

HDLコレステロールは、場合によっては「善玉」コレステロールとして知られている。医療の専門家たちもその仕組みについて正確にはわかっていないのだが、HDLは、過剰のコレステロールを集めて動脈から運び出し、肝臓に運び、肝臓がこれを分解処分することによって、心臓発作から体を守っているようだ。

総血中コレステロールが増加するにつれ、心臓病を防ぐには、体にはますます多くのHDLコレステロールが必要になる。

一方、LDLコレステロールは「悪玉」コレステロールだ。これが血流中にあまりにも多いと、動脈壁に沿って堆積していき、プラークの形成を促す。

プラークは血管を狭め、最終的には血管を完全に詰まらせてしまうこともある。

冠動脈は心筋に酸素や栄養を供給している血管だ。この名前はラテン語の「王冠」からつけられた。あたかも国王の章頭飾りのように、心臓の周りをとり囲んでいるからである。

これらの血管は比較的細いが、きわめて重要だ。なぜならこれらの動脈が、非常に効率のよいポンプである心臓に栄養を供給してやらないと、心臓は傷つき、衰え始め、死んでしまうからである。

血管やリンパ管、そして心臓の最内部の内膜は「内皮」と呼ばれる。単純な皮膜よりずっと多い内皮は、実は体の単独最大の内分泌器官である。

もし体中の内皮の細胞をすべて一個ずつ平らに広げたとすると、これらはテニスコート二面分に匹敵する。

健康な動脈は強く、弾力に富み、その内膜はなめらかで、遮るものがなく、血液が自由に流れる。ところが血流中の脂肪レベルが高くなると、すべてが変わり始める。

徐々に内皮、白血球、そして凝固を引き起こす血液細胞である血小板が粘っこくなっていく。

そのうち白血球が内皮に付着し、ついにはその中へ侵入する。内皮の中で白血球は、高脂肪の食事によって酸化された増加中のＬＤＬコレステロール分子を飲み込み、処理しようと試みる。

この白血球細胞は、ほかの白血球細胞に援助を求めるため、ますます多くの白血球がその現場に集中する。

これらの白血球細胞は飲み込んだ悪玉コレステロールで満杯になり、ついには脂肪質の膿《うみ》の泡を形成する。

これが、アテローム性動脈硬化の主な特徴とされる「アテローム」（粉瘤《ふんりゅう》）、もしくは「プラーク」と呼ばれるものだ。

古いプラークは瘢痕《はんこん》組織《そしき》（三八ページ）やカルシウムを含んでいる。これらは大きくなるにつれ、動

【注2】シュガーシロップをかけてつやを出したドーナツ。固まったシロップが半透明の膜となり、ドーナツの表面に光沢ができる。

脈をひどく狭め、時には動脈を塞いでしまうこともある（口絵4参照）。

著しく狭められた動脈は、心筋に血液を供給できない。そのため胸の痛み、すなわち「狭心症」を引き起こす。

場合によっては冠動脈が、狭くなった血管の周りを周回する「側枝《そくし》」と呼ばれる別の分枝を伸ばし、自らバイパスの役割を果たすこともある。

ところがあなたを心臓発作の危険にさらすのは、この古い、大きなプラークではない。ほとんどの心臓発作は、まだ若くて小さな脂肪質のプラークが、その外膜、つまり「キャップ」（注3）を破り、冠動脈の中に出血するときに生じる。これは、最新の科学的な研究が証明している。

プラークが形成されるとき、およそクモの巣ほどの厚さの一層の内皮によって覆われた、線維性キャップがそのてっぺんに発現する。

プラークはこうしてしばらくの間保護され、冠動脈の持ち主がほとんど気づかない程度の害を及ぼしながら、そこに静かにしている。とはいえ、心臓病のプロセスは進行していく。

コレステロールの処理作業を援助するために駆けつけ、もはや酸化されたＬＤＬコレステロールで満杯となってしまった白血球細胞は、「泡沫細胞《ほうまつ》」と呼ばれる。

「泡沫細胞」は、プラークのキャップを徐々に破壊していく化学物質を作り始める。そのため、クモの巣ほどの厚さのキャップは弱くなり、最終的には、弱くなったキャップにかかる血流刺激で、このキャップが破れてしまうこともある。

これは破滅的だ。プラークの内容物、すなわち膿が今度は血管の血流の中に流れ出し、これが血栓を形成してしまうからである。

このプロセスを詳しく説明すると次のようになる。

まず、体の自然治癒力がキャップの破れを修復しようとするため、血小板（血液凝固の重要な要素）の働きを活発にさせる。

血小板は破れを固めて、血流中へ侵入していく膿などを懸命に止めようとする。このようにして致命的な凝固のカスケード現象（注4）が始まる。

凝血塊は自己増殖していくため、数分のうちに、その冠動脈全体を詰まらせてしまう可能性もある。

冠動脈が塞がれ、血液が流れなくなると、血液によって栄養が与えられている心筋は死ぬ。これが心筋梗塞《しんきんこうそく》、すなわち心臓発作だ。

この発作を乗り切れたとしても、心筋の死んだ部分は傷跡になる。度重なる心臓発作や広範囲に及ぶ瘢痕は心臓を弱めてしまい、時には動かなくしてしまうこともある。この状況は「うっ血性心不全」として知られている。

もし心臓発作が大規模だった場合、それが律動的な収縮に異常をもたらしたり、あるいはうっ血性心不全が長引いたりすると、生命の危険にさらされる。

これと同じようなプラーク形成のプロセスが、冠動脈以外の血管で生じた場合でも、同様に危険だ。その動脈が栄養を供給している組織はどこであれ――それが脚筋であっても、脳であっても――十分な血液を受けとれなくなるだろう。

【注3】野球帽のつばを狭くした形で、競馬の騎手がかぶるジョッキーキャップによく似ていることから、「キャップ」と呼ばれる。

【注4】次から次へと連続的に生じ、一気に広がっていく現象のこと。ここでは、血小板が凝固し、次から次へと血液の塊（凝血塊《ぎょうけつかい》）が形成されていく状況。血管の壁に付着した凝血塊は、血栓と呼ばれる。

そのうえ、プラークの一片、すなわち塊が遊離して、血流中を運ばれ、最終的にはその発生源よりずっと離れたところの血管を塞いでしまうこともある。

従来の心臓病学は、主として機械的な介入によってこの病気に取り組んできた。たとえば血管形成術では、医師はカテーテル（一五ページ）を脚または腕の動脈に入れ、これをX線画像を使いながら目標とする閉塞した冠動脈の中へと導く。

まず、先端にしぼんだバルーンがついた小さなカテーテルが挿入される。これが閉塞した部分に達したところで、バルーンが膨らまされる――これは通常数回行なわれる。プラークと動脈壁を壊し、血管を広げ、デリケートな内膜を剥がしながら、プラークを動脈壁に押しつけるためだ。

最近ではステントを使用することがより一般的になってきている。ステントとは、血管形成術時に挿入される金網の筒のことだ。

バルーンが膨らまされると、ステントが広がり、これはバルーンとカテーテルが回収されたあとも、動脈を広げて保ちながら所定の位置に固定されている。

バイパス手術とはまさに、その名が示唆する通りのものである。冠動脈の閉塞部分を迂回する道を血液に提供するため、医師は体のほかの部分からとってきた短い血管を用いる。交通事故や道路工事の現場を迂回してほかの道を通るのと同じだ。

しかしすでに述べてきたように、これらの治療法は、冠動脈疾患の症状の緩和を目的としたものであり、病気そのものを治すものではない。そのため、これらの手術の効果は徐々に失われていく。

患者は二度目の、あるいは三度目のバイパス手術を受けることになる。血管形成術で広げられた動脈は、再び閉塞しがちだ。瘢痕組織《はんこんそしき》が動脈を再び塞いでしまうため、入れたステントも再び広げなければならなくなるだろう。

最近では、ステント挿入によって生じる損傷に対する体の自然治癒反応を低下させるために薬剤がコーティングされた「薬剤溶出ステント」（注5）が開発されている。

だがこの「薬剤溶出ステント」も、内皮が傷つけられたところで血栓ができるため、数年後には突然詰まってしまう可能性がある。

ステントにコーティングされている炎症を防ぐ薬剤はまた、内皮の治癒力をも妨げてしまう。もっといい治療法がある。私たちはこの病気の根本原因に取り組めばよいのだ。このような破壊的な結果になるまで堆積してしまう脂肪性の物質を断ち切ればよいのである。つまりこういうことだ。**総コレステロール値を一五〇mg／dl以下に、そしてＬＤＬ値を八〇mg／dl以下に下げるために、プラントベースの「栄養摂取プログラム」に従えば、脂肪やコレステロールを冠動脈の中に堆積させることはできない。**ただそれだけのことである。

患者によっては、コレステロール値を安全な低いレベルにまで下げるために、コレステロール低下薬が必要な場合もある。だが、薬だけが解決策ではない。

正しい栄養摂取は長期的に見てあなたの命を救う重要な鍵である。正しく食べることはコレステ

【注5】ステント挿入時に損傷による出血が生じると、止血のために体の自然治癒反応が働き、血小板が活性化する。その結果、血液の凝固により血栓が形成されてしまうため、この自然治癒反応を低下させる薬剤がステントにコーティングされている。

ロール値を下げるのに役立つばかりか、これまで想像だにしなかったような、さらなる驚異的な効果をもたらしてくれるのだ（注6）。

【注6】「コレステロール値は低いと危険で、高く保つほうが健康で長生きする」という情報を耳にしている人も多いと思います。この点については、第9章に詳しく述べられています。

第5章　「ほどほどに食べること」は身を滅ぼす

何年も前のことだが、私が冠動脈疾患の研究プロジェクトを開始しようとしていたとき、私のやり方に反対していた地元の有名な医師が、彼の心臓病患者たちの食事上の注意としては、「『ほどほどに』を守ればよいと思う」、と公表した。

つまり、言い換えると、「患者たちは**いくらかの**脂肪なら摂取してもかまわない」ということになる。これは私の医者仲間たちの間にかなりよくある意見だ。しかし、実際のところはどうだろう。

科学では、同じ実験参加者に関する複数の研究結果を統合し、再検討することを、「メタ分析」と呼ぶ。一九八八年、ウィスコンシンの研究者らが、四三四七人の患者が参加した一〇の臨床試験を分析したとき、冠動脈疾患の研究に関して、この方法で行なわれた(1)。

四三四七人の患者を二つのグループに分け、一方は減量のためのアドバイスやエクササイズ、高血圧や糖尿病のコントロール、禁煙、そして脂肪の摂取量を減らすなど、一般的な心臓病のリハビリテーションを施した。

もう一つのグループは、このようなサポートは行なわなかった。

その結果「リハビリ・グループ」は、同様のアドバイスを受けなかったグループに比べ、致命的な心臓発作はやや少なかった。だが、致命的ではない心臓発作の数には二つのグループ間に、「著しい違いがなかった」ことがわかった。

さらに詳しく見てみると、実は「リハビリ・グループ」は、サポートなしのグループよりも、致命的ではない心臓発作をやや多く起こしていたのだ。

その理由はかなり単純だ。脂肪摂取量を「ほどほどに」減らした患者たちは、彼らの病気の進行の速さをやや遅らせることができた。

しかし、彼らは進行を完全に止めたわけではない。そして進行していくにつれ、そのスピードは以前よりゆっくりになったものの、被害をもたらし続けていたのである。

二〇〇六年初め、「JAMA」（『米国医師会ジャーナル』誌）に発表されたレポートが、「低脂肪の食事をしても、健康リスクは減らない」ことを示唆して、全国に大きく報道された。この「JAMA」の記事は、国立衛生研究所の「女性の健康イニシアティブ」の研究の一部に基づくものだった。

この研究は、ほぼ四万九〇〇〇人の女性たちを八年あまりにわたって追跡したもので、低脂肪の食事を指示された女性たちは、好きなものを何でも食べた女性たちと比較して、心臓発作、脳卒中、乳ガン、大腸ガンの罹患率が同じだったことがわかった。[2]

ところが、とても費用のかかったこの最新・最大の研究に関するこの報道には、埋もれかけていた、信じられないほど重要な事実があった。

低脂肪の食事を指示された女性たちは、実際は毎日の摂取カロリーの二九％を脂肪からとっていたのである。

栄養研究の最前線にいる人にしてみれば、これは全く「低脂肪」の食事ではない。プラントベースの栄養摂取で推奨される一日のカロリー摂取量、脂肪およそ一〇％の三倍のレベルなのだ。

「女性の健康イニシアティブ」と、そこから引き出された結論は、一つのたとえ話を思い起こさせる。

それは「自動車が速度を落とすことは、命を救うだろうか」という疑問だ。車が石の壁に時速九〇マイル（一四四km）で衝突したら、乗っていた人は全員死亡する。車が時速八〇マイル（一二八km）で壁に衝突した場合でも同じことが起こる。七〇マイル（一一二km）の場合も同様だ。

結論は、「スピードを落とすことは命を救うことにはならない」ということだが、「時速一〇マイル（一六km）で衝突した場合には全員が生きている」という事実を誰もが無視している。

「女性の健康イニシアティブ」の著者らは、「この研究結果は、心臓病やガンのリスクを減らすために、低脂肪の食事を推奨することは根拠がない」と述べていると伝えられている。

確かに彼らは、「今日『アメリカ人の食事ガイドライン』で支持されているレベルの二九％の脂肪を含む食事なら健康リスクは少ない」とは証明していない。だが、これを研究してきた我々には、そんなことはすでにわかっている。

「女性の健康イニシアティブ」研究は、単に「政府のこのガイドラインは間違っている」ことを確認したにすぎない。我々は脂肪量が、この研究でとり上げられているよりもずっと少ない量の食事を推奨していくべきなのである。

ここ何年もの間、この章の初めで述べた、ウィスコンシンの研究者によって行なわれたようなメタ分析は、脂肪の摂取量を減らした冠動脈疾患のある人は、減らさなかった人よりもいくらか良好であることを一貫して明らかにしている。

ところがほとんどの場合、「最善の結果」というのは、治療を受けている患者の病気の進行を遅らせることであって、「進行を完全に止める」というものではない。

「進行を遅らせる」では不十分だ。私たちはもっと高いところを目指すべきである。すなわち冠動脈疾患の進行を完全に止め、そしてさらに、疾患をなくすことさえも目指すべきなのである。

それを実現させる秘訣は、私の研究が立証しているように、脂肪とコレステロールの摂取量を減らすのではなく、コレステロールと、未精製・未加工の植物性食品のなかに含まれる自然でヘルシーな量以外の脂肪は、どれも食事から除くことである。

キーワードは「プラントベースの栄養摂取」だ。

この点について、科学が明らかにしていることを再検証してみよう。心臓病はすでに述べてきたように、血中コレステロール値が一五〇mg／dl以上あるときに発症する。[3]

その逆も真実だ。血中コレステロール値を生涯一五〇mg／dl以下に保っている人は、冠動脈疾患を起こさないだろう——たとえその人が喫煙者で、冠動脈疾患の家系で、高血圧症になっており、肥満であってもである！

この点に関する一つの例は、ニューギニアのパプア高地人たちだ。彼らは伝統的にヘビースモーカーだ。たとえ非喫煙者であっても、同居者は共同の小屋の中で、致命的な量の副主流煙を吸っている。

当然ながらパプア高地人たちは、喫煙のおかげで、たくさんの肺疾患に苦しんでいる。

ところが喫煙によってもたらされる心臓の健康へのリスクは十分に立証されているにもかかわらず、六〇歳以上で生きている人々を対象とした研究で、彼らには冠動脈疾患がないことを示しているのだ。[4]

彼らの心臓は、一九種の異なった種類のサツマイモで構成された食事によって、守られているのである。

栄養摂取はいくつかの重大な点で心血管の健康に影響する。もちろん最も明白なのは、「高脂肪・高コレステロールの食事は、血中脂肪値を上昇させ、プラーク形成のプロセスを引き起こす」ということだ。

だが、多くの人は次のように考えているに違いない。

・「ほどほどに」食べれば、プラーク形成のプロセスを止めるのに十分ではないだろうか？
・エセルスティン博士の同僚たちがすすめていたように、脂肪やコレステロールの摂取量をかなり減らせば、大丈夫なのではないだろうか？
・もちろん、ほんの少しならどうってことはない。

残念ながら、それは間違っている！　溶けたチーズやベーコンビッツのかかった食欲をそそるおいしい食べ物が目の前に出されたとき、いつも忘れてはならないのは、このことだ。

「ほどほどに食べること」はあなたを殺すことになる！

その理由を知るには、代謝と生化学について理解する必要がある。

私たちの体のどの部分も細胞で構成されている。そして各々の細胞は、細胞膜で覆われている。この細胞膜は想像を絶するほどデリケートで、きわめて損傷を受けやすい。たった一〇万分の一㎜の厚さしかないからだ。それにもかかわらず、細胞の完全性と健康な機能にとって必要不可欠なのである。細胞膜は細胞の表面で、細胞を守っているのだ。

油や乳製品を含む動物性食品を一口食べるごとに、これらの細胞膜、そして細胞膜が守っている細胞への攻撃が始まる。

これらの食べ物は私たちの体の中で、「フリーラジカル」と呼ばれる特に有害な化学物質を、カスケード式に次から次へと生み出していくのだ。

細胞膜がフリーラジカルに攻撃されると、代謝障害を引き起こす。この障害は、部分的にしか回復しない。

フリーラジカルの影響は年々蓄積されていく。最終的には、積み重なった細胞傷害がはっきりとわかるほど大きくなり、病気と診断されるほど症状が明らかになってくる。

果物や野菜、穀物は、致命的なフリーラジカルのカスケード現象を引き起こさない。さらにいいことには、これらの食べ物には、フリーラジカルに対する解毒作用がある。

油や動物性食品とは異なり、これらは抗酸化物質を含んでいて、これがフリーラジカルによるダメージを防ぐのに役立つのだ。さらに最近の研究によれば、ガンの予防効果もかなりあるという。

私たちが典型的なアメリカの食事をするたびに、ダメージを与えてしまうところがある。それは血管や心臓の内膜である内皮と、健康な血流を維持するうえで、この内皮が果たしているめざましい機能に対してである。

内皮細胞は一酸化窒素を製造する。これは血管を正常で健康な状態に保つのにきわめて重要な物質だ。一酸化窒素は血管を拡張させる、すなわち、血管を広げる物質である。

一酸化窒素が豊富にあると、血管と血液細胞の粘着性が除去され、あたかも血管の表面がつるつるしたテフロンで覆われているかのように、血液が流れていく。

ついでに言えば、血管や血液細胞が粘っこくなるのは、血液中の脂質レベルが高いためで、これはフリーラジカル形成の原因となる。

血管を健康に維持するうえで、内皮が決定的に重要だと示す証拠は山のようにある。ドイツの研究者らが最近、冠動脈疾患と診断された五〇〇人あまりの患者の研究を行なっている。

彼らは各患者たちの血管造影図を撮り、採血を行なって血液中に含まれる内皮前駆細胞（内皮を修復したり、入れ替えたりする細胞）の量を数値化した。

それから一二か月にわたる追跡研究で、研究者らは、内皮前駆細胞が最も少なかった患者たちは、血管状態が最も悪く、この細胞が最も多かった患者たちは、血管状態が最もよかったことを発見した。〈5〉

ボルティモアにあるメリーランド大学医学部のロバート・ボーゲル博士も、いくつかの驚くべき研究を行なっているが、その中に、一回の食事が血管内皮にどんな有害な影響を与えるかを示すものがある。〈6〉

ボーゲル博士はまず超音波を用いて学生たちの上腕動脈《じょうわんどうみゃく》（注1）の直径を測定し、次に学生たちの上腕につけた血圧測定用カフを膨らませ、彼らの前腕への血流を五分間止めてからカフの空気を抜いたあと、超音波を使って動脈がどれだけ早く正常状態に戻るかを調べた。

そのあと学生たちの一番目のグループは、五〇gの脂肪を含む九〇〇キロカロリーのファストフードの朝食をとった。二番目のグループは、脂肪を全く含まない九〇〇キロカロリーの食事をした。

食後、ボーゲル博士は再び彼らの上腕動脈を五分間締めつけ、結果を見た。それは劇的なものだった。

【注1】 上腕の内側を下降し、肘に至る動脈。

脂肪を全くとらなかった学生たちは、動脈には何の問題もなかった。彼らの動脈はすぐに朝食前のテストと同様の正常状態に戻った。

ところが、脂肪を含んだファストフードをとったグループの学生たちの動脈は、元に戻るのに「脂肪なし」のグループよりずっと長くかかったのである。

理由はなぜだろう？　答えは脂肪が内皮細胞の一酸化窒素製造能力に与える影響にある。

ボーゲル博士は学生たちの血管内皮の機能を注意深く観察し、脂肪を含む食事をした二時間後、その機能が著しく低下したことを発見したのだ。実のところ血管内皮の機能が正常に戻るのに、ほぼ六時間もかかったという。

たった一回の食事が血管の健康にこれほどの影響を与えるとしたら、一日三回の食事を週に七日、年に三六五日、しかもそれを何十年も繰り返し続けたとしたら、どんなダメージが与えられるか想像してみてほしい。

しかし、みなさんの中には「単純に薬でコレステロール値を減らしたら、それで十分ではないだろうか？　コレステロールの目標値に達するほかの方法があるなら、なぜ食生活を極端に変えるよう、しつこく主張するのだろう？」と思う人もいるかもしれない。

最近『ニューイングランド・ジャーナル・オブ・メディシン（ニューイングランド医学情報誌）』が、コレステロール一五〇mg／dlをはるかに下回るレベルに下げるのに、大量のコレステロール低下薬が用いられた研究について報じている。

実験に参加した患者たちの四人に三人は、この療法でコレステロール値は非常によくなった。しかし、これは完全な成功とは言えなかった。

なぜなら、たとえ彼らのコレステロール値が満足のいく値に低下しても、患者たちの四人に一人は、この治療を始めて二年半の間に新たな心血管疾患になったか、あるいは死亡したからだ。(7)

たとえこれらの患者たちの総コレステロール値とLDL値の両方が、私が推奨するレベルか、それ以下に低下したとしても、薬だけでコレステロール値を下げることには、あまりにもたくさんの問題がある、という事実に私は驚いた。

そこで私は、この研究の立案者に電話をかけたところ、きわめて重大な要素が見落とされていることを発見したのである。この研究では、患者たちが摂取していた栄養成分の観察は行なわれていなかったのだ。

この研究の参加者たちは何を食べていたのか尋ねると、彼は「これは薬の効果を調べるための研究でした」と答えた。

すなわち彼らは、この研究が開始される以前と同じ方法で食べ続けていたのである。そのために、大多数の患者たちが治療に成功しなかったのだ。

私が患者たちに、彼らの病気をガソリンをまいた家の火事にたとえ、その火事を消すにはガソリンの供給を絶たねばならない、と話したことを覚えているだろうか（二一ページ）。

それがこの研究の問題点なのだ。薬物療法によってコレステロール値が著しく低下しても、患者はなおも有害なアメリカの食事（ガソリン）をし続けているため、動脈のプラークの炎症（火事）や病気の進行は避けられないのである。

この研究に参加し、のちに亡くなるか病気が進行してしまった患者たちは、コレステロール低下薬投与のあとで、高感度CRPタンパク（高感度C反応性タンパク）の検査を受けている。

この検査は、血中高感度CRPタンパク濃度を測定するものだ。その濃度は冠動脈に炎症があると増加するため、標準的なコレステロール測定よりずっと心臓発作のリスクを評価するのに有効だ、と多くの心臓医たちが考えている。この研究で治療が功を奏さなかった患者たちは全員高感度CRPタンパク値が高かったことが判明した。

栄養摂取の計り知れない重要性を示す決定的な鍵がここにある。私の経験では、私のプラントベースの「栄養摂取プログラム」をとり入れると、完全に従順な患者たちは、三週間から四週間で高感度CRPタンパクは正常値に達する。その結果は迅速かつ安全で、永続的だ。

二〇年前、私がこの研究を始めたとき、我々の主要な焦点は、総コレステロール値を一五〇mg／dl以下に、そしてLDL値を八〇mg／dlかそれ以下に減らすことだった。

しかし、今日では、プラントベースの栄養摂取によってこの目標を達成すれば、その当然の結果として、血管の病気を阻止し、回復に向かわせる体自身の強力な能力をもとり戻せることもわかってきた。プラントベースの栄養摂取は、一酸化窒素を製造する、体のきわめて強力な代謝的、生化学的な装置である「内皮細胞」に対して、とてつもなく有効であることが判明したのだ（図1参照）。

そんなわけで一酸化窒素は私が指摘したように、血管の健康にとって絶対欠くことができないもので、一九九八年、この研究にノーベル医学賞が与えられている〈8〉。

【一酸化窒素の働き】

①必要とする器官への血流を重点的に高めながら、血管をリラックスさせる。

②白血球や血小板が粘っこくなり、ひいては血管にプラークが堆積し始めるのを防ぐ。

③動脈のなめらかな筋細胞がプラークに成長していかないようにする。

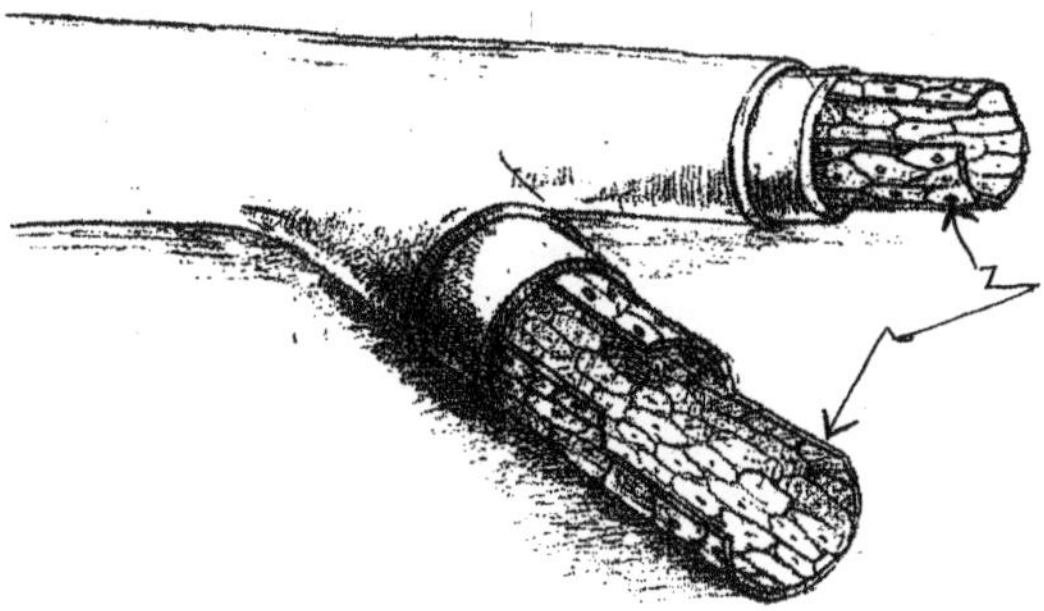

図1
プラントベースの栄養摂取をしているとき、内皮細胞は血管の健康を保障する強力な代謝装置である。

④ひとたび血管にプラークが定着してしまったときには、これを減少させる可能性さえもある。

プラントベースの栄養摂取が、どのように一酸化窒素の製造を促進するかを理解するには、生化学作用について理解する必要がある。

一酸化窒素の最も重要な成分は、アミノ酸のL-アルギニンと呼ばれる物質だ。これは、さまざまな植物性食品に豊富に含まれ、特に大豆ほかの豆類、ナッツなどに豊富である。図2（八〇ページ）は、L-アルギニンが一酸化窒素合成の酵素作用にうまく組み入れられ、アルギニンと酸素から一酸化窒素が製造される過程を示している。

だが、図2からもわかるように、一酸化窒素の合成にはライバルがいる。ADMA（非対称性《ひたいしょうせい》ジメチルアルギニン）だ。これは、通常のタンパク質代謝の過程で体内で作られる。

ADMAがありすぎると、L-アルギニンは一酸化窒素合成における立場を追いやられてしまい、一酸化窒素が製造できない。

もう一つ別に、DDAH（ジメチルアルギニンジメチルアミノ

図2
一酸化窒素の製造経路――アルギニンの一酸化《さんか》窒素《ちっそ》合成《ごうせい》酵素《こうそ》（注1）を通しての一酸化窒素へのプロセス――は過剰なADMAによって阻止される可能性がある

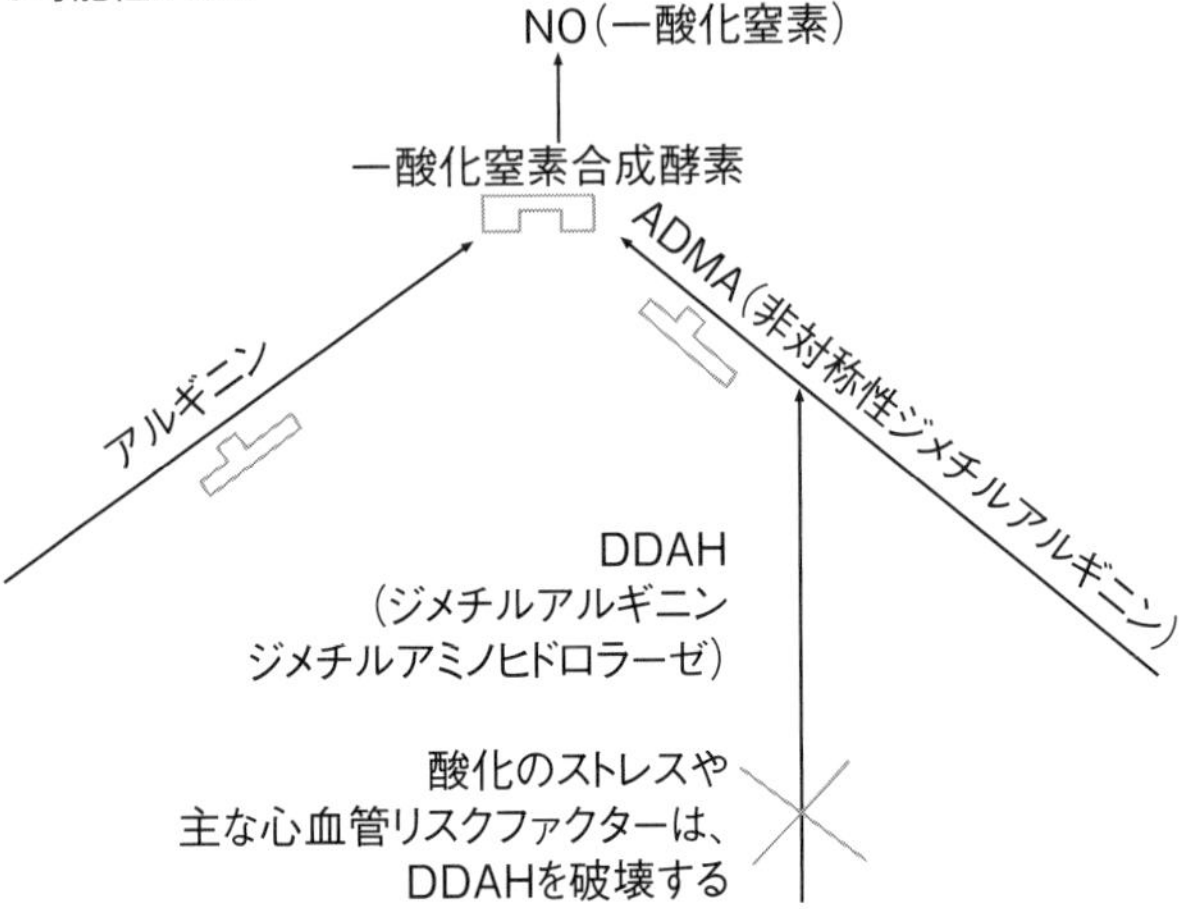

ヒドロラーゼ）という恐ろしく長たらしい名前のデリケートな酵素がある。これは一酸化窒素の製造を助けるために、ADMAを破壊する酵素だ。

ところが心疾患の一般的なリスクファクター（高コレステロール値、高中性脂肪値、高ホモシステイン値、インスリン抵抗、高血圧、喫煙など）はすべて、ADMAを破壊するデリケートな酵素DDAHの能力を低下させてしまうのである。

この生化学図は、私の患者たちが二〇年以上心臓発作を起こさない重要なメカニズムと思われるものは何かを説明している。

彼らはプラントベースの食事のおかげで、先に述べたすべての心疾患リスクファクターを減らすか、一掃していたのである。この食事プログラムに従順であればあるほど、患者はこれらのリスクファクターを低下させていた。

この過程で患者たちは、狭心症（胸の痛み）

のような、心臓病の最も恐ろしく、また身体の自由を奪う症状も軽くなっていった。

通常、奮闘したり感情が激しくなったりすると、内皮細胞の活動が始まる。一酸化窒素が作られ、血管が広げられ、心臓への血流が増す。

しかし、冠動脈疾患のある患者は、内皮細胞の能力がひどく低下している。このような患者の狭くなった動脈は広がらない。そのため心臓の筋肉は必要とする血流を受けとれない。その結果、痛みが発生する。痛みは軽い場合もあれば、耐え難いほどひどい場合もある。

こうして多くの患者たちは、肉体労働やセックス、あるいはひどく感情的になったりすることなどを恐れて、「心臓病性身障者」になってしまう。

このような患者たちの苦痛を長時間にわたって和らげるには、部分的に閉塞している冠動脈から心筋へ、血液をもっと送り込まねばならない。

それには、**内皮細胞の一酸化窒素を製造する能力を回復させればよいのだ。**

栄養摂取を根本的に変えることでもたらされる効果は驚異的、かつ迅速だ。一九九六年、私は心筋の一部への血行が明らかに悪くなっている患者のリスクファクターを積極的に減らすために、プラントベースの栄養摂取を採用してみた。

私が治療を始める前に撮った心臓のPET《ペット》検査（注2）は、血行不良があることを示していた。

【注1】一酸化窒素を合成する反応を触媒する酸化還元酵素。
【注2】「PET」とはPositron Emission Tomographyの略。すなわち、「陽電子放出断層撮影法」のこと。この方法では、心臓、脳などの体の中の細胞の働きを断層画像として捉え、これにより病気の原因や病巣、病状を的確に診断することができる。

だが、この患者がプラントベースの食事と低用量のコレステロール低下薬とをとり始めて一〇日のうちに、コレステロール値は二四八から一三七mg／dlへと低下した。

わずか三週間の治療のあと、再度のＰＥＴ検査では、以前は失われていた心筋の部分への血行が回復していることを示していた（口絵5参照）。

何が起こったかは疑う余地もない。徹底的なプラントベースの栄養摂取というライフスタイルの大きな転換が、内皮細胞の一酸化窒素製造能力の急速な回復をもたらし、さらには血流をとり戻させたのだ。

この成功がきっかけで、クリーブランド・クリニック核放射線医学科（Department of Nuclear Radiology）のリチャード・ブランケン博士やレイ・ゴー博士、病理学科のキャンディス・マーチャント博士らとの共同による同様の試験的研究が行なわれることになった。

口絵５～９に示す結果が、以前は適切な血流が与えられていなかった心筋への血流回復をもたらした、コレステロール低下薬併用のプラントベースの食事の威力を裏付けている。

これは自然に生じるバイパス「側枝」の発生ではないことは明らかである。側枝の発生は数か月から数年を要するからだ。

これらの患者たちの心臓病は長年にわたっており、その間に側枝が形成されて血液が再び流れるようになったわけではない。それは、患者らの基礎データ（研究開始前のＰＥＴ検査の結果）が示している。

この研究では、血流回復は、我々が説明したライフスタイルの転換を患者たちが行なった三週間から一二週間後に確認されたのである。

物理学の学生たちはこの現象を「ポアズイユの法則」として学ぶ。これは、円環を通過する液体の流れについての法則だ。

散水用ホースを消火ホースととり替えたらどうなるか、考えてみるといい。血管の拡張力が少しでも回復されると、血流量が大幅に増加する。それはスキャン上ではっきりと確認できる。その結果、狭心症は治療を始めて数週間で消えるのだ。

血管系を強化し、保護するための内皮細胞のシステムは実にすばらしい。私たちはこのシステムが壊れないようにすることができるし、たとえ有害なライフスタイルによって傷つけられてしまっても、回復させることもできるのだ。

まだ納得しない人がいるかもしれないので、私の最初の研究に参加した患者たちがどうなったか見てみよう。

第6章

生きている「すばらしい見本」——心臓病を克服した私の患者たち

ドン・フェルトンの妻、マッキーは、以前は毎朝起きるとベーコンを炒め、その脂でグレイビーソースを作り、トーストやホームメードのパンにかけてドンに出していた。

「大好物でした。何年も食べてきました」とドンは言う。しかも、高脂肪の食事は朝食に限ったことではなかった。

ドンは自分の過去の悪習慣を、ためらわずにこう話す。

「サイドミートを豆といっしょに煮たやつもよく食べていたことを覚えています。サイドミートは全くの脂肪です。通常は豚肉の両側についている二インチ（約五cm）の厚さの脂肪のことを言います。この肉を塩漬けにして一晩おき、コーンミールをまぶして、ベーコンの脂で作ったグレイビーソースと一緒にフライパンでキツネ色になるまで炒めることもありました」

ドンはまた、そのほかたくさんの脂っこいものも大好きだった。

そんなドンが私の診察室を訪ねてきたのは、一九八六年一月一五日、五四歳のときだった。心臓医からは、「従来の医学で彼のためにできることはもうない」と言われていた。

二七年にわたって慢性の心臓病を抱えており、二本のバイパス手術を含む治療を受け、このバイパスも役に立たなくなり始めているという状況だった。

彼が私の診察室とクリーブランド・クリニックのほかの建物とを結ぶ高架式の通路を歩いてくるとき、彼は脚の激しい痛みのために、三〜四度立ち止まらなければならなかった。

ドンとマッキーは、彼がこれから始めようとしているプログラムについて、私と二時間話し合った。彼らは私の診察室を出たあと、そこからそう遠くないイタリアンレストランで、一杯のスープを食べた。「これがおいしいスープの食べ納めだね」とドンは妻に言った。彼には、彼の言葉を借りると「もうあとがなかった」のである。もうこれ以上、手術にかけてみようとは思っていなかった。

私の「栄養摂取プログラム」に真剣に取り組むと決心しており、その翌日から開始した。

それから三〜四か月後、ドン・フェルトンの胸の痛みは緩和した。仰向けに寝ると一層ひどくなる狭心症を和らげるために、もうクッションで体を支えて眠らなくてもすむようになった。

心臓ばかりに気をとられていたので、脚のことを私に話すのを忘れていたのだが、このプログラムを始めておよそ七か月後、彼は私の診察室へ通じる高架式通路を渡るとき、もう止まらずに歩けるようになっていたという。しかも刺すような痛みは一度も経験せずに。

そこで私は再度、脈容量を検査してみた。検査の結果、以前は閉塞していた動脈内の血流が正常に戻っていた（口絵10参照）。


私にとってドンは、「内皮細胞の能力」、および「コレステロール値の劇的低下や、心臓病のリスクファクターすべてを排除したライフスタイルに変えたことに対し、内皮細胞がどう反応するか」を見るためのテストケースだった。

私の研究に参加した残りの患者たちも、ドンの場合と同様だった。

しかし、これらの症例は、この種の研究の結果を評価するには十分ではなかった。

なぜならこの研究の参加者たちが私のプログラムを長い年月続けたあとの重要な科学情報が必要だったからである。

この種の研究では、結果を評価するために次のような三つの測定結果が必要だ。

①この研究期間中のコレステロール値の分析
②治療の前、治療期間中、治療後の血管造影図の分析
③この研究の臨床結果の分析

私の研究で明らかになったのは、次のことだった。

まず、このプログラムに従った一八人の患者たちは、全員が重症の進行性の冠状動脈性心疾患にかかっていたことを念頭に入れておいてほしい。

私の研究が始まる前の八年間に、彼らは全員クリーブランド・クリニックで最先端の心臓病治療を受けていた。総合すると、彼らは左記を含む四九の心血管系のトラブルを経験していた。

・一五例の激しさが増大した狭心症
・一九例の測定可能な病気の進行
・七例のバイパス手術（このほかに、グループ中の二人は、この研究が始まる八年以上前にバイパス手術を受けていた）
・四例の心臓発作
・三例の脳卒中
・二例の血管形成術による処置

・二例のストレステスト（二二ページ）の悪化

次は私の研究中における患者たちの経過である。

1・コレステロール

研究開始から五年間、患者たちの血中コレステロールを月に二回以上測定した。次の五年間は月に一度、それ以後は三か月ごとに測定した。

この研究を始めたときのグループの平均コレステロール値は二四六mg／dl。これは、すべての専門家らが高すぎると考えるレベルだ。

「栄養摂取プログラム」を忠実に守り、コレステロール低下薬をとることによって、彼らはコレステロール値をほぼ半分に下げ、グループの平均値を一三七mg／dlにまで減らせた。

これはスタチンを大量に使用した最近の研究を除けば、私が医学文献の中でこれまで見てきたこの手の研究で最も著しいコレステロール値の低下だ。

このプログラムに参加して一二年後、参加者すべての平均総コレステロール値が、この研究で目指す目標値の一五〇mg／dl以下になった。

彼らのLDL（悪玉）コレステロール値の平均は八二mg／dlで、この種の研究でこれまで報告された中では最も低かった。

また、彼らのHDL（善玉）コレステロール値は、平均三六・三mg／dlだった。これは一般的に正常として認められる数値よりは低いが、有益な効果を維持するのに十分だった。

実のところ、総コレステロール値が安全な範囲である一五〇mg／dl以下にある限り、HDL値が「正常」より低くても心配ないことを、我々の研究が明確に示している。我々の研究と同様の結果は、ほかの研究者らによっても述べられている。〔1〕

2・血管造影図

冠動脈造影図は冠動脈の特殊なレントゲン写真だ。この造影図を撮影するには、まず柔軟性のあるカテーテルを腕または脚の付け根から挿入し、心臓へ向かって進める。心臓の主要ポンプである左心室の入り口から、カテーテルをそれぞれの冠動脈の中へ交互に挿入する。フィルム（シネ血管造影画像）が動脈とその主な枝の正確な画像を捉《とら》えている間、カテーテルを通して染液を各々の冠動脈へ注入する。

これらの血管造影画像を長期間にわたって多数撮影し、画像を比較すれば、動脈の病んだ部分がどうなっていったかがわかる。

「前と同じか」「前より悪くなっているか」（さらなる閉塞物があるために狭くなっているか）、あるいは「改善されているか」（前より広がっており、より多くの酸素や栄養が心筋に届くようになっているか）、といったことを調べるのだ。

このフィルムの分析は正確、かつ客観的なものでなければならない。私の研究では、血管造影画像を三回撮影した。

さらに、先入観を避けるため、血管造影画像の分析を行なう技術者には、彼らが分析しているフィルムが、患者たちがこの研究に加わる以前に初めて撮影されたベースライン（基準）フィルムなのか、あるいは、研究の完了時に撮影されたフォローアップ検査のときのフィルムなのかがわからないようにした。

研究開始から五年目の年、一八人の患者のうち七人の参加者は、フォローアップ検査の血管造影画像の撮影ができなくなった。そのため、ここで私が報告している結果は、五年後にフォローアップ検査の血管造影画像の撮影を行なった一一人の参加者のものである。

分析結果は驚くべきものだった。コレステロール値が一五〇mg／dl以下に保たれていたことで、これらの患者たちは、臨床的に見て病気が全く進行していなかったのである。

誰もが心臓病の進行が止まり、それどころか、このうちの八人の患者たちは、その進行を部分的に逆転させていた。

なかには、本書の写真（口絵11～13参照）でわかるように、目を見張るほど回復した患者もいた。

口絵11は、六七歳の小児科医の左冠動脈前下行枝《ひだりかんどうみゃくぜんかこうし》の病気が五年間で一〇％回復したことを示している。

口絵12は、五八歳の工員の冠動脈回旋枝が二〇％改善したことを示している。

口絵13は、五五歳の警備員の右側の冠動脈が三〇％改善したことを示している。

それから三二か月後のジョー・クロウ博士の病気が完全に回復したことを示している血管造影図（口絵1）をもう一度見てほしい。

この研究の参加者たちにとって、病気が回復したことを示す血管造影図を見るのは、この上なく大きな喜びだった。家族が集まり、シャンパンで祝いあった。そして私にとってもまた、心からうれしく思うときだった。

この血管造影図が、私の研究の仮説と根拠が論争の余地もなく確かなものだと証明している。我々は今、「心臓病は止めたり回復させたりすることができる」という、確かな科学的証拠を手にしたのだ。そして**回復が可能なら、予防もまた可能なのである。**

3・臨床結果

臨床結果についてお話しする前に、この研究中に生じた一人の死についてお伝えしておかなければならない。

その患者は重症の冠動脈疾患があった六〇代の男性だった。血管形成術の施術中にひどい心臓発作を起こし、施術が失敗した二週間後、この研究への参加が認められた人である。

彼の不安定な状態は長く続き、七か月後にバイパス手術を受けた。左心室はひどくダメージを受けて損傷していたため、正常能力の二〇％以下しか血液を送り出せない状態だった。

このような患者の生存の見通しは非常に暗い。それにもかかわらず、彼は生きていたのである。私の「栄養摂取プログラム」をほぼ五年間続けたあと、プログラム開始前の血管造影図で動脈が狭くなっている四個所を、フォローアップ検査の血管造影図と比較したところ、二個所は変わらず、ほかの二個所は改善されていた。

一〇か月後、彼は心不整脈で亡くなった。病理解剖の結果は、新たな閉塞や心臓発作はないことを示していた。

冠動脈への血液供給が改善され、狭心症も少なくなっていたにもかかわらず、損傷がひどかった彼の心臓は、不整脈による異常な電気刺激のために、停止してしまったのである。

研究グループの残りの患者たちは、全員が改善された。これらの患者たちのうちの九人は、狭心症（不十分な血液供給により引き起こされる心筋の痛み）があってこの研究に参加した人たちだった。

このうちの二人はこれが完全になくなり、亡くなった患者を含む残りの七人も、かなり改善していた。運動能力も改善され、性活動も増進した。一人の患者は、長く悩まされていたＥＤ（インポテンツ）がこの研究に参加しているうちに治ってしまった、と打ち明けてくれた。

このような好ましい効果が何年にもわたって続いた。最初はやっとの思いで私の診察室まで歩いて来たドン・フェルトンは、七〇代半ばの今でも、きわめて健康で活動的だ。

「このプログラムを始めたとき、私は元気がありませんでした。でもこの食事法を長年続けてきたので、今では具合が悪かったときのことなどもう考えたりしません」と言っている。

彼の妻マッキーは今でも彼にグレイビーソースを作ってあげるが、ファットフリー（脂肪を含まない）スープで作っている。ドンはこれをマッシュポテトにかけるのだ。

ドンは今でもまだ毎年鹿狩に行くが、昔と違うことがいくつかある。一つはヘルシーな朝食がなくて不自由しなくてすむように、オートミールをこの旅に持っていくことだ。それから、もう鹿の肉は食べない。

エミール・ハフガードは、かつてニトログリセリン（狭心症の薬）なしには暮らせず、座った状態でなければ眠れなかったが、正しい食べ方をするようになってから　コレステロール値が下がり始めると、状況はすぐに改善していった。

電話会社で技術者として働いていたが、健康上の理由から退職を余儀なくされた。

しかし、このプログラムに参加して六か月後、彼は私の診察室にやって来て、目に涙を浮かべてこう言った。

「もしこのようによくなり続けていったら、仕事に復帰しなければならないでしょう」

娘の結婚式までもたないかもしれないと彼の妻が懸念していたにもかかわらず、結局は娘と一緒にバージンロードを歩くことができたのだ。

エミールがこのプログラムに参加して一一年後に撮った血管造影図は、彼が病気をある程度回復させたことを裏付けていた。

この研究に参加する前に二人ともバイパス手術を受けていたドンとエミールは、この手術のマイナス面について、重要な教訓を教えてくれている。すなわち、「詰まった動脈のバイパスのために用いられる血管は、長くはもたない」ということだ。

最終的には、これらの血管は傷つき、修復のために形成された傷痕《きずあと》のために結局は塞がれてしまうのである。

ドンの場合、閉塞した冠動脈のバイパスとして静脈が使われた。これは二〇年――たいていの静脈バイパスの場合の二倍も長く――もったが、最終的にはとり換えなければならなかった。

エミールの場合はバイパスのために動脈が用いられ、これは完全に三〇年もったが、最後には突然詰まってしまい、軽い心臓発作を起こし、バイパス手術が再度必要になった。

だが、この二人の男性はいずれも、「食事プログラム」に忠実に従っていたため、自分の冠動脈の病気を回復させることができ、そのおかげで必要な手術にも安全に耐えられたのである。今日二人とも健康で狭心症はなく、活動の制約は何もない。

自分の家族の男性たち全員が、思い出せないほどずっと昔に若くして亡くなってしまった会社役員のジェリー・マーフィーは今、八〇代半ばだ。

我々のプログラムに参加していた一四年の間、彼は総コレステロール値を一二〇mg／dl以下に保っていた。

かつて心臓医から「心臓発作がいつ起きても不思議ではない」と言われたこの患者は、七八歳までジョギングをしていた。

今日、彼は少しばかり関節炎になり始めている。これはほかの男性の家族たちは誰も経験しなかったものだが、誰一人としてこの年になるまで長く生きた者はいなかったのだから無理もない。

医師から「自宅へ帰ってロッキングチェアを探し、それに座って死ぬのを待つように」と言われたエブリン・オズウィックは、今日七〇代の後半だ。初めは私の「栄養摂取プログラム」に懐疑的だったものの、ひとたび実践する決心をすると、元の食事に戻ることは決してなかった。

その結果、彼女の心臓病は治まっている。エブリンは初めて診察を受ける医師に「心臓病はない」と伝えている。

「この病気の進行を止める方法について、これほど信頼できる情報があるんですもの、今日心臓発作を起こすような人は、誰でも本当に愚かだわ」と、彼女は自信を持って断言している。

このプログラムに参加したとき非常に苦労したジム・トゥルーソーも、このプログラムを止めずに続けた。

彼の妻スーは「今でも彼は果物や野菜が大好きというタイプではない」と言う。しかし、彼は自分の命を救うには、食習慣を変えるしかないとわかっていた。

彼はこの食事プログラムに従って生きることや、ヘルシーな食べ物をエンジョイするための味つけ法などについて少しずつ学んだのである。

私が患者たちに関する一二年のフォローアップ調査報告を書いた直後、ジムはクリーブランドからトロントまで往復およそ二二五マイル（三六〇㎞）のサイクリングという、チャリティーイベントに参加した。

ところが、長距離サイクリングという激しい運動を続けた彼は、その最中に心臓が停止してしまったのだ。ただしこれは、心臓発作ではなく、運動でアドレナリン（注1）が増加し、そのあと突然分泌が止まったからだった。筋肉がもはやアドレナリンを消費できなくなり、そのために不整脈を引き起こし、ジムの心臓は鼓動するのを止めてしまったのである。

ジムは蘇生され、血管造影図を撮ったところ、活動的なライフスタイルを続けていくには、三回目のバイパス手術が必要だとわかった。

今日六〇代のジムは、最終的には教育長になったあと、教育機関から退職しているが、ほとんどじっとしていない。毎日海岸を八～一〇マイル（一四・四～一六㎞）自転車で走っている。またカヤックに乗ったり、地元の植物園で講義をしたり、スーと一緒に旅行したりしている。

そして今日まで、コレステロール値を一二一mg／dlに保っている。彼は、「コレステロール値を三〇五mg／dl以下に下げることなど決してできない」というほうにステーキディナーを賭けた医師に勝ったのだ。

しかし、彼はまだステーキをおごってもらってはいない。なぜなら、もうステーキは食べないからである。

ジャック・ロビンソンもまた、担当の心臓病医と賭けをしていた。バイパス手術を拒否して二年後、彼は私の「栄養摂取プログラム」を開始した。アクロン（オハイオ州にある都市）の病院の彼の担当医は、ジャックのした選択を心から心配していた。

そこでこの医師は、「もう一度血管造影検査を受け、もし、病気がさらに進行していた場合には、バイパス手術を受けてはどうか」と提案した。

だが、血管造影図は病気の進行を示してはいなかったのである。それどころか、その画像は、ジャックの病気が**回復している**ことを示していた。

やがてジャックはオハイオ州ピクア（注2）へ引越し、新しい心臓病医に見てもらうことになった。ジャックの以前の医師同様、新しい医師もまた、彼の「栄養摂取プログラム」に基づくやり方には懐疑的だった。

そのため一九九八年、ジャックはしぶしぶ血管造影検査をすることに同意した。この検査から、ジャックの病状はさらに改善されてきていることが明らかになった。

ところがジャックが愕然としたことに、この心臓医は、見違えるほどよくなったのは、自分が行なった投薬計画のおかげだと自慢し始めたのである。

【注1】副腎より分泌されるホルモンで、神経伝達物質の一種。交感神経系を刺激し、血圧や心拍数、血糖値を上昇させ、精神を興奮させて筋肉を増強し、運動能力を高める作用がある。米名は「エピネフリン」だが、英名は「アドレナリン」。

【注2】クリーブランドから約三四六㎞南西の都市。

これらの人たち全員に起こったことは、非常に単純なことだ。すなわち冠動脈を通して心筋に与えられる血液供給が改善されたのである。患者の大半は、動脈そのものが測定できるほどにまで広くなっていた。

コレステロール値が大幅に低下したため、動脈の内膜を構成する内皮細胞の一酸化窒素製造能力が高まり、その結果、動脈そのもの、しかも病変していた動脈さえも拡張した。

改善されるのはこれだけではない。最近の研究によると、血中コレステロール値が下がれば、赤血球を覆っている細胞膜の厚さを減らすため、その浸透性が高まるという。

その結果、赤血球は肺を通過するときに酸素をずっと楽にとり込め、心臓の筋肉の間を循環するとき、酸素をもっと効率よく放出できるようになるのだ。

私の患者たちは、血管組織を傷つけるような食べ物をとらない「プラントベースの食事」で、ついには内皮細胞全体に強さと完全性をとり戻した。

これらの患者たちのプラークはしっかりと蓋《ふた》がされていたので、破れなかったか、あるいは心臓病を特徴づける血液凝固のカスケード現象（六五ページ）を開始することができなかった（口絵14参照）。

彼らは、もはや心臓発作を起こさない体になったのだ。

ところで、この研究の最初のメンバーの三人は、この研究の終了後に亡くなっているが、いずれも直接の死因は心臓病ではない。

一人は肺線維症で亡くなり、二人目はこのプログラムのおよそ一三年後、激しく吐いて衰弱し、大量の出血のさなかに亡くなった。

病理解剖は行なわれなかった。心臓発作とは無関係の嘔吐と出血だったため、彼はマロリー・ワイス症候群（注3）で亡くなったのではないかと思われる。この病気では、酸や嘔吐のために胃動脈が徐々に侵食され、嘔吐出血する。

三人目は元トラックの運転手で、ひどいうつ状態に陥っていた。亡くなった当時、彼は心臓病の回復に役立つヘルシーな食事ができない施設に住んでいたため、徐々に健康が悪化していったのである。

一九九八年、私は最初の一二～一五か月の間に私の研究から離れ、彼らを担当する心臓病専門医のところへ戻って研究前の食事を再開した六人の患者たちの経過を調べてみた。

彼らは一人残らず、心臓病が悪化していた。私の研究から離れて以来、全員が次のような痛手を被っていた。

・四例の狭心症の悪化
・二例の心室頻拍の発作（潜在性の致死性不整脈、すなわち鼓動が異常に早くなり、心臓がドキドキする）
・四例のバイパス手術
・一例の血管形成術による処置
・一例のうっ血性心不全
・一例の不整脈の合併症による死亡

私の研究に参加した人々とは何と対照的だろう。**私のプログラムに従順に従っていた患者たちは、**

【注3】嘔吐によって腹腔内圧および食道内圧が上昇し、その結果、食道と胃のつなぎ目の粘膜が切れて出血する病気。

コレステロール値を安全な範囲に保つようにしてからは、一二年にわたる研究の間、冠動脈疾患が悪化した人は一人もいなかったのである。

すでにお話ししたように、これらの患者たちは、私の研究に参加するようになるまでの何年かの間に、全体で少なくとも四九の心血管系のトラブルがあったことを忘れないでほしい（八六ページ）。

ところで私のプログラムに従順に従わなかったために、この研究の最初の一二年間に新たな心疾患が生じてしまった症例が一つだけあった。

それはこのプログラムを始めて六年になる一人の男性で、一八か月にわたって仕事が非常に忙しく、その間昔の食習慣に戻ったために、症状が出なくなっていた狭心症が再発し、バイパス手術が必要になってしまったのである。

それと、もう一つバイパス手術の例があったことが、この本を書いている間にわかった。しかし、私はこれを真の心疾患として数えていない。この患者は、私の研究に参加して二年後にクリーブランド周辺から離れ、連絡が途絶えてしまっていた。

しかし、彼は一二年後の今日でさえもこの「栄養摂取プログラム」を続けていたのである。ところが彼は、テニスの上達を妨げている症状から早く解放されるために、自分でバイパス手術を要求したのだと、教えてくれた。

私の研究に参加した患者たちは全員が、研究は終わったにもかかわらず、私がすすめた「栄養摂取プログラム」とコレステロール低下薬の摂取を自分の裁量で続けている。

ほぼ二〇年間病気から解放されていると考えたとき、これらの患者たちは、自分自身の健康をコントロールしてきたことや、自分の人生を台無しにしていた病気を今では自分で管理していることに誇りを持っている。

一九八七年の大晦日から新年にかけての週末、危うく一命をとり留めたアンソニー・イェンの場合、それが事実だとはっきり言える。

彼の五本のバイパスのうちの一本は、彼がこの研究に参加する前に、役に立たなくなっていた。しかし、彼はこの病気が悪化しないようにしようと決心したのである。

彼は最初、食べたものを詳しく日記につけたり、二週間ごとに血液検査を受けたりしなければならなかったため、このプログラムに従うのは非常に大変だと思っていた。

ところがこのプログラムを始めてひと月くらいしたある日のこと、アンソニーは体調が格段によくなっていることに突然気づいたのである。

「風の中を歩いていたんですが、狭心症は起こりませんでした」と彼は言う。

彼は妻のジョセアンヌに向かって「我々は闘いに勝ったんだ」と勝ち誇ったように言った。それはこの研究に参加した人なら誰でも認める言葉だろう。

第7章　どうして誰も教えてくれなかったのか

私の「栄養摂取プログラム」を長らく実践している一人に、エイブラハム・ブリックナーという名前の男性がいる。今はもう退職しているが、元クリーブランド・クリニックの医療サービス研究プログラム部長だった。

エイブ（エイブラハムのニックネーム）の母親は、四二歳のときに心臓病で亡くなり、兄も五五歳のときに心臓バイパス手術を受け、その一〇年後、心臓病で亡くなっている。

エイブの甥の一人は四五歳のときに心臓発作を起こしているし、もう一人の甥も四二歳のときに心臓発作で亡くなった。

エイブは最初のバイパス手術を四五歳のときに受け、二回目のバイパス手術を六五歳のときに受けている。

最初の手術のあと、彼は食習慣をいくらか修正したものの、人生の大半は高脂肪の食事をしていた。父親が経営している食料品店から買ってくる熟成肉のステーキをバターで炒めたもの、「フレッシャー」と呼ばれる二分の一ポンド（約二二七g）のコーンビーフをパンの切れ端にのせたもの、刻んだレバーをシュマルツ（鶏の純脂肪）で炒めたもの、それに毎週土曜日の夜、映画を見たあとでの大皿のワッフルなどだ。

プロの健康管理プランナーで消費者保護活動をしていたエイブは、長年、健康問題にはかなり注意を払ってきた。そして彼が言うように、「コレステロール値二五〇mg／dlは正常」とされていたとき、彼は標準を満たしていた。

「コレステロール値二五〇mg／dlが正常だったとき」などというのは信じがたいことだが、何十年もの間、血中コレステロール値が三〇〇mg／dlまでは全く問題がない、というのが一般的な見解だった。長年にわたって「専門家たち」のアドバイスはさまざまだったため、当然ながら、医療を受ける側は、どのコレステロール値を目標にすべきなのか戸惑ってきた。

コレステロールの目標値は絶えず変動してきた。ごく最近では、米国心臓協会、全米コレステロール教育プログラム、米国学術研究会議などの国の健康機関は、血清コレステロール値は二〇〇mg／dl以下であるべきだとしている[1]（注1）。

また、脂肪の制限摂取量は毎日の摂取カロリーの三〇％を超えないようにともすすめている（注2）。

【注1】日本の場合もアメリカとほぼ同様で、日本人間ドック協会の基準範囲は一四〇～一九九mg／dl以下となっている（日本人間ドック学会　判定区分／二〇一八年四月一日改定）。ただし最近では、洋の東西を問わず、心臓病の予防対策として、これまで重視されてきた総コレステロール値に代わって、「non《ノン》-HDLコレステロール値」（高コレステロール値からHDLコレステロール値を引いた数値）が注目されるようになってきている。

「non-HDLコレステロール」とは、血液中の脂質のうち、HDLコレステロール以外の脂質、すなわちLDLコレステロールや中性脂肪などのことである。HDLコレステロールは動脈硬化を抑制する働きをしているが、一方、LDLコレステロールばかりか、中性脂肪もまた、動脈硬化を促進させてしまう。したがって、心臓病のリスク因子として最も正確な数値を知るには、総コレステロール値とLDLコレステロール値ではなく、「non-HDLコレステロール値」を知る必要がある、というのが最近の心臓病学界の見解となっている。これは、本書が出版されたあとで明らかになってきたことである。

【注2】日本の厚生労働省が推奨する脂肪摂取量もアメリカ同様、摂取カロリーの三〇％を目標の上限としている『日本人の食事摂取基準（二〇二〇年版）』。

しかし、このレベルの脂肪摂取量が、冠動脈疾患を止めたり、回復させたりするのに役立つことは、これまで一度も証明されていない。それどころか、研究によると、このレベルに減らせば、病気の進行を遅らせるのに役立つかもしれないが、病気はなおも進行していくのだ。

実際のところ、医療専門家たちはより詳しい見解を持っている。心臓発作を起こしている人の四人に一人は、コレステロール値が一八〇から二一〇mg／dlの間であることは、我々はずっと前からわかっていたし、フラミンガム心臓研究（注3）で心臓病の人の三分の一以上は、コレステロール値が一五〇から二〇〇mg／dlの間であったことも知っている。[2][3]

つまり、国の保健当局の基準を満たすために最善を尽くしている何百万人ものアメリカ人たちは、努力をしているにもかかわらず、心臓病になっているのである。

私たちの政府や国の健康機関がしてきたことを、もっとわかりやすい文章ではっきりと言い換えると、次のようになる。

これらの健康機関が、「安全なコレステロール・レベル」として国民のために選択した値は、毎年一二〇〇万人を上回るアメリカ人たちが心臓発作を起こし、さらに何百万もの人が回避できない冠動脈疾患の進行をじっと見守るだけとなるような数値である。

いったいどうなっているのだろう。もしコレステロール値の目標は一五〇mg／dl以下とすべきである、という証拠がはっきりしているのなら、国の専門家たちや政策立案者たちは、なぜそれを私たちに教えてくれないのだろう。

政府が、飲料水中の細菌の安全レベルを設定するとき、国民の大多数がコレラや赤痢にかかるようなレベルを設定するだろうか。それどころか、誰一人として感染しないレベルを設定するはずだ。

ほかの汚染物質に関する公的基準も同様だ。水に含まれる鉛によって、子供の二〇％が鉛誘発性脳疾患になるようなレベルを選ぶはずはない。誰にとっても安全であることを保証するレベルを選ぶ。

では血中コレステロールのレベルに関しては、政策がとても違うのはなぜだろう。

その答えは文化、習慣、味覚、現実の政策、そのほかの要素（あからさまに言えば、医療関係者らの、人々をいくらか見下すような態度を含む）などが複雑に入り混じった中にある。真実を見てみよう。

まず、人々は間違いなく、油や乳脂肪、動物性脂肪を含む食品が大好きだ。そしてこれらの人々の中には、この問題を研究している医学者たちも含まれている。

次に私たちは、魅力的でセンスがよく、値段も手頃で大々的に宣伝されているこれらの有害食品があふれている環境の中にどっぷり漬かっている。

さらには、アメリカ人の食習慣が変わることを望まない、商業的利益を優先する企業の存在は強力だ。科学的根拠に基づく栄養勧告にするために、長年にわたっていくつもの試みが行なわれてきたが、どの場合も業界（乳製品、牛肉や豚肉などの赤身肉、鳥肉などの生産者、およびその御用達業者など）による激しいロビー活動が、政府に手心を加えるようにさせているのだ。

もっとわかりやすく言えば、キツネ（業界の関係者）が鶏小屋（政府）の中にいるのだ。米国農務省

【注3】フラミンガム（マサチューセッツ州）の住民を対象に一九四八年より現在も続行中の、心臓血管疾患に関するコホート（集団）追跡研究。

(USDA)ほどこれが明白なところはほかにない。同省は一九七〇年代以降、アメリカ国民は何を食べるべきかを示す公的指針を発表してきた。

そして案の定、この米国農務省の主な役人たちは皆、同省に就労する以前は乳製品、赤身肉、鳥肉などの業界で働いていたのである。〈4〉このことは、最近の公益科学センターの出版物「Nutrition Action Health Letter」(栄養摂取活動健康レター)(注4)の論説で、マイケル・ヤコブセン(英語読みは「ジェーコブセン」)が、各人の名前を挙げて、明らかにしている。

また二〇〇〇年一〇月には、「責任ある医療を推進する医師会」(注5)も、正確にはどの業界が米国農務省の米国食事指針委員会のメンバーらに報酬を支払っていたかを見つけるための訴訟に勝訴している。

その結果、一一人の委員会メンバーのうち、委員長を含む六人が食品業界と金銭上のつながりがあったことが判明した。

本質的には、国の農業関係者を保護し、助成している農務省が、栄養摂取基準を設定する責任を負っていることは不適当とすべきだと私には思われる。この職務は本来、米国疾病対策センター(注6)に属するものだ。

ところが今のところ、農務省はなおもアメリカ人たちは何を食べるべきかを勧告する権力を掌握しており、五年ごとに改正するその勧告は、科学に忠実ではなく、国民を誤った方向に導いている。

たとえば一九九一年というかなり以前から、「食品ピラミッド」(注7)の改正案では、肉や乳製品をより低い優先順位へ降格させるはずだった。ところがロビー活動が終わったとき、相変わらず動物性タンパク質を強調する新しい提案を優先するために、米農務省はいまだに誤解を招く恐れのある妥協案に同意してしまったのである。

それ以来、状況はあまり変わっていない。以下は二〇〇五年度の米国農務省（USDA）の食事指針委員会に私が述べた批評の文書の抜粋である。

1・USDAの勧告：　一日三オンス（約八五g）かそれ以上に相当する全穀物製品を、ほかの精製穀物とあわせて摂取すること。一般に、穀物の半分は少なくとも全穀物由来にすること。

私のコメント：　言い換えると、摂取される残り半分の穀物は、精製された穀物由来の可能性がある。精製穀物は多くの自然の栄養や食物繊維を失っており、血流中の中性脂肪値を上昇させる。これは冠動脈疾患の認識されているリスクファクターである。

2・USDAの勧告：　一日三カップのノンファット（無脂肪）牛乳、またはローファット（低脂肪）牛乳、あるいはこれに相当する乳製品を摂取すること。

【注4】栄養と健康に関する信頼のおける情報を提供している、発行部数北米最大の健康ニュースレター

【注5】「Physicians Committee of Responsible Medicine（PCRM）」医師およそ一万二〇〇〇人余り、および各界で活躍する知識人のおよそ一七万五〇〇〇人で構成されている非営利団体。「プラントベースでホールフード（※未精製・未加工の丸ごとの食べ物『ホールフード／WHOLE FOOD』のこと）の食事」やライフスタイル指導を治療の主軸に据える「ライフスタイル・メディシン」を推奨し、臨床研究を行ない、研究においては倫理的、効果的に高い基準を設けることを推奨している。

【注6】Centers for Disease Control and Prevention. アメリカでは一般的に「CDC」と呼ばれているが、日本では、「米国疾病対策センター」のほか、「米国疾病予防管理センター」「米国疾病管理予防センター」「米国対策予防センター」など、さまざまに呼ばれている。

【注7】米国農務省が策定した国民の栄養摂取に関するガイドライン。

私のコメント： たとえローファット（低脂肪）牛乳でも、動脈を詰まらせる脂肪がかなりの量含まれている。さらに優に五〇〇〇万人のアメリカ人たちは乳糖不耐症である。彼らは牛乳を飲むと、胃腸障害を引き起こす。牛乳の摂取はまた、前立腺ガンの発症とも関連している。牛乳中の主要タンパク、カゼインはガン増殖を強力に促進することが、動物実験で証明されている。(5)

3・USDAの勧告： 飽和脂肪の摂取量はカロリーの一〇％未満とし、コレステロールの摂取量は一日三〇〇mg未満（注8）、そしてトランス脂肪酸の摂取は、できるだけ少なくすること。

私のコメント： これは奇妙で非現実的なアドバイスだ。自分が何カロリー分の飽和脂肪を摂取しているかを毎日わざわざ計算し、あるいは何mgのコレステロールとトランス脂肪酸を摂取しているかを一般の人以上に知っている食品科学者や栄養士、医師、あるいはそのほかの専門家などを私は知らない。

これを作成した科学者たちでさえ、無視しているルールに国民を従わせるのは馬鹿げている。すべてのコレステロールおよび、ほとんどの飽和脂肪源である動物性食品を避け、そしてまた、「水素添加」あるいは「部分水素添加」の表示のある製品は、有害なトランス脂肪酸を含んでいるために避けるように、とアドバイスするほうが、はるかにずっと現実的だ。

4・USDAの勧告： 総脂肪摂取量は、カロリーの二〇から三五％に保つようにし（注9）、ほとんどの脂肪を魚、ナッツ、植物油などの多価不飽和脂肪酸や一価不飽和脂肪酸由来のものにすること。

私のコメント： この勧告には重大な懸念がある。政府は、血管疾患の進行を止められないどころか、実際はこの病気を促進することが証明されているような脂肪摂取量をすすめている（一価不飽和脂肪油の確認された有害な影響に関しては、第10章で詳しく述べることにする）。

また魚の摂取には、独特の危険がある。PCBや水銀のような毒が大量に含まれているため、魚は健康を害する要因として知られている。そのため妊婦は控えめに食べるよう忠告されている。

さらに地球海洋資源が着実に減少しているために必要となった魚の養殖が、新たな危険をもたらしている。魚の養殖はあまりにも不健康なため、養殖魚は抗生物質を用いて飼育しなければならない。そのため多くの保健当局は、養殖の魚は食べないようアドバイスしている。魚に含まれるオメガ3脂肪酸は有益であることは間違いない。しかし、もっと安全なオメガ3脂肪酸源がほかにある（詳細第8章）。

5・USDAの勧告： 肉類、乳・乳製品、乾燥豆類は、赤身肉や低脂肪、あるいは無脂肪のものを選ぶこと。

【注8】二〇一五年版では、コレステロール摂取量の制限は外されている。
【注9】二〇一五年版では、脂肪摂取量の制限は外されている。

私のコメント：　これはすこぶる曖昧な表現だ。科学に馴染みのない大多数の人々を混乱させ、誤って理解させてしまう。「無脂肪の肉」などない。赤身肉はほかのものより単に脂肪が少ない、したがってやや毒性が少ないということにすぎない。

鶏肉も同様である。しかもこれはまだ序の口だ。大量生産される鶏肉は細菌による汚染がひどい。そのことをよく知っている鶏肉検査官たちは、鶏肉をめったに食べない。

実際、消費者は、健康の専門家たちから、冷蔵庫の中や調理台でこの細菌がほかの食品に移らないよう、日頃から忠告されている。

牛乳や乳製品に関して言えば、これらは明らかに心臓病や脳卒中、高血圧症、糖尿病、骨粗鬆症、そして前立腺ガンに関与している。

そして、これらのラベル表示は実に誤解を招く恐れがある。みなさんは牛乳のラベルに記された「脂肪分二%」とは、そのカロリーのわずか二%が脂肪から来ていると思い込んでいないだろうか（カロリーの五五%が脂肪から来るホールミルク《全乳》と比較して）。

それは誤りだ。実のところ「二%」牛乳のカロリーの三五%が脂肪からのものなのである。同様に「一%」牛乳の二一%のカロリーは、脂肪から来ているのである（注10）。

どうして米国政府は、何百万人ものアメリカ人たちが時期尚早に亡くなるような食事指針を策定し、促進するのだろうか。これは国際的な恥であり、公衆衛生の大惨事だ。

米農務省にこのような指針を打ち出す責任を与えることは、所得税申告をするために、アル・カポネ（注11）を誘うようなものである。

しかし、我が国の医療機関もまた、この問題になると態度が曖昧だ。彼らは私たちに一〇年以上もの間、乳製品、油、動物脂肪は体に悪いとアドバイスしてきたにもかかわらず、そしてまた、血管疾患やガン、そのほかの病気は有害な欧米風の食習慣の直接的結果であることが年々明らかになっているにもかかわらず、これらの機関はどうしても栄養勧告を根本的に変える踏ん切りがつかずにいる。その代わり、私たちに動物性脂肪と乳脂肪の摂取量を減らすことや、たとえば赤身肉を食べるのは週に一～二回に限ること、鶏肉の皮を除くことなどを提案し続けている。

しかし、このようなアドバイスは漠然としていて曖昧で、脂肪摂取量を大幅に減らすためには役立たない。

ほとんどの専門家たちは、コレステロール値が一五〇mg／dl以下の人には、冠動脈疾患はまず見られないという点には異論がないだろう。

脂肪摂取量をカロリーの一〇％以下に減らすと、コレステロール値を低下させるのに非常に役立つ

【注10】ラベルに表示されている脂肪分「一％」あるいは「二％」というのは、重量中の脂肪の割合であって、カロリーの割合ではありません。日本で市販されている「脂肪分三・八％」の牛乳は、一〇〇g中の脂肪含有量が三・八gのため、脂肪分は三・八％と表示されています。これは、重量当たりの脂肪量です。しかし、これをカロリーあたりで見ると、五一％が脂肪からきているのです。次のようにして計算します。

脂肪カロリーは脂肪一gにつき九キロカロリーなので、脂肪三・八gのカロリー量は、三四・二キロカロリー（三・八×九）です。脂肪分「三・八％」の牛乳一〇〇g中のカロリー量は六七キロカロリーなので、そのうちの脂肪からのカロリー（三四・二キロカロリー）は、五一％に相当します（三四・二÷六七×一〇〇）。

同様に脂肪分「一％」の牛乳は、一〇〇g中の脂肪含有量が一gなので、脂肪からのカロリーは九キロカロリー、そして脂肪分「一％」の牛乳一〇〇g中のカロリー量は、四六キロカロリーなので、そのうちのおよそ二〇％が脂肪からきていることになります（九÷四六×一〇〇）。

【注11】一九三〇年代にシカゴで最大の犯罪組織を築いたマフィア。

ということにも賛成だろう。

そして赤身肉や鶏肉、乳製品、油で構成された食事をしながら、脂肪からのカロリーを一〇%以下にすることは不可能だということも、しぶしぶ認めるだろう。

ところが国民にこれらの真実をはっきり伝えずに、そしてまた真に安全なコレステロール値を定め、どうしたらこれが成し遂げられるかをアドバイスせずに、「国民は食習慣を変えることに強い不満を感じるかもしれない」と尻込みしている。

これは間違っていると私は思う。我々医師は国民に、彼らにとって最も健康的なものは何かを伝えるべきである。それに従うかどうかを決めるのは彼らだ。

我々は科学者として、少なくとも彼らに最善なものは何かを伝えなければならないと思う。

一九九一年私は、「第一回冠動脈疾患の根絶と予防に関する全米会議」を開催するために、心臓病学、栄養学、病理学、小児科学、疫学および公衆衛生の分野で全国的に有名で、優秀な専門職の人々に集まってもらった。

アリゾナ州ツーソンで行なわれた二日間のプレゼンテーションの間に、これらの科学者たちは、冠動脈疾患を起こしそうにない、健康のための最善の食事法を策定した。

さらに私は、彼らに次の質問への回答を求めた。

「私は何でもします。でも心臓病にだけは決してなりたくありません」あるいは「心臓発作を起こしたことがあります。そして二度とごめんです」と言う患者に、あなたは何と応えるだろう?

一人のパネリストが「患者にとにかくたくさんの豆を食べさせます」と答えた。もう一人、世界で最も尊敬されている栄養学者で、『チャイナ・スタディー』（グスコー出版）の共著者でもある、コーネル大学のT・コリン・キャンベル博士は、参加していた専門職のメンバーたちが思っていることを、説得力のある言葉で端的に次のように述べた。

これらの研究データが十分確実だとしたら、安全でヘルシーな食習慣を推奨することについて、我々はなぜ遠慮がちでなければならないのでしょうか。

科学者たちはもはや、「国民は情報を与えられても、それを受け入れる準備がなく、そこからの恩恵は受けられない」と決めつけることはできません。

我々には彼らに真実を伝え、それをどうするか、彼らに選択肢を与える誠実さが必要です。

我々が推奨するガイドラインに従うよう彼らに強制することはできません。しかし、これらのガイドラインを提供し、彼らの自由意志に任せることはできます。

私個人としては、人々を強く信頼しています。我々は彼らに植物の根や茎、種、花、果実、葉などで構成された食習慣は、最もヘルシーな食事法であり、我々が保証し、推奨し、促進できる唯一の食事法であると伝える必要があります。(6)

カンファレンスのあと作成されたこの会議の要旨は、参加者一三人のうちの一〇人によって認証された。

次の四点は、これらの専門家たちの強い立場を明らかにしている。これは栄養摂取に関して米国政府や国の健康機関が今日提供しているアドバイスよりずっと有益となるかもしれない。

①今日の政府および国の健康機関のガイドラインは、冠動脈疾患の進行を止める、あるいは予防するためには役立たない。
このガイドラインに従っている人たちは、食習慣の転換、もしくは脂質低下薬、またはその両方によって血中脂質値が低下した人たちと比較したとき、病気の進行を速めてしまうことを、複数の研究が立証している。

②アテローム性動脈硬化を減らすのに優れた結果をもたらすであろう食習慣は、主に穀物、豆類、野菜、果物から供給される、脂肪が一〇～一五％の食事である。
この食事は乳房や前立腺、結腸、および卵巣などの腫瘍を予防するのにも役立つ。さらに肥満、高血圧症、脳卒中、２型糖尿病になる可能性も減る。

ミネラルとビタミン含有量が適切であれば、この食習慣による弊害はない。

③子供や青年は、最善の栄養摂取習慣を身につけるよう、特別な指導を必要とする。学校はこの目標を成し遂げるのに重大な役割を担うべきである。

④国民がどの程度従うかに関する憶測が、このアドバイスの正確性を左右してはならない[7]。

プラントベースの栄養摂取に変えることをすすめることは、アメリカ人たちに味覚を完全に変えさせることになる。しかし、それを手助けしてくれる有力な協力者がいる。

その協力者とは、この上なくすばらしい味や食感、多様性、そして魅力的な盛りつけなどの食べ物が要求される一流ホテルやレストラン、企業、クラブ、そのほかに雇われている世界のプロのシェフたちのことだ。

これらのシェフたちは、基本となる食べ物が何であろうと、すばらしい食事を作り上げる達人である。

私は数年前、「心臓病の進行停止と回復」についての話をするために、コロラドスプリングス（コロラド州中部の都市）にあるブロードムーア・ホテルで行なわれた健康維持組織の役員たちの昼食会に招かれたことがある。

私は昼食のメニューの責任を私に持たせてくれるならと条件をつけたところ、同組織の立案者らは同意してくれた。

私のプレゼンテーションのあと、聴衆の一人が、「脂肪一〇％、あるいはそれ以下で構成された食事をしているような人は誰もいないだろう」と断言した。

そこで私は、「今日のランチをエンジョイしましたか？」と尋ねた。彼は「ええ、とってもおいしかったです」と答えた。

「それはよかった。あれは脂肪一〇％の食事だったということを知っておいてください。それは私が今日ここでの講演をお引き受けする際の必要条件だったんです」

シェフの協力で私は目的を果たせたが、彼は特別優れていたのかもしれない。実は一〇年前、私は名高い料理学校でプレゼンテーションを依頼されたことがあるが、そこの校長は、訓練中のシェフたちには私がする話を聞いてほしくないと思っていた。なぜなら、私の話は彼らが教えられてきたことと明らかに矛盾するからだった。

そこで私の話は、もっと少人数の主任とそのアシスタントらに私のデータを簡潔に説明するに留まった。

それから数年後、テネシー州ナッシュビルで「全国年次シェフ・コンベンション」という別の会合で話を依頼されたときのことである。二〇人ほどのシェフたちとの対話方式の会議で私は司会を務めたのだが、このシェフたち全員に冠動脈疾患があった。彼らは自分の料理でそうなったのだ。

すばらしいことに、プラントベースの食習慣への関心は高まりつつある。アメリカ人たちは着実に、健康意識がますます高くなってきているのだ。

二〇年前私が研究を始めて以来、「正しい栄養摂取は安全なコレステロール値を維持し、日常的によく起こる命にかかわる病気、特に冠動脈疾患から守るのに重要な役割を果たす」と確信する専門家たちの数は、著しく増加している。

専門家ではない大勢の人たちも、このことを理解するようになってきている。エイブラハム・ブリックナーは、私の「栄養摂取プログラム」に出会う前のことだが、最初のバイパス手術から数年後、この手術を受けた人々を対象とした研究グループに加わった。その動機を彼は次のように話している。

「私は自分の検査結果を見て、何か深刻なことが起こっていると気づき始めたんです。五〇％の人が二度目のバイパス手術を受けることになるとしたら、私は自分の将来はどうなるのか知りたいと思ったんです」

この研究グループに参加している間に、エイブは、二度目の血管造影検査を受け、その結果六五歳のときに、二度目のバイパス手術をすることになってしまった。

しかし、彼は当時を振り返ってこう話す。

「もしあの当時、今の知識が自分にあったら、最初のバイパス手術さえ受けなかったでしょう。あの二度目の手術で私は突然ひらめき、自覚し、予防による治療法に目を向けるようになったのです。ですからエセルスティン博士の研究のことを知ったときには、私は博士のプログラムを受け入れる準備ができていました」

彼が長年エンジョイしてきた脂肪たっぷりの食事を無性にほしがる気持ちを卒業させるために、私は丁寧に説明した。彼は、私の「栄養摂取プログラム」を実践することをすでに固く決意していて、それ以来ずっと忠実に続けている。

彼のコレステロール値は二三五から一二三mg／dlに下がり、今日までこのレベルを保っている。八年目に入った今、エイブラハム・ブリックナーは、「自分は百歳まで生きる」と確信している。

彼は言う。

「なんと言っても、健康をコントロールしているのは**自分です**。医者は私の健康に責任を持ってはくれません。責任を負っているのは私なんです」

第8章 心臓病を克服する簡単な手順とは――

私の患者たちがしてきたように、みなさんもまた、自分の心臓病をコントロールすることができる。この章では、その取り組み方についてお話ししたいと思う。

心臓病がある人、あるいは心臓病には絶対なりたくないと思っている人にとって、本書の中で最も重要な部分と言えるだろう。

ここまで読んでいただいておわかりのように、死に至る可能性が高いこの病気への私の取り組み方は能動的で持続性がある。私がおすすめする方法は、完全に私の研究に基づくもので、一二年にわたる本格的な研究と、さまざまな患者たちとの二〇年に及ぶ連続的な研究によって立証されたものだ。

この取り組み方が成功するか否かは、どれだけ正確に細心の注意を払って取り組むかにかかっている。クリーブランド・クリニックの元外科医ルーパート・ターンブルがこう言っている。

「このプログラムはもうやめてしまったから、いい加減に取り組めばいいさ、などということは許されない」

ここでもう一度私の研究から明らかになったことを記しておく。

それは「厳格なプラントベースの栄養摂取を行ない、必要であれば、低用量のコレステロール低下薬を併用することによって、総コレステロール値を一五〇mg／dl以下、およびLDL値を八〇mg／dl

以下にし、これを維持すれば、誰一人として心臓病は進行しない」ということだ。

このプログラムを実践すれば、多くの人が、心臓病を**回復した**ことを示すはっきりした証拠を見て大喜びするだろう。

「この地球上に住む人々の四分の三には心臓病がない」ということを忘れないでほしい。

あなたの現在のコレステロール代謝力でも、中国農村部の人々や、沖縄の高齢者、メキシコ北部のタラウマラ・インディアンやニューギニアのパプア高地人、さらには多くのアフリカ先住民たちと同じように、心臓病にはならない体に変身できる。

これらの人々は、常にプラントベースの食生活をしているために、心臓病にかかることなどはほとんどないのだ。

私は自分の研究や何百人もの心臓病患者とのカウンセリングの経験から、あなたも彼らと同じように、心臓発作を起こさない体になれると確信している。

私は自分の患者予備群と最初に面談するとき、全力で取り組む必要があることを強調する。

私が患者たちに最初に要求することは、患者とその家族全員から**「少しくらい、どうってことはない」**という語句を除くことだ。

このプログラムの科学的根拠に基づく私の説明から、これだけは覚えておいてほしい。

「ほんの少しだけの禁断の食べ物――脂肪、乳製品、油、動物性タンパク質など――は、あなたを傷つける可能性があり、また、傷つけることがよくある」

こう考えてほしい。

「全体的に見てヘルシーな食習慣をとり入れたとしても、週に二〜三回脂肪をとるのを自分に許したら、あなたは一年に一五〇日かそこらの日々、自分自身を虐待し、傷つけているということになる」

この「ほどほどに」がダメな根本的理由は、プラントベースの栄養摂取が与えてくれる究極の健康効果を失わせてしまうからである。

「ほんの少しだけ」と言えども、あなたが心臓病になる可能性が大きくなってしまうのだ。

この前提を理解し、受け入れたら、もう心臓病の進行を止めるのに九五％は成功したようなものである。時々の例外は、たとえ少量であっても、結果を少しずつ台無しにしてしまう（実は私も大晦日には毎年、八個から一〇個のチョコレート・ピーナッツ・カップ（注1）を食べてしまうのだが……）。

それで思い出したのだが、数年前、乳ガンの会議で話をするために招かれたときのことである。食事のとき一緒になったのは、その会議に参加していた西海岸の著名な外科医だった。

彼は一八か月前に心臓発作を起こしたという。それにもかかわらず、彼はバターが滴り落ちるパンケーキを食べており、さらにメニューには含まれていないベーコンを追加で注文していた。

驚いた私を見たこの外科医は、「普段は注意深く食べているが、出張に出たときや特別な場合に限って、週末だけは食べたいものを食べるのだ」と弁明した。

そのあと彼は、重い脳卒中になり、正常に話せなくなってしまった。心臓に血液を供給するための冠動脈を狭窄するのと同じ血管疾患が、脳への動脈を狭めてしまうのだ。

このプログラムに全力で取り組むことが、最重要事項だということを理解したら、次は私の「栄養摂取プログラムのルール」について紹介しよう。

【避ける食品】

①顔と母親があるものすべて

これには肉類（牛・豚・羊・鶏など）、魚、卵が含まれる。内皮細胞の健康や、そのほかの体の機能にとって不可欠なアルギニンやオメガ3脂肪酸は、魚に豊富に含まれている。だが、これらの栄養には、もっとヘルシーな供給源がほかにもある。これについては、私のプログラムのための栄養補助食品についてお話しするときに記すことにする（一二七ページ）。

②乳製品

バター、チーズ、クリーム、アイスクリーム、ヨーグルト、牛乳など。

③オイル（油）

バージン・オリーブオイル、キャノーラオイル（詳細第10章）（注2）。

④精製穀物

全穀類と異なり、これらは食物繊維や栄養の大部分がとり除かれてしまっている。白米およびビタミンなどを「強化」した「強化小麦粉製品」や「米粉製品」などは避けるべきである。たとえばパスタ、パン、ベーグル、ビスケットやクッキー、ケーキ、ペストリーなどだ（注3）。

【注1】溶かしたチョコレートとピーナツバターをあわせ、小さなカップに注ぎ、冷蔵庫で冷やして固めたお菓子。

⑤ナッツ類

心臓病の人はすべてのナッツ類を避けるべきだ。心臓病ではない人は、クルミを適量だけ食べるのはいいだろう。体の必須機能にとって重要なオメガ3脂肪酸を豊富に供給してくれるからだ。ナッツ業者らの資金援助を受けて行なわれた短期間の複数の研究が、善玉と悪玉コレステロールに対していい影響を与えることを発見している。しかし、私はナッツ類に関してはきわめて慎重だ。

その理由は、長期間にわたって行なわれた研究で、ナッツが心臓病の進行を止め、回復させることを示す証拠を私は何も知らないことと、ナッツは食べすぎやすいため、患者たちのコレステロールが上昇する可能性があるからだ。

【食べることが許される食品】

これは実は推奨される食品だ。次のリストには、みなさんがこれまで食べてきたお気に入りの食べ物は含まれてはいないかもしれないが、食物繊維やたくさんの栄養、抗酸化物質など、心臓の健康と全身の健康にとって不可欠な要素がすべてぎっしりと詰まった、おいしくてカラフルな食べ物だ。

①野菜

これは完全なリストではないが、健康によいさまざまな野菜にはどんなものがあるかおわかりいただけると思う。

・サツマイモ・サトイモ・ジャガイモ（ただしフライドポテトや油を使うものは含まない）
・ヤマイモ（長イモ・自然薯・むかご）
・小松菜・ホウレンソウ・春菊・ナバナ・おいしい菜・アシタバ・ミズナ（京菜）

・ケール・白菜・野沢菜・からし菜・タカナ・ターサイ・チンゲンサイ（青梗菜）
・パクチョイ（白梗菜）・ツマミナ・さんとうさい・トウミョウ・エンダイブ
・スイスチャード（フダンソウ）・クレソン・パセリ・シソ・ブロッコリー
・キャベツ・芽キャベツ・カリフラワー・チコリー・カブの葉・ダイコンの葉
・レタス（コスレタス・サニーレタス・リーフレタス・サラダ菜）・アスパラガス
・アーティチョーク・キュウリ・ハヤトウリ・トウガン・ニガウリ・ナス
・トマト（厳密にはトマトは果物）・セロリ・インゲン・サヤエンドウ・モロヘイヤ
・モヤシ・ダイコン・カブ・ニンジン・ビーツ・ゴボウ・レンコン・ウド
・コールラビ・ラディッシュ・パースニップ・ミョウガ・フキ・フキノトウ
・オクラ・パプリカ（ピーマン）・シシトウ・トウガラシ・カボチャ・スカッシュ

【注2】フラックスシードオイルやエゴマオイル、ココナッツオイルなども同様です。エセルスティン博士はすべてのオイルを排除する理由について、自身のホームページで次のように述べています。
「NO《ノー》 OIL!《オイル!》」。たとえオリーブオイルであってもだ。これは、巷にあふれるいわゆる「よい脂肪」に関する数々のアドバイスとは相反するものだが、オイルは栄養的にはきわめて低いからだ。オイルには食物繊維もミネラルも含まれていない。そしてカロリーの一〇〇%が脂肪からのものだ。オイルに含まれる一価不飽和脂肪酸は、いずれも動脈の内側を覆っている内皮細胞にとって有害だ。内皮細胞が傷つくことは、血管系の病気の始まりである。オリーブオイルであろうとキャノーラオイルであろうと、ココナッツオイルであろうと、あるいはほかのオイルであろうと関係なく、すべてのオイルは避けるべきである。フラックスオイルはオメガ3脂肪酸の宝庫ではあるが、これも避けるように。フラックスシードを粉末にしたものは、体が吸収しやすく、一日に大さじ一～二杯とれば、体に必要なオメガ3脂肪酸を供給してくれる。

【注3】白米粉を原料にした製品（煎餅、クッキーなど）も同様。

・ズッキーニ・たらの芽・ワラビ・ゼンマイ・ネギ（玉ねぎ・青ネギ）
・ニラ・ノビル・おかひじき・きのこ類

このプログラムでは、思いつくほとんどすべての野菜を食べることができる。ただし心臓病患者の場合、アボカドは唯一例外だ。これは脂肪が多く、野菜としては異例である（注4）。心臓病ではない人は、血中脂質レベルが上昇しない限り、食べてもかまわない。

②豆類

色とりどりのあらゆる種類の乾燥豆類・グリーンピースなど。豆類は非常に種類の多い植物の仲間だ。この栄養摂取プログラムを開始すると、これまで一度も出会ったことのない、おいしいいろいろな種類の豆を発見することは、ほぼ間違いない（注5）。

③全粒穀類

・玄米・黒米・赤米・ワイルドライス・全粒小麦・全粒ライ麦・ブルグア（注6）
・全粒オート麦・オオムギ・そばの実・そば粉
・コーン・コーンミール・ポップコーン
・アワ（ヒエ）・キビ・キヌア・アマランス・テフ（注7）
・スペルト小麦（別名「ファッロ」または「ファロー」）
・カムート（デュラム小麦の仲間）・トリティカル（ライ小麦）
・グラーノ（古代小麦）

穀類にはお馴染みのものも、そうでないものもあわせると、驚くほどたくさんの種類がある。砂糖や油が入っていなければ、シリアルも食べてかまわない。たとえば昔ながらのオートミール（インスタントではないもの）、それから「シュレディッド・ウィート」（粉砕した小麦）、あるいは「グレープナッツ」という商品名の全粒小麦と大麦麦芽のシリアルなどがある。

パンは全粒粉のパンを選び、油が入っているパンは避ける。

全粒小麦、玄米、スペルト小麦、キヌアなどが原料の全粒粉のパスタもＯＫだ。しかし、レストランのパスタには注意が必要だ。たいてい卵ベースで、白い小麦粉で作られている。またマリナーラソース（トマトソース）の中には油が隠れているかもしれない。

④ 果物

すべての種類の果物を食べてかまわない。ただし、一日三個までとする（イチゴやブルーベリーほかのベリー類やブドウなどは三サービング。サービングは控えめのひとつかみ分）。

【注４】アボカドは果物に分類される場合もあります。また、原書には海藻類が含まれていませんが、これは「Sea Vegetables」とも言われるように、野菜の仲間として考えていただいてよいと思います。海苔やワカメ、昆布、ヒジキ、寒天などの海藻類はすべてＯＫです。きわめて低脂肪でミネラルが豊富な食材です。

【注５】大豆・小豆・白インゲン・黒インゲン豆・ウズラ豆・虎豆・金時豆・ささげ・紫花豆・白花豆・緑豆・エンドウ豆（グリーンピース）・ソラ豆・ヒヨコ豆・レンズ豆・リマ豆・キドニービーンズなど。枝豆・納豆・豆腐、おから・湯葉・高野豆腐などもＯＫです。油揚げや厚揚げ、がんもどきなどは油で揚げているためＮＧです。

【注６】小麦を半ゆでにして砕いて乾燥させたもの。トルコ地方の常食

【注７】エチオピア原産のイネ科の穀物

また、果汁一〇〇%のジュースは避けること。果物、特にフルーツジュースには糖が多く含まれるため、とりすぎると血糖値を上昇させてしまう恐れがあるからだ。

体は高くなった血糖値をすい臓からのインスリン分泌を急増させて補正する。するとインスリンは肝臓を刺激し、よりたくさんのコレステロールを製造させることになる。また中性脂肪値を上昇させる[1]。

砂糖を加えたデザートにも注意すること。フルーツジュースのとりすぎと同様の影響を及ぼすからだ。

⑤飲み物

・水・天然発泡ミネラルウォーター（少量のフルーツジュースを加えるとフレーバーがよくなる）・オートミルク（注8）・ノンファット豆乳（注9）・コーヒー・お茶類など。

・アルコールは控えめに（これは私の同僚で患者でもあるジョー・クロウが経験済みだ。私の栄養摂取プログラムを実践している彼が、スコットランドの詩人ロバート・バーンズとスコットランド産のものを祝う毎年恒例のパーティーに参加したときに受け入れられたものは、ただ一つ。それはなんとスコッチ・ウィスキーだったため、飲みすぎてしまったのだ。このパーティーで出された料理は「ハギス」と呼ばれる羊や子牛の肺、心臓、およびそのほかの脂身がたっぷりついた内臓をミンチにして作られるスコットランドの伝統料理ほか、どれも高脂肪の食べ物ばかりだったので、ジョーが口にできたのは、脂肪を含まないウィスキーだけだったのである）。

うれしいことに、私の「栄養摂取プログラム」で必要な食べ物のほとんどは、ラベル表示が要求されない。その大部分が新鮮な果物や野菜などの農作物だからだ。しかし、ラベル表示が必要な食べ物は、その成分を十分注意してチェックするようにしてほしい。

なぜなら、次のような理由があるからだ。近年FDA（米食品・医薬品局）は食品業界に食品の脂肪含有量を以前よりももっと正確に表示するよう強制している。ところがラベル表示には非常に重要な抜け穴が一つある。

一サービングにつき脂肪含有量が〇・五gかそれ以下の場合は、脂肪含有量「ゼロ」と表示してもよいのだ。

たとえば脂肪含有量が一gのドーナツが一箱あったとしよう。新しいシステムでは、メーカーは六個入りのドーナツの箱に、平然と一二サービングと記すのだ。言い換えれば一人分のドーナツは、二分の一個ということになる。二分の一個分のドーナツの脂肪含有量は〇・五gだから、メーカーは、そのドーナツ一サービングあたりの脂肪含有量は「ゼロ」と法的に明言することができるのである。

もちろんこれはナンセンスだ。これらの「ノンファット」製品は、もっと脂肪含有量の多い同様の製品よりも、全般的に見て脂肪量が少ないかもしれない。だが、「ノンファット」と表示されたサラダドレッシングやチーズ、朝食用ペストリー、スプレッド（パン・クラッカーなどに塗るもの）などに隠れているものは、お決まりの乳脂肪や動物脂肪、そして植物油脂であり、これはみなさんの健康を害するものなのである。

「微量」といった語句にも要注意だ。成分中にオイル（油）、モノグリセリド、ジグリセリド、水素

【注8】 ヒマワリ油などの植物油が含まれているものはNG。ライスミルクも同様です。「手作りオートミルク」のレシピは二三六ページ。

【注9】 日本ではノンファット豆乳は市販されていません。成分無調整の豆乳で代用してください。調整豆乳の脂肪分は五六・四%ですが、無調整豆乳では四八・六%です。

添加あるいは部分水素添加油、グリセリンなどが記されていないか、丹念に見てほしい。

豚が口紅をつけ、イヤリングをしていても、所詮《しょせん》豚だということを忘れてはならない。これらの「脂肪分ゼロ」の製品を一年間使い続けると、何ポンドもの致命的な脂肪を食事に加えることになる。

私の研究に参加した患者の一人、ジム・トゥルーソーは、大変な思いをしてこれを学んだ。

このプログラムを注意深く実践していた六年の間、彼は肉や乳製品、あるいは油には一切触れなかった。ところが突然彼のコレステロール値が二〇〇mg／dl以上に跳ね上がってしまった。問題の原因は何かを突き止めるのにそう時間はかからなかった。

ジムはこの研究に参加する以前、果物や野菜がそれほど好きではなく、このプログラムを開始した初めの数年、いつもこれらを避ける方法を探していた。

「ノンファット」製品がスーパーマーケットの棚に出回り始めたとき、彼は小躍りして喜び、これらを食事の中に加えたのである。

彼はこのコレステロール・パニックのあとすぐに、食生活を改善し、それ以来ずっと総コレステロール値を一二〇mg／dlに保つようコントロールしている。

今日では、サラダドレッシングやクラッカー、チップス、プレッツェル（注10）、クッキーなどを含む真の「ノンファット」製品を入手しやすくなっている。

ノンファット製品を買うときは、ラベルを念入りに読むようにしてほしい。成分表に注意し、不確かなときはためらわずにメーカーに電話をかけよう。メーカーの栄養士主任や医療コンサルタントが、脂肪含有量について、正直に答えてくれるはずだ。

さて、これでみなさんは、右に挙げたおすすめの食べ物だけを食べ、許されない種類のものは避けることを決心しただろうか。

次に心臓を最善の健康状態にしていくために必要なものについてお話ししたいと思う。

心臓病の人には、四種のダイエタリーサプリメント（栄養補助食品）と、場合によってはコレステロール低下薬をとるようおすすめする。

数年のうちには新しいサプリメントが推奨される可能性があることを示唆する研究もある。たとえば動脈を広げる一酸化窒素の製造に非常に重要なアルギニンのようなタンパク質だ。

しかし、私の経験では、プラントベースの食事、特に乾燥豆類や枝豆などから十分のアルギニンを摂取できる。

したがって私は、心臓病があってもなくても、すべての患者に左記の四種類のサプリメントをすすめている。それから「栄養摂取プログラム」開始時のコレステロール値によっては五番目のものも役立つだろう。

①**複合ビタミン剤**：　葉酸（注11）、ビタミンB6、ビタミンB12の所要量が確実にとれるよう、一日一度摂取すること。

②**カルシウム**：　五〇歳以上の人は一日一〇〇〇mg。六〇歳以上は一二〇〇mg。

③**ビタミンD**：　五〇歳以上は一〇〇〇IU（二五μg）。六〇歳以上は一二〇〇IU（三〇μg）。

【注10】　堅い塩味のビスケット

④オメガ3脂肪酸：　一日所要量は、毎日大さじ一杯のフラックスシードの粉末をとることで満たせる。ご飯やオートミール、シリアル、サラダ、あるいはカレーやシチューの上からかけるとよい。粉末にしたフラックスシードは必ず冷蔵庫で保存する。

⑤コレステロール低下薬：　これらは医師の処方の元で服用しなければならない。私の好みはスタチン系のコレステロール低下薬だ。これは「栄養摂取プログラム」の開始と同時にとり始めるべきである（注12）。

この薬と「栄養摂取プログラム」を併用すると、総コレステロール値はわずか一四日間で一五〇mg／dl以下に下がる。

最初の二か月間、担当医に進歩の具合をモニターしてもらうようにする。二か月の間に三〜四回コレステロール値を測定することをおすすめする。

初回と三回目は、総コレステロール値、LDL値、中性脂肪値を含むすべてのコレステロールのデータをとる。

二回目と四回目は総コレステロール値だけを測定する。二か月後からは二〜三か月に一度測定すれば十分だ。

頻繁に測定する理由は、あなたがこのプログラムをどう行なっているか、データが直接の評価を与えてくれるからである。

総コレステロール値を一五〇mg／dlよりはるかに低く減らした場合、薬の用量を減らす。場合によっては薬を完全に中止することもある。

「何か月か食事療法をして、それでもコレステロール値が一五〇mg／dl以下に下がらない場合に限って、コレステロール低下薬を使用する」という方法を採らない理由は、重い冠動脈疾患の場合、時間の余裕がないからだ。

弱くなっている冠動脈内皮の修復はできるだけ早く開始し、かつ完璧に行なう必要がある。「栄養摂取プログラム」の補助としてスタチンを使用するとよい。この驚くべき薬はまさに、瞬く間にコレステロール値を下げるのに役立つ。

このプログラムにはメリットがもう一つある。これは心理的なものだ。すなわち、この「栄養摂取プログラム」を始めると、ジョー・クロウやエイブラハム・ブリックナーがそうであったように、自分自身が主導権を握ることになる。

わずか数週間という速さで劇的な改善を見る、というすばらしい自信を与えてくれる効果は、決して誇張ではない。

【注11】ここ数年、複合ビタミン剤に含まれる葉酸（Folic Acid）は合成型で、体が利用するには肝臓で生理活性の高い「メチル葉酸塩」（Methyl Folate）に変換される必要があり、人によってはその変換がうまく行なわれず、体内に堆積され、ガンやほかの障害を引き起こす可能性があると明らかになってきました。そのため、葉酸が含まれている複合ビタミン剤は避け、必要であれば、「メチル葉酸塩」のサプリメントがすすめられます。
ただし、「プラントベースでホールフードの食習慣」を徹底し、特に緑葉色野菜を豊富にとるほか、豆類、アスパラガス、芽キャベツ、ブロッコリーなどが毎日の食事に含まれている限り、体が問題なく利用できる天然型の葉酸塩「Folate」を十分摂取できることから、不足を心配する必要はないというのが、最近のプラントベース栄養学を重視する医師たちの見解です。
なお、日本では、「Folice Acid」も「Folate」も「葉酸」と訳されていますが、厳密には、「Folic Acid」が「葉酸」、そして「Folate」は「葉酸塩」です。

【注12】スタチン系のコレステロール低下薬には、メバコール、ゾコール、リピトール、プラバコールなどがあります。

劇的にコレステロール値が下がったことは、あなたが破壊的な打撃を与えていた病気を克服しつつある証拠だ。

しかし、薬だけでは不十分だということを覚えておいてほしい。私は第5章で、スタチンの大量投与で患者のコレステロール値を一五〇mg／dlをはるか下まで下げるのに成功した「ニューイングランド・ジャーナル・オブ・メディシン」誌に報じられた研究についてお話しした。

しかし、**たとえコレステロール値を一五〇mg／dl以下に下げることに成功したとしても、これらの患者たちの食事は以前と同じだったため、三〇か月の間に彼らの四人に一人は新たな心疾患になったか、あるいは死亡してしまったのである。**

薬と異なり、プラントベースの栄養摂取はコレステロール値を下げるだけには留まらない有益な効果がある。肥満、高血圧、中性脂肪値、ホモシステイン値などといった、数多くのリスクファクターに対しても多大な効果をもたらす。

内皮の修復や新しい内皮細胞との入れ替えを可能にし、一度は閉塞していた動脈を広げ、心筋に再び酸素や栄養を与えるのに役立つ。

プラントベースの食事をしていれば心臓病にはならない。これ以上にすばらしいことはないだろう。

第9章　よくある質問

ここまで読み終えたみなさんには、もう何をする必要があるかおわかりいただけたことだろう。しかし、私の患者たちのほとんどがそうだったように、質問がある人も多いと思う。そこでこの章では、よくある質問についてお答えしていくことにする。

Q1・　私にも変えることができるだろうか？

A・　多くの患者たちが食習慣を変えるのは大変だと言う。友人や親戚たちと食事をともにするとき、または、国内あるいは海外旅行をするとき、どんなに大変かとも言っていた。

しかし、あなたにはできる。ほかの多くの人たちがしてきたのだから。秘訣は「フラストレーションより報酬のほうがずっと大きい」ということを忘れないことだ。

私はこの現象を自分自身でも経験してきたし、私が手助けした多くの患者たちも同じ経験をしている。

動物性食品、乳製品、あるいは料理にオイル（油）を使わない食べ方を一二週間続けると、「高脂肪の食べ物がほしくてたまらない」という気持ちはなくなる。[1]

そうなると穀物や野菜、豆類、果物などの自然のフレーバーのよさが、これまでよりずっとよくわかるようになる。特にエンジョイできるメニューをいくつか開発するといいだろう。

時にはあなたがしていることに友人が興味を持ち、あえて「ノンファット」の食事を用意して、自宅に呼んでくれるかもしれない。それからあなたの要求に応じてくれるレストランを見つけることもできるだろう。

あなたにだって変えられる。厳格なプラントベースの食事に変えていくとき、最初は挑戦しているような気がするかもしれない。だが、あくまでも忠実に続けさえすればよいのだ。そうすれば新しい味覚を発見した喜びや、何にも増して「健康」というご褒美を手にして、さまざまな悩みや不満はなくなってしまう。

Q2・脂肪やタンパク質は十分摂取できるのか？

A・答えは断然「イエス」だ。

バラエティーに富んだプラントベースの食事で、脂肪不足になった人は誰もいない。全般的に見て第8章の承認済みのリストにある食べ物で構成された食事は、およそ一〇％の脂肪を含んでいる。

このレベルは典型的な欧米風の食事に含まれる三七％（注1）の脂肪からは大幅に少ないが、健康のためには理想的だ。あなたの心臓の健康を傷つける余計な脂肪量を体に与えるようなことにはならずに、体に必要な量をすべて供給してくれる。

この食事法はまた、タンパク質不足を引き起こすようなこともない。通常欧米風の食事は、タンパク質、とりわけ動物性タンパク質を過剰に含みすぎている。私が推奨する「栄養摂取プログラム」は、バラエティーに富んだヘルシーな植物性タンパク質を、一日およそ五〇～七〇g供給してくれる。これはヘルシーなライフスタイルを送るのに、きわめて適切な量だ。

Q3・ コレステロール値が低いのは危険ではないのか?

A・ 何年か前、「低コレステロール値は肺、肝臓、あるいは大腸などのガンと関連している」、「不慮の死や自殺の要因となる可能性がある」という報告があった。

たとえばフィンランドのヘルシンキで行なわれた研究では、コレステロール低下薬を使用している患者たちの間では、外傷による死亡が多いことが確認されたようだ。(2)

ところがこのヘルシンキにおける研究データのその後の再分析、および薬の使用、あるいは不使用によるコレステロール値低下の影響を調べたほかの研究では、自殺や事故、あるいはガンなどの発生率は上昇していなかったことが証明されている。

最新の研究は、高コレステロール以外の点では問題がない人々が、適切な低脂肪の栄養摂取によってコレステロール値を下げるのに成功すると、健康を害するどころか、増進させることを明らかにしている。

「西海岸ファミリー心臓研究」では、低脂肪のコレステロール低下プログラムを行なった人々は、標準的な高脂肪食をとったグループに比べ、落ち込みと激しい敵意のいずれも減少したことがわかった。(3)

またスカンジナビアの大規模な研究では、冠動脈疾患の患者たちを、コレステロール低下薬服用組、あるいはプラシーボ(薬が含まれていない無害な錠剤)服用組のいずれかに無作為に分け、調査している。薬服用組では、コレステロール値が平均三五%低下した。そして五年半後のフォローアップ評価で

【注1】 日本人の食事に含まれる脂肪量は、成人の場合二八・一%、うち男性は二七・三%、女性は二八・八%になっている。(資料―『平成30年 国民健康・栄養調査結果の概要』)

は、プラシーボ組に比べ、死亡が著しく少なく、新たな心臓発作を起こしたり、血管形成術やバイパス手術などが必要になった人も少なく、さらに事故や自殺、あるいはガンなどによる死亡は全く増加していなかった。(4)

【訳・監修者補足】「コレステロール値が低いと、ガン、肺炎、脳出血などのリスクが高く、寿命が短くなる」という見解に関して。

日本で高齢者を対象に行なわれた長期間にわたる大規模な追跡研究では、「コレステロール値が低いと、ガン、肺炎、脳出血などのリスク、および、死亡率が高くなる」という結果となっているため、大方の専門家らは、「コレステロール値は高いほうがよい」と主張しています(注2)。しかし、「コレステロール値と心臓病の関係」に限って見ると、コレステロール値が高いと、心臓病リスクが高くなることも、これらの研究結果が示しています。

また、「コレステロール値が低いと、ガン・肺炎・脳出血や死亡などのリスクが高くなる」のは、日本の高齢者の食生活が、プラントベースではあっても、カロリー摂取量が不十分で、不適切な「菜食」をしていることが原因です。コレステロール値が低いことが原因ではありません。

典型的な日本の菜食は、白米と高塩分の野菜の漬物や根菜類の煮物、納豆・冷奴などが中心で、ファイトケミカルが豊富な色とりどりの果物や緑葉色野菜、および種実類に豊富なよい脂肪(特にオメガ3脂肪酸)などが不足するため、免疫力が低下し、肺炎やガンのリスクを高めてしまいます。

高塩分の食事は、胃のピロリ菌の繁殖を助長し、胃ガンのリスクを高めます。さらに、脳の血管を傷つけ、脳出血の要因となります。コレステロール値が低くても、高塩分の食事をしない限り、脳出血のリスクを高めるようなことはありません。

さらに、コレステロール値が低くても、ガンのリスクを高めることはありません。実はガンが形成されているために、その結果としてコレステロール値が低くなると、最近の研究が明らかにしています（注3）。ガン細胞はコレステロールを燃料に成長していくからです。

きわめて低塩の「プラントベースでホールフード（一〇五ページ【注5】）の食事」から、体に必要なカロリー量を十分摂取していると、コレステロール値を低く保つと同時に、ガン、肺炎、脳出血なども防ぐことが可能です。

低塩でバラエティーに富む「プラントベースでホールフードの食事」をしている人は、たいていコレステロール値が「正常」とされている範囲より低いのですが、ガンや呼吸器系疾患、心臓病ほかの病気などにかかることなく、きわめて健康で長生きしています。

これらを裏付ける大規模な疫学研究が二つあります。

一つは、ロマリンダ大学が九万六〇〇〇人余りを対象に一〇年にわたって行なった「アドバンティスト・ヘルス・スタディー・パート2」（注4）。

もう一つは、インペリアル・カレッジ・ロンドン（英国の公立研究大学）および、国際ガン研究

【注2】・http://cholesterol-dispute.com/pdf/dispute.pdf
・http://www.jmi.or.jp/qanda/bunrui3/q_041.html
【注3】・https://www.sciencedaily.com/releases/2016/04/160408132457.htm
・http://easyhealthoptions.com/starve-cancer-cells-with-cholesterol/
・「Bioconjugate Chemistry」1994;4:105-13
・「Currant Opinion in Pharmacology」2012 Dec 12;12(6):677-82
【注4】・http://publichealth.llu.edu/adventist-health-studies/about

機関（フランス・リヨン）などの研究者らが中心となって、ＥＵ一〇か国の五二万一〇〇〇人余りを対象に一五年にわたって行なった「ガンおよび栄養に関するヨーロッパ前向き研究」（注５）です。

したがってコレステロール値が低いことと、ガンやほかの病気による死亡率が高いことの因果関係については、各個人の食生活との関連性を詳しく分析したうえでなければ結論づけられません。

それから卵とコレステロールの関係についてですが、卵はコレステロール値の上昇とは無関係であると主張する複数の研究は、いずれも鶏卵業者がスポンサーになって行なわれたものです（注６）。

もともとコレステロール値が高い人に卵を摂取させると、コレステロール値は上昇しません。そのため、この業界は、コレステロール値が高い人を対象に研究を行なっているのです。

さらに二〇年間追跡調査したアメリカの研究は、卵を毎日食べていた中年以上の男性は早死にするリスクが高いことを明らかにしています（注７）。

『チャイナ・スタディー』（グスコー出版）で真実が暴かれているように、今日、科学界では、コレステロールを恐れて動物性食品の摂取を控えている消費者に、「コレステロール悪者説」を否定し、動物性食品の摂取を推奨するため、精肉・鶏卵・乳製品などの業界、あるいは製薬会社などがスポンサーとなって行なわれる研究が多数あります。

エセルスティン博士に、今日巷にあふれているコレステロール情報に関して私がコメントを求めると、「その研究のスポンサーになっているのは誰か、という点に注意しなければならない」と指摘がありました。

結局今日報じられているコレステロールに関する研究は、「コレステロール値が高いこと」＝「あらゆる病気から解放されていて、素晴らしい健康状態を維持できるために長生きする」、そして「コレステロール値が低いこと」＝「さまざまな病気を引き起こすため、早死にする」ということを因果関係および相関関係の裏付けをもって証明しているわけではありません。

それにもかかわらず、「コレステロール値が高いこと」＝「安全」「長寿」と市民を誤って導くような情報がセンセーショナルにメディアのトップ記事として報じられ、大歓迎されるのは、人々は自分の悪習慣（高脂肪・高コレステロールに富む食品の摂取）に関して都合のいいニュースを聞きたがるものだからでしょう。

Q４・　この食事法で、十分な体力やエネルギーを確保できるのか？

A・　もしあなたがあふれ返る印刷物やテレビの広告すべてを信じているとしたら、乳製品や動物性食品を摂取しない人たちは、体力やエネルギーのために必要な栄養がとれるわけがないと思っていることだろう。

ナンセンスだ。真実は、動物性タンパク質をとりすぎると、体を弱めてしまうのだ。とりわけ動物性タンパク質は、腎臓からのカルシウムの損失を加速させ、骨を骨粗鬆症と呼ばれる脆くて穴だらけの状態にしてしまう。

【注５】・http://epic.iarc.fr/
【注６】・John A. McDougall, M.D. & Mary A. McDougall「The Mc Dougall Plan」
・http://www.jpa.or.jp/chishiki/kore/0.1html
【注７】・「American Journal of Clinical Nutrition」2008 April: Vol.87(4):964-969

象はその体重を支えるために巨大で頑丈な骨格をしているが、カルシウム摂取のために牛乳を飲んでいる象を見たことがあるだろうか。「アンガス牛肉」として知られるアバディーン・アンガス種の牛の筋肉は実にたくましく発達しているが、この牛がステーキ肉を食べるようなことはまずあり得ない。

プラントベースの食事による栄養摂取で偉業を成し遂げている運動選手の例は枚挙に暇がない。体重二七〇ポンド（約一二二・五kg）で贅肉が全くなく、筋肉隆々としたディフェンスエンドのアート・スティルは、全米プロフットボールリーグでプレーしていた現役時代、プラントベースの食事の栄養摂取による恩恵を確信していた。

短距離選手のチャンピオン、カール・ルイスは一九八〇年代後半にプラントベースの食事に変えている。一九九一年日本で行なわれた世界陸上選手権大会のとき、三〇歳だったルイスは、同じ日の午後に三回も二九フィート（約八・八四m）より遠く跳んだ、走り幅跳び史上唯一の人になった。その同じ大会でルイスは一〇〇m競走でも世界記録を樹立したほか、過去最高の記録を出した四〇〇m・リレーチームでアンカーとしても走っている。

エセルスティン家の人々もよい例だ。一九八四年、家族全員がアンと私に加わって乳製品や肉類、オイル（油）を使わない食事に変えた。

そして長男のリップはテキサス大学時代、全米水泳選手となった（彼はのちにテキサス州オースティン市第二消防署の消防隊員となり、プラントベースの食事で彼のチーム全員の劇的な健康改善に貢献したことを記した本『Engine 2 Diet』＜「第二消防署の食事」の意＞がベストセラーとなったのを機に、「プラント・ストロング（PlantStrong.com）」を提唱する健康改善活動家に転身、全国各地で「プラントベースでホールフードの食事」による健康改善の啓蒙活動を積極的に展開している）。

次男のテッドはイェール大学在学中、二〇〇ヤード背泳ぎで記録を打ち立てている。また、娘のジェーンはミシガン大学在学中、ビッグ・テン（米国東部の大学一〇校で構成されるスポーツ競技連盟）主催の二〇〇ヤード背泳ぎで優勝している。

三男のゼブはオハイオ高校二年生のとき、オハイオ州のバタフライ競技のチャンピオンだった。

そして今日七〇歳前半になるアンは、ほぼ毎日四〇分から七〇分間走っている。

これでおわかりのように、私の「栄養摂取プログラム」を実施する際、体力やエネルギーについては心配するには及ばない。

Q5・　コレステロール値が一五〇mg／dl以下にならない場合はどうしたらよいのか？

A・　たとえ栄養摂取に気をつけていても、総コレステロール値を一四〇から一五〇mg／dl以下に減らすことができないのは、「遺伝性コレステロール疾患（家族性高コレステロール疾患）」のためであり、アメリカの全人口のわずか五％に満たない少数派だ（注8）。

このような患者たちは、十分な資格を持つコレステロール・スペシャリストによって監視してもらう必要がある。また、まれにではあるが、コレステロールを減らす機能をとり戻すのを助けるために、肝臓移植が必要になることもある。

しかし、大部分の人にとってはこれは問題ではない。したがって患者たちがコレステロール値を一五〇mg／dlかそれ以下に減らすことができないと聞いたとき、私はまず、金曜や土曜の夜には正確に何を食べているか、またヘルシーな食べ物が用意されていない会場での延々と続きそうな平日の

【注8】　日本人の場合、遺伝性コレステロール疾患の人の割合は、五〇〇人に一人（〇・二％）と言われています。

ミーティングで何を食べていたか、詳しく正確に聞いてみる。するとたいてい彼らは、私の質問に、「栄養摂取プログラム」から少し逸れていたことを告白する。たとえば中華鍋やフライパンに油が十分にいきわたると評判のスプレータイプのクッキングオイルのノズルを押すと、およそ大さじ一杯分ものオイルを注ぎ込むことになってしまうのだ。

このような違反は、内皮細胞の一酸化窒素の製造能力をいとも簡単に低下させてしまう。それにより、コレステロール値が一五〇mg／dlの境界線にあるような場合には、心臓病克服に失敗することもあり得るのだ。

私のプログラムが成功するのは、極めて小さな細部にまで配慮をするからである。

しかし、心臓病ではない人で、プラントベースの食事を厳格に守っているにもかかわらず、コレステロール値を一六五〜一七〇mg／dl以下に下げられない人もいることは確かだ。（研究者たちの中には、長年脂肪やコレステロールを摂取していると、体のコレステロールを下げる能力を低下させてしまう場合があると示唆する研究者もいる）

このような人々には、医師の監視下で少量のコレステロール低下薬を使用すると、問題は解決するはずだ。

ついでだが、厳格に無脂肪・プラントベースの食事をしていて、コレステロール値は一六五〜一七〇mg／dlという人の場合は、たとえ望ましいレベルに達していなくても、すでに健康のためにすばらしいことをしているわけだから、この数字にこだわる必要はない。

このような人は明らかに、体がＬＤＬコレステロールを酸化させ、最も危険で動脈を詰まらせてしまう形にするのを防ぐ、自然の抗酸化栄養を大量に摂取しているからだ。

Q6・心臓病を起こすか否かは、遺伝子によって予め決められているのではないのか？

A・ 私はよく「私の八七歳になる祖父は卵、ベーコン、チーズ、豚肉以外のものは食べないのにとても元気そうです。私もこの祖父の遺伝子を持っているんですから、どうして食習慣を変える必要があるんでしょうか？」というような話を耳にする。

このような質問は次のようなたとえ話を思い起こさせる。

「高脂肪の食習慣をしていながら、体を健康な状態に保つのに完全に遺伝子をあてにするのは、道路標識や信号のない交通量の多い交差点を渡るのとよく似ている。若干の人は無傷で渡れるだろうが、多くの人々は怪我をするだろう。あるいは死ぬかもしれない」

この人の祖父は高脂肪の食事をしていても、コレステロールを一掃する優れたメカニズムが体に備わっていて、破壊や脂肪性プラークの堆積にも耐えられる強い動脈の内膜を持っている人なのだ。

しかし、この質問をしたその孫の男性の遺伝子は、厳密にはその祖父のものと同じではないことを忘れてはならない。この質問者自身の遺伝子には、祖母および、両親の遺伝子も混合されているのだ。

そのため、祖父には冠動脈性疾患に対する防衛力があっても、彼にもあるという保証はない。

これとは逆の質問を受けることもある。それはさらにもっと重要だ。

「私の父もその兄弟も五八歳のときに心臓発作で亡くなっています。彼らの父親もまた六三歳のときに同じ運命を辿っています。彼らと同じ運命を避けるために私にできることが実際、何かあるでしょうか？　私は遺伝子によって心臓病になるように運命づけられているのでしょうか？」

この場合、答えは明らかに「ＮＯ」だ。コレステロール値を一五〇mg／dl、あるいはＬＤＬコレステロール値を八〇mg／dl以下に保っている限り、あなたもそして、この遺伝子を引き継いでいるほかの血縁者たちも、心臓病にはならないだろう。

私が患者たちによく話す家の火事のたとえ話を、もう一度思い出してほしい。その火事にさらに油を注ぐようなことさえしなければ、燃え落ちるようなことはないのだ。

ウィリアム・シェイクスピアの言ったこと（注9）を私流に言い換えると、「運命は遺伝子のせいではない。我々自身、および我々の食べ方のせいである」となる。

次の章は、それに答えるだけでも一つの章になってしまう「よくある質問」についてである。

【注9】「運命とは、最もふさわしい場所へと、あなたの魂を運ぶのだ」

第10章 なぜ「心臓にやさしい」オイルもダメなのか

一九九〇年代、突然「地中海ダイエットの驚異」というニュースの見出しが話題沸騰となった。平均的なアメリカ人の食事よりもはるかにずっとヘルシーな食事法であるとして、広くもてはやされたのだ。〈1〉

それは主にグルノーブル（フランス南東部の都市）にあるジョセフ・フーリエ大学のミッシェル・デュロルジュリル博士をリーダーとするフランスの科学者らのグループによる研究に基づくものだった。この研究は「リヨンダイエット心臓研究」として知られ、ここから数多くの雑誌や新聞記事、そして地中海風料理の本が生まれている。

この研究でフランスの研究者らは最初の心臓発作を乗り越えた六〇五人の被験者（研究対象者）全員を集め、二つのグループに分けた。

コレステロール値や血中脂肪値、血圧、喫煙習慣を含む冠動脈疾患のリスクファクターに関しては、これらの二つのグループの状況は非常によく似ていた。

被験者たちのおよそ半分（三〇二人）は、「地中海スタイルの食事」をするように言われた。それは、米国心臓病協会が次のように定義づけているものだった。

・果物、野菜、パンおよびほかの穀物、イモ類、豆類、ナッツ類、シード類に富むもの。

・重要な一価不飽和脂肪酸源としてのオリーブオイル。
・少量から中程度の乳製品・魚・鶏肉、および少量の赤身肉。
・一週間に〇個から四個までの卵。
・少量から中程度のワイン。

このグループの参加者らは、一日のカロリー量の平均三〇％を脂肪から（このうち八％は飽和脂肪、一三％は一価不飽和脂肪、五％は多価不飽和脂肪から）、そしてまた、一日二〇三mgのコレステロールを摂取するように言われた。

残る三〇三人の被験者は、この研究の対照群とされ、担当医から「分別のある食べ方をするように」という食事上の指導以外には、特別なアドバイスは与えられなかった。

彼らは平均して、米国心臓病協会が「米国内で典型的に食べられているものに相当する」と称する食事をした。

その内容は、カロリーの三四％が脂肪からで（そのうち一二％が飽和脂肪、一一％が一価不飽和脂肪から、そして六％が多価不飽和脂肪から）、一日およそ三一二mgのコレステロールを含むものだった。

一年あまりのち、「地中海スタイルの食事」をした人々の結果は、対照群よりずっとすばらしいと研究者らは気づいた。彼らが報告した結果は「めざましいもの」だった。

さらにほぼ四年後には、その結果はなお一層はっきりした。

「地中海スタイルの食事」をしたグループでは、入院が要求されるものの、比較的たいしたことはないものから、狭心症や脳卒中、あるいは心不全、心臓発作、そして死といった重大な緊急事態まで心臓の病気が発生する可能性が、五〇～七〇％低かったのである。

センセーショナルな結果だった。この研究者らは大いに注目を浴び、地中海ダイエットが多くの支持者を引きつけたのも当然のことだった。

そしてまた、私の患者たちの多くが、私の栄養摂取プランは、「冠動脈疾患の進行の停止と回復のプログラム」の一部として、オリーブオイルやキャノーラオイルのような一価不飽和脂肪酸が豊富なオイルを使わないことに、最初戸惑ったのは無理もなかった。

この「リヨンダイエット心臓研究」が広く報じられるようになって以来、メディアはこれらのオイルを「心臓によい」と言うようになったのである。

これは見当違いも甚だしい。これらのオイルは心臓によいわけがない。オリーブオイルの一四〜一七％は動脈を詰まらせるタイプの飽和脂肪なのだ。これは心臓病を促進していくうえでは、ローストビーフの中の飽和脂肪と全く同様に悪いタイプの脂肪だ。

このようなオイルを許している「地中海スタイルのダイエット」は、飽和脂肪がさらに多い食習慣と比べると、冠動脈疾患の進行のスピードを遅らせるかもしれないが、この病気の進行を止め、症状を回復に向かわせることはない。

ハーバード大学公衆衛生学部教授のウォルター・ウィレット博士は一価不飽和オイルの恩恵を褒めちぎる本を書いている。最近彼がクリーブランドで講演をしたとき、私は彼に一価不飽和オイルに富む食事が冠動脈疾患の進行を停止し、回復させた証拠を見たことがあるかどうか尋ねてみた。彼の答えは「NO」だった。しかし彼は、「リヨンダイエット心臓研究」には、この病気の進行の停止と回復を示す間接的な証拠があると言い添えていた。

ここで、この研究を再検討してみよう。「地中海スタイルの食事」をしていたグループが、対照群のグループとほぼ同様の悪い食べ方はしていなかったことには、疑問の余地はない。

しかし、この「リヨンダイエット心臓研究」の結果には、別の見方もできる。

この研究が終わったほぼ四年後までに、「地中海ダイエット」をしていた被験者たちの二五%、すなわち四人に一人は亡くなるか、あるいは何らかの新たな心血管系疾患を経験していたのである。

この結果は、冠動脈疾患のような非悪性疾患にとって悲惨な結果だと私は思う。私たちはこれよりもっといい結果をもたらすことができるのだ。


一九九七年の第二回コレステロールおよび冠動脈疾患に関する国際サミットで、ベストセラーとなっている『The China Study』（邦訳『チャイナ・スタディー』グスコー出版）の共著者T・コリン・キャンベル博士は、「リヨンダイエット心臓研究」の結果に関して彼の見解を求められた。これらの結果を、彼が行なった、冠動脈疾患はほとんど存在していない中国農村部の健康と栄養摂取に関する研究結果と比較してほしいというのだ。

キャンベル博士は一瞬たりともためらわずに次のように答えたのである。

「地中海ダイエットと中国農村部のダイエットは実質的には同じです。しかし、冠動脈疾患に関しては、オリーブオイルを使わないことが、中国農村部の人々が「リヨンダイエット」よりすばらしく成功している理由だろうと思います」


事実、医学文献には一価不飽和オイルの有害な影響を示す証拠があふれている。南カリフォルニア大学医学部の故デーヴィッド・H・ブランケンホーン博士は、冠動脈疾患のある人のベースライン（実験開始前）の血管造影図を、一年後のフォローアップ検査で撮った血管造影図と比較している。

博士は一価不飽和脂肪を摂取していた人々は、飽和脂肪を摂取していた人々と同様に、冠動脈疾患が進行していたことを発見した〈2〉。

同様に、ウェイクフォレスト大学バプティスト・メディカルセンター（ノースカロライナ州）のローレンス・リューデルは、脂肪代謝が人類と非常によく似ているアフリカミドリザルの食習慣の実験を行なっている。

五年目の終わりには、一価不飽和脂肪を摂取していたサルたちは、高いHDL（善玉）コレステロール値と低いLDL（悪玉）コレステロール値を示していたが、これらの病理解剖の結果は、飽和脂肪を与えられたサルたちと全く同様に、冠動脈疾患になっていたのである〈3〉。

のちにリューデルはネズミなどの齧歯《げっし》動物を用いた実験を行ない、同じ結果を得ている。

また、メリーランド大学医学部のロバート・ボーゲル博士（七五ページ）は、私が第5章で詳しくお話ししたような実験を行ない、パンをオリーブオイルに浸して食べると、上腕動脈の拡張を低下させることを発見している。この現象は通常、上腕動脈の駆血帯テスト（BART）（注1）で見られるものだ〈4〉。

これはすなわち、オリーブオイルは内皮細胞を一時的に傷つけ、内皮細胞の一酸化窒素製造能力を損なわせてしまうことを示唆しているのだ。

さらに日本の研究者らが、一価不飽和脂肪は血糖値と中性脂肪値を上昇させてしまうことを、糖尿病の傾向のある齧歯動物で証明している〈5〉。

それからオリーブオイルに関しては、私が体験した、次のような例もある。

【注1】 止血帯を腕に巻き、しばらくしてから動脈の状態を調べる検査。

二〇〇四年の夏、ノースカロライナ州のウィリアム・バレンタイン牧師から私は電話をもらった。彼は一九九〇年に五本の冠動脈バイパス手術を受けている。

手術以来、彼は注意深く「プラントベースの栄養摂取プログラム」に従ってきた。彼の体重は二一〇ポンド（約九三・五kg）から細身の一五六ポンド（約七〇・八kg）に落ち、これを何年もキープしていた。ところが二〇〇四年の半ば、彼は狭心症が再発したのである。特にエクササイズをしているときや、時には休息しているときでさえも、胸の痛みを経験するようになった。

彼は私のプログラムを健康関連のニュースレターで読んだことがあったため、私のアドバイスを求めてきた。

彼は度重なるバイパス手術をとても心配していて、これを避けたいと願っていた。しかし、狭心症を抑えるために、自力でこれ以上何ができるか、想像もつかなかったのである。しかも彼は、全穀物や豆類、野菜そして果物を食べていたため、私も最初、当惑してしまった。

どうアドバイスしたらよいのか困惑した私は、バレンタイン牧師に、もう一度食べているものをすべて余すところなく、話してくれるように頼んだ。

すると、食べているもののリストに追加されたものがあった。彼は昼食と夕食のサラダにはいつも「心臓によい」オリーブオイルを使っていることを報告するのを忘れていたという。

それがまさに「ピンと来た瞬間」だった。私は即座にオリーブオイルをやめるようにアドバイスした。彼はそれを実行し、七週間後には彼の狭心症は完全になくなった。

【訳・監修者補足】　フラックスシードオイル（亜麻仁油）もいけないのか?

ごく最近では「フラックスシードオイルが、心臓病を予防する」という情報も巷にあふれています。確かにフラックスシードオイルには血液サラサラ効果や抗炎症作用があり、心臓病予防に役立つオメガ3脂肪酸（二八ページ）が豊富です（脂肪中の五三〜六二％がオメガ3脂肪酸）。

しかし、非常に大きな欠点があります。それはフラックスシードから摘出されたオイルは（ほかのどんなオイルもそうですが）、たとえ低温圧搾であっても、ビタミンCやE、ベータカロテン、セレニウム、あるいはさまざまなファイトケミカルのような、酸化を防ぎ、安定した状態を保つのに役立つ成分のほとんどが失われているため、きわめて不安定であることです。

このようなオイルは光や空気、熱に触れた瞬間に酸化され、「過酸化脂質」という有害な脂質に変わってしまいます。そして体内のコレステロールやタンパク質をカスケード式（六五ページ）に酸化させていくので、オメガ3脂肪酸の健康効果は低下してしまうのです。

エセルスティン博士がオメガ3脂肪酸源として、フラックスシードを推奨しているのは、オメガ3脂肪酸が酸化を防ぐ栄養とともに一つのパッケージになっているからです。

エセルスティン博士は講演会で聴衆に食事指導をする際はいつも、両手をラッパのようにして口に当て、「NO《ノー》 OIL《オイル》!」と声を大にして強調しています。

ついでですが、最近オメガ3脂肪酸の摂取が極端に少なく、逆にリノール酸を多く含むオメガ6脂肪酸系の植物油（ベニバナオイル・ヒマワリオイル・コーンオイル・大豆オイルなど）、あるいはマーガリン（トランス脂肪酸を多く含む）の摂取が多すぎるために、オメガ3脂肪酸とのバランスが崩壊してしまっている人が少なくありません。

オメガ6脂肪酸と3脂肪酸のバランスは、一〜四対一の範囲に保つのが理想ですが、揚げ物や炒め物、マヨネーズ、加工食品、スナック菓子などの摂取が習慣になっている人では、二〇対一にもなっています。

このバランス崩壊は、心臓病やガン、糖尿病をはじめ、次のような現代人のさまざまな病気と密接に関係しているのです。

さまざまな感染症、高血圧、生理に関するトラブル（生理痛や月経前症候群など）、子宮筋腫、更年期障害、骨粗鬆症、うつ状態、アレルギー（花粉症・食物アレルギー・喘息ほか）、慢性疲労症候群、炎症性の病気や自己免疫疾患（歯周病・偏頭痛・腱鞘炎・関節炎・関節リュウマチ・乾癬・狼瘡・紅斑・膠原病・クローン病／炎症性腸疾患など）、肌や髪のトラブル（ニキビ・主婦湿疹・乾燥肌・痛みやすい髪）、目のトラブル（ドライアイ・黄斑変性）、アルツハイマー病ほか加齢による脳の老化、胎児や乳児の脳神経発育不全、自閉症ＡＤＨＤ（注意欠損多動障害）など。

エセルスティン博士の「栄養摂取プログラム」では、油の使用をすすめていないので、オメガ6脂肪酸を過剰に摂取してしまい、オメガ3脂肪酸とのバランスを崩壊させることはありません。

体に必要なオメガ6脂肪酸は、未精製の全穀類や豆類、野菜から十分に摂取できます。オメガ3脂肪酸はフラックスシード、ヘンプシード、チアシード、クルミなどに豊富に含まれています。

第11章

同好の士――「プラントベースの食事」を重視する健康のスペシャリストたち

コーネル大学教授で「ザ・チャイナ・プロジェクト」を指揮し、その本（『チャイナ・スタディー』グスコー出版）を共同執筆したT・コリン・キャンベル博士は、医学には「二つの世界」があると見ている。それは、健康への取り組み方に対する二つの根本的に異なった見方だ。

「一方のコンセンサス（一致した意見）は治療法として薬を重視し、他方は食べ物を重視する」という見方で、西洋医学はほとんどが薬の使用を選ぶが、それは間違っていると彼は言う。

私もキャンベル博士に同感だ。しかし、ここ二〇年ほどの間、欧米諸国では、健康に対する栄養学の重要性を認識する方向へ向かう動きが出てきている。これは歓迎される進歩だ。

だから私は、西洋医学の体制に対してあえて立ち上がったすべてのパイオニアたちを、非常に尊敬している。彼らの業績は、私自身の仕事に非常に役立ってきた。

我々はいくつかの細かい点では意見を異にするところもあるものの、大部分は同じ山の頂上へ向かうための、異なった道を代表していると思われる。

1 【T・コリン・キャンベル博士】

T・コリン・キャンベル博士はこれらのパイオニアの一人だ。彼は、ミルクや食肉タンパクをより多く生産する方法の研究を計画して、コーネル大学へ行った人である。

ところがキャンベル博士はそこで、自分自身、およびほかの研究者らの研究から、これらの製品は人間の健康にとって有害であることを発見したのだ。

今どきとてもまれなことだが、彼には一種の知的誠実さがあったため、自分の焦点を、すばやく科学が導く方向へ切り替えたのである。

「ニューヨーク・タイムズ」紙は彼の研究「China《チャイナ》 Study《スタディー》」を疫学的栄養学研究の「グランプリ」と呼んだ。

この研究を一般市民向けに解説した『チャイナ・スタディー』（グスコー出版）でキャンベル博士は、密室交渉や、自分たちの製品をアメリカ人の食習慣の中で優位に保つためには手段を選ばない動物性食品業界一辺倒の政策を、完全にそして大胆不敵、かつ率直に分析している。

こうしてキャンベル博士は、私たちの今後の食習慣のあり方に関して重要な役割を果たしてきたことはほぼ間違いない。彼はまた、長年の間、学部生たちにアメリカ第一級の栄養学講座をも教えてきた。その卒業生たちは、二一世紀のアメリカの栄養学の基礎を築いていくことだろう。

2 【ネイサン・プリティキン】

ネイサン・プリティキンは栄養学の体制に果敢に抵抗したもう一人の例だ。私は彼に会ったことはないが、彼の書物を読んでおり、ここ何年もの間、彼が指導した何人かの人たちと一緒に仕事をしてきた。

プリティキンはエンジニアだったが、生涯にわたって医学と栄養学に関心を持っていた。彼は勉強をしていくうちに、心臓病またはガンになる人はほとんどいない、メキシコ北部に住むタラウマラ族インディアンのことを知った。彼らの食生活のほとんどすべては、複合炭水化物から成っていたのだ。プリティキンは、これらのインディアンこそ、アメリカ人たちが見習うべき手本を示していると確信するようになった。そして人生の大半をこのメッセージを広めることに捧げたのである。

彼が奨励した食事は、野菜や果物、全穀物の摂取が強調されており、少量の赤身肉や鳥肉、魚も含まれてはいたが、全体的に見て低脂肪・高食物繊維の食事で、さらに適度なエアロビック・エクササイズをもすすめていた。

プリティキンは医学の学位がなかったため、彼の研究は医学界から全く受け入れられなかった。しかし、そんな状況でも、彼は決して引き下がらず、彼への批判に対して、自分の見解を堂々と主張していた。

彼の考え方が正しかったことが証明されたのは、彼が一九八五年に白血病の試験的治療による合併症のため六九歳で亡くなったあとのことだった。

「ニューイングランド・ジャーナル・オブ・メディシン」誌が、プリティキンの冠動脈には硬化と脂肪性沈着物が「注目に値するほど完全に」存在しなかったことを特筆した病理解剖の結果を公表したのだ。

「彼の血管はティーンエージャーの血管のようだった」と監察医は断言した。[1]

ネイサン・プリティキンに師事したハンス・ディールは、よりヘルシーなライフスタイルの構築を、自分の一生の目標にした。彼の「冠動脈健康改善プログラム」（ＣＨＩＰ）では、地域社会全体の人々に、悪い栄養摂取習慣の改善法について指導している（注1）。

私はCHIPの招待講演者の一人として招かれたことがあるが、そのとき、自分自身の健康を自分で管理することを教えるために、非常に大勢の人々を集めることができる、その創立者、ディールの不思議な力を、私はじかに経験した。(2)

3 【ジョン・マクドゥーガル博士】

さらにこの分野のもう一人のパイオニアは、ジョン・マクドゥーガルという名の医師だ。マクドゥーガル博士は三〇年あまりにもわたり、食習慣の健康に対する決定的な重要性について教えてきた。

私は博士の「マクドゥーガル・プラン」（邦訳『マクドゥーガル式完全自然食健康法』河出書房新社／絶版）を一九八三年に読んだが、この本はプラントベースの栄養摂取に取り組む自分は間違っていないと確信するのに役立った。

マクドゥーガル博士がこのテーマに関心を持つようになったのは、ハワイの砂糖農園に住んでいたときのことである。博士が述べているように、ここで彼はフィリピン人、日本人、中国人、韓国人などの一世、二世、三世たちに出会った。

患者たちのうち、伝統的な栄養摂取の原則からすると、実質的には乳製品または肉類が全くない「最悪の食習慣」をしていたこれらの移民の一世たちは、常にスリムで健康だと、博士は気づいた。

「彼らは心臓病、糖尿病、乳ガン、前立腺ガン、関節炎などにはならず、主に米と野菜の食習慣で、全般的に八〇代、時には九〇代まで完全に健康で、元気に働いていた」と博士は言う。

ところが後世の人々はもっと欧米化し、専門家たちが「バランスのとれた食事」と考えるものを食べることを学ぶにつれ、ますます肥満になり、そして病気が増えてきたのだ。

「このことがあってから私は、『よい栄養摂取』に関して以前教えられたことをすべて見直すようになったのです」とマクドゥーガル博士は話す。

それ以来博士は、主に「デンプン性食品中心」のベジタリアンの食習慣の恩恵について書き、指導している。

4【ディーン・オーニッシュ博士】

この二〇年あまりの間に登場した低脂肪の栄養摂取プログラムのすべてのうちで、おそらく私のものと最もよく似ているのが、ディーン・オーニッシュのものだ。

私はオーニッシュ博士と二〇年来の知り合いで、彼の功績を深く尊敬している。私の招きに応じて博士は、クリーブランド・クリニックや予防心臓病学国際会議で話をしてくれたことがある。

心血管の健康を促進するためのさまざまなプログラムの中でも、論文審査のある研究に基づいて、「心臓病の進行の停止と回復」を証明しているのは、唯一、オーニッシュ博士と私のものだけだと私は認識している。

すでに述べたように、私自身の二〇年にわたる研究は、一九八五年に始まった。

私はプラントベースの食事とコレステロール低下薬を用いて、私の患者たちの総コレステロール値を一五〇mg／dl以下にするという明確な目標を定めた。

私が強調したことは、徹底的に私の「栄養摂取プログラム」を守ることだった。私はこの点について、患者との第一回目の面談と、初めの五年間の二週間ごと、その次の五年間は四週間ごと、そして

【注1】今日では「完全な健康改善プログラム」(Complete Health Improvement Program)と改称されている。

研究の最後の二年間は一二週間ごとにそれぞれ行なっていた食事日記の点検を通して、彼らの認識を強化してきた。

私の研究の参加者たちは、全員が三本の冠動脈すべてに病変がある重病患者たちだった。ほとんどが以前に心臓バイパス手術や血管形成術などを受けていたが、これらは結局のところ役に立たなくなっていた。

何人かは、これらの処置を二回も受けたが失敗に終わっていた。また、担当の心臓医から、「これ以上なすべきことは何もない」と言われていた人も何人かいた。つまり、彼らは自分の病気の進行は避けられない、と覚悟しなければならない状況だった。

一方、オーニッシュ博士は一九八六年に研究を始めた。私と同様、彼もプラントベースの栄養摂取で冠動脈疾患を回復させることを目指していた。しかし彼の場合は、患者たちにコレステロール値の目標を特定せず、またコレステロール低下薬も使用していない。

私の患者たちと同じようにオーニッシュ博士の患者たちもまた、三本の冠動脈に疾患があった。オーニッシュ博士は、プラントベースの食事を採用するのに加えて、リラクゼーションとメディテーションをとり入れることと、スケジュールに基づいたエクササイズ・プログラムに参加することを患者たちに要求した。

またオーニッシュ博士の研究では、同じような重症の冠動脈疾患がある患者たちが、伝統的な心臓病療法のプログラムに従うという対照群があった。

私は自分の研究から、特定の文化圏の人々を冠動脈疾患にならないように守っているのは、メディテーション、あるいはエクササイズではなく、プラントベースの栄養摂取であると確信していたため、指導した栄養摂取プログラムに従って食べることに誠心誠意力を注ぐ以外は、私の患者たちには何も要求しなかった。

私は患者たちに正しい栄養摂取をすることに一〇〇％重点的に取り組んでほしいと願っていたので、彼らのライフスタイルにあまり多くを要求すると、正しい食事摂取に専念することが妨げられてしまわないかという懸念があった。

リラクゼーションやエクササイズの健康効果に関しては、十分に立証されているため、メディテーションをしたい人は、もちろん自由にしてよかったし、エクササイズも奨励した。

メディテーションをした人は誰もいなかったが、エクササイズに関しては、ほとんどがウォーキングを選んでいた。たまにジョギングや水泳をした患者たちもいた。

注目されるのは、この研究が始まる前に脳卒中を起こし、中程度の障害があった私の二人の患者だ。彼らは全くエクササイズをしなかったが、エクササイズをしていたほかの患者たち同様、研究開始以来二〇年あまりの間、すばらしい成果を上げていた。

だから冠動脈疾患のある患者でエクササイズができない人も、失望するには及ばない。本書の栄養摂取プログラムを完全に忠実に守っていれば、この病気の進行を止めることができるだろう。

オーニッシュ博士は研究開始からわずか一年で、それまでの研究結果を発表した。その一二か月の間に、博士の研究の参加者たちは、対照群のメンバーたちよりも狭心症の発作が軽く、頻度も少なくなっていた。

研究グループの患者たちのフォローアップ検査の血管造影図は、冠動脈疾患が回復していることを示しており、このプログラムの効果は、五年後のフォローアップ研究のときも続いていた。

この実験に参加した患者たちの五年後のＰＥＴ検査の画像は、「病気の九九％は治すことができた」、すなわち「回復できた」ことを裏付けていた。

オーニッシュ博士はこの実験に参加していた患者たちには、五年間で二五の新たな冠動脈のトラブルがあったことを報告している。これは従来の心臓病治療を受けていた対照群たちに確認されたよりも、二・五倍も少ないのだ。

私はオーニッシュ博士の最初の研究に参加した患者たちに直接会ったことがあるが、彼らは私の研究の患者たちと同様、一九年後も経過が良好だった。

今日「オーニッシュ・プログラム」は、全国の複数の病院で採用されている（注2）。

一方、私は研究結果の最初の報告書を発表するのを五年待った。狭心症はすべての患者で減少しており、完全になくなった患者も数人いた。

またフォローアップの血管造影図も、病気が驚くほど回復していたことを証明していた。

平均総コレステロール値は一三七mg／dl、平均LDL値は七七mg／dlだった。一二年後の公式研究の終わりには、患者たち一八人のうち一七人は、研究開始以来冠動脈のトラブルを**一つも経験していなかった**ことを報告できた（残りの一人は、プログラムを従順に守らなかった患者で、バイパス手術が必要になった）。

第6章でも述べたように、二〇年あまりのち、これらの患者たちは元気に活躍している。

私の患者たちに関する一二年間の報告書は、「冠動脈疾患の進行停止と回復」に関する医学文献中、私の知る限り最も長期間の追跡研究だ。

オーニッシュ博士と私の研究の両方がはっきり示しているように、最も重要なことは、プログラムのメッセージ全体を理解し、それに従うよう患者たちを説得することである。我々のアプローチはいくつかの点で大幅に異なっているが、目指すところは同じだ。心臓病の進行を止め、その影響を根絶させることである。

5【最近の研究】

では、次世代を担う人たちの研究はどうだろうか。この分野の研究も著しく進歩してきた。

この分野の研究は一九九五年に「Dr. Attwood's Low-Fat Prescription for Kids：A Pediatrician's Program of Preventive Nutrition」（アットウッド博士の子供たちへの低脂肪食のススメ：小児科医の予防栄養学プログラム）が出版されたことに始まった(3)。

必要な要素のすべてが見事に網羅されているこの本は、七〇%のアメリカの子供たちは一二歳までに、動脈内に心臓病の前触れである脂肪性沈着物が形成されていると述べている。

一九九八年に亡くなったチャールズ・アットウッド博士は、その著書の中で、子供や青年期の若者たちにプラントベースの食事がもたらす悪影響に関する、たくさんの俗説を否定した。

その俗説の中には、「プラントベースの食事をしている子供は、十分に成長しない」、または「十分なエネルギーがない」、あるいは「十分なカルシウムやタンパク質、鉄を摂取していない」、「肥満やコレステロール値のコントロールは、子供が年をとってからでよい」といったものがあった。

きわめて忙しく患者の治療に当たっていたベテランの小児科医アットウッド博士は、子供たちから

【注2】「メディケア」（アメリカ政府の高齢者向け医療保険制度）を含む多数の生命保険会社が、「オーニッシュ・プログラム」による心臓病治療を保険扱いとしています。このほうが伝統的な治療法（血管形成術、ステント手術、バイパス手術など）よりもずっと費用がかからないばかりか、結果もすばらしいからです。ちなみに「オーニッシュ・プログラム」のコストは患者一人当たり六〇〇〇ドルですが、バイパス手術は四万ドルかかります。

低脂肪のヘルシーな食習慣を行なうのを妨げている障害をとり除く必要があると感じていたのだ。

最も注目されるのは、乳製品、鳥獣肉類、魚、油を小児の食事から排除するようすすめるために、アットウッド博士がきわめて勇敢な手段をとったことだ。

博士のアドバイスは、今は亡きベンジャミン・スポック博士によって認められ、支持された。スポック博士は、アットウッド博士の本の前書きを書いている。

その本が出版されて以来、同様のアドバイスが書店やインターネット上にあふれるようになった。「子供たちに低脂肪のプラントベースの栄養を与えると、彼らが大人になってから心臓病やガンなどの痛ましい病気にならない」と示唆することは、今日それほど革新的とは思えない。

しかし、子供たちはヘルシーな食べ方が好きになるものだろうか、と疑問に思う人もいるに違いない。アントニア・ディマスはその質問にはっきりと「イエス」と答えている。

一九九〇年代、コーネル大学で栄養学の博士号取得に挑戦していたディマスは、ニューヨーク州トルーマンズバーグで実験を行なっている。

彼女の実験の対象者たちは、プラントベースの食事を自分たちで作って食べた幼稚園から小学校四年生までの子供たちだった。

子供たちは、実際に食事を作りながら栄養について学ぶと、低脂肪のプラントベースの食習慣をとり入れるだけではなく、とても熱心に実行することを彼女は証明した。

彼女の博士論文「Food Education in the Elementary Classroom（小学校の教室で食べ物教育）」は、数多くの賞を受賞し、国際的にも注目された。

ディマスは今日、トルーマンズバーグに本拠を置く非営利団体「The Food Studies Institute」（食品研究協会）を指揮している。これは子供たちの長期間にわたる健康と教育に取り組む組織だ。

二〇〇一年、彼女は「Food is Elementary」（食べ物は基本）という本を出版した。これは子供たちに食べ物、栄養、文化、そして美術を教えるのに、複合的な訓練法を用いる小学校の学習指導書だ。

さらにディマスの協会は低脂肪・高食物繊維の食事選択を学校給食プログラム（注3）にとり入れ、子供たちが栄養摂取について学んでいることに、父兄も参加してもらうよう全国の学校と連携して活動をしている。

私はこうしたすべての進歩をとてもうれしく思っている。しかし、プラントベースの食習慣に関する知恵と恩恵を立証している研究が十分あるにもかかわらず、プラントベースの食事の支持者たちは今、数々の手ごわい相手と直面している。その相手とは、人々の食事選択にいまだに巨大な影響力を持つ動物性食品業界から医学界そのものにまで至る。

私の同士のディーン・オーニッシュは、ヘルシーな食べ方を信じている我々が直面しているジレンマを、次のように要約している。

「人々の体をメスで切り開くことは医学的には保守的な手段だとしているのに、人々にバランスのとれたベジタリアンの食事をするようにアドバイスすることが、どうして過激だとみなされるのか、私には理解できない」

その通りだと思う。

【注3】この学校給食プログラムは米国農務省（ＵＳＤＡ）が5年ごとに改定している「アメリカ人のための食生活指針」に沿っている。

第12章 「正しい食べ方」を学べば、病気知らずのすばらしい世界が開ける

今日**「ヘルスケア」**は、控えめに言っても、手に負えなくなっている産業だ。もしここで大改革を行なわなければ、アメリカの医療費は二〇一四年までに国内総生産のおよそ五分の一を占めるだろうと予測されている。〈1〉

今世紀の半ばまでに、「メディケア」（一五九ページ）の支出だけで、アメリカ合衆国の予算のおよそ四〇％を費やすことになるという。これは膨大な支出だ。そしてその影響は、すでに痛ましい形で現れてきている。

私がこれを書いているときでさえ、かつては世界中で最大かつ最も有力な企業だったジェネラルモーターズ社（GM）は、かつてない経営不振の打開策として、過酷な工場閉鎖と人員削減を発表している。それによると、今後数年の間に北米の三万人あまりの従業員を削減することになるという。その主な理由は、GM社の社員および退職者の医療費だ。医療費があまりにも膨張したため、同社は製造している車各一台の価格に、一五〇〇ドルを加算しているという。

この問題はGM社だけに限らない。この二〇年のうち最も成功している企業の一つであるスターバックス社は、最近コーヒー豆の仕入れコストよりも、従業員の医療費に多くのお金がかかっている

と発表している。

アメリカ流の経済的な観点から、雇用主たちは従業員たちにもっと医療費を負担するように頼んだり、多くの場合、会社の保険制度をやめるなどして、必至で医療費を抑えようとしている。

労働者組合は、物価高騰に対応する賃金を保証する契約を雇用主と交渉できないと気づき始めた。医療費が企業の利益幅を極端に蝕《むしば》みつつあるからだ。

企業は工場を閉鎖し、仕事を賃金や医療費がもっと安い海外へ移転させつつある。こうしてますます多くのアメリカの被雇用者たちは、保険未加入の立場に陥っていくのだ。

では、私たちにできることがあるだろうか？　この質問へのかなり過激な回答は、**「慢性の病気を撲滅させることを目指すべきである」**ということだ。それは達成できない目標ではない。

アメリカ人の医療費のほとんどは、心臓病や脳卒中、高血圧、糖尿病、欧米の一般的なガンである乳ガンや前立腺ガン、大腸ガンなどの病気の末期に使われている。ここに挙げた心臓病以外の病気もまた、心臓病そのものと同様、有害なアメリカ風の食習慣のシビアな結果と言えるのだ。

そして今日行なわれているこれらの病気の治療法もまた、心臓病の従来の治療法同様、予防に役立つものではない。

乳ガンを切りとってもらう、あるいは悪性の前立腺を完全に除去してもらう、またはガンになっている大腸を切除してもらうなどは、痛みを伴い、外観を損ない、費用もかかる。しかもたいていは、根本問題を解決することにはならないのだ。

私自身の研究は、冠動脈疾患とプラントベースの栄養摂取がいかにこの病気の進行を止め、回復できるかに集中していたが、歳月を経るにつれ、プラントベースの食習慣は、心臓病以外の慢性の病気にもまた、有益な効果があることを示す証拠がますます増えてきている。

たとえばアメリカの死因三番目の脳卒中の場合、心臓病にならないような食べ方をしていたら、脳卒中にもならないことを示す証拠が計り知れないほどたくさんある。

脳卒中には「脳出血」と「脳梗塞」の二つのタイプがある。

アメリカではあまり一般的ではない「脳出血」はさらに、「脳内出血」と「クモ膜下出血」とに分けられ、「脳内出血」では、高血圧のために脳の血管が破れ、そこから脳内に出血する。

一方「クモ膜下出血」は、高血圧のために、あるいは脳の表面の血管壁が遺伝的に弱いために、「動脈瘤《どうみゃくりゅう》」として知られる瘤《こぶ》ができてしまい、その「こぶ」が破れて脳の表面に出血する。

プラントベースの食習慣は、遺伝的な動脈瘤は治せないが、間違いなく血圧を低下させるのに役立つ。この食習慣は、この病気を予防するための重要な一歩なのだ。

もっと一般的なタイプの脳卒中である「脳梗塞」（「脳血栓症」と「脳塞栓症」の二種類）にとっては、「脳出血」の場合よりよい知らせがある。これは冠動脈疾患と原因が同じだ。

「脳血栓症」（虚血性）は脂肪やコレステロールが、ちょうど心臓に栄養分を与えている冠動脈を詰まらせてしまうのと同じように、脳へ酸素や栄養を運んでいる血管を塞いでしまったときに起こる。

「脳塞栓症」（塞栓性）もまた、脳に栄養や酸素を与えなくしてしまうのだが、「脳血栓症」とはプロセスが少し違う。

病変している動脈の内膜の一部が剥がれ落ちると、その破片（血管内でできた血液の固まりで、塞栓と呼ばれる）は血流によって、それ以上進めないほど狭い血管の中へ無理やり押し込まれる。

そうなると、この破片は血管を通る血液の流れを塞いでしまうのだ。これは体のほとんどどこででも起こる可能性があり、腎臓、腸、脚、あるいはほかの器官などへの血流も塞いでしまう。これが脳に栄養分を与えている血管で起こるのが、「脳塞栓症」だ。

【訳・監修者補足】日本の脳卒中のタイプも欧米型化している

日本でも、食生活の欧米化とともに、かつて圧倒的に多かった「脳出血」よりも、アメリカに多く見られる「脳梗塞」が主流になってきました。最近では「脳出血」による死亡率は一九五〇年の四分の一以下に減少したのに対し、「脳梗塞」による死亡率は約一二倍余りも増えているのです（厚生労働省の『平成30年（2018）人口動態統計（確定数）の概況』より）。

脳梗塞の増加は、心不全や心筋梗塞などの心臓病の激増同様、脂肪やコレステロールの摂取量の増加と比例しています。

一九九〇年パリ出身の医師、ピエール・アラメンコは、血管疾患のリスクがあるフランス人の男性たちに生じる脳卒中のプロセスを研究した。(2)

食道から挿入した超音波探触子を用いて、アラメンコ博士は各々の患者たちの上行大動脈（心臓から直接上昇して行き、脳内に分岐する巨大な動脈）の内壁上に堆積していくアテローム性のカスの厚さを測定したのである。

次に彼はこれらの男性を三つのグループに分けた。最初のグループでは動脈壁の内膜の上に一㎜のカスが現れていた。

二番目のグループのカスは、一から三・九㎜の間だった。そして三番目のグループでは三・九㎜以上あった。

アラメンコ博士はこれらの患者を三年間追跡した。予想通り、プラークの増加が最も多かった三番目のグループは、最もたくさんの塞栓を剥がし落としており、最も脳卒中が多かった（口絵15参照）。

脂肪性のプラークが血管壁に積み重なると、さまざまな形でダメージを引き起こす可能性がある。たとえばプラークが付着している大動脈は、冠動脈バイパス手術中に鉗子《かんし》によって挟《はさ》まれると、プラークの破片が剥がれ、塞栓物として血流に入り込んでいくのだ。

超音波を使って脳の中大脳動脈を観察していると、この閉塞性のプラークが脳に入っていくとき、この音をはっきり聞くことができる。

もし患者が手術中に亡くなった場合、病理解剖の際にプラークの破片が発見される可能性がある。この痛ましい一連の出来事は、冠動脈バイパス患者に術後生じるひどい認識力の低下について説明するのに役立つ〈3〉。

神経放射線科医もまた、磁気共鳴影像法を用いると、アメリカ人たちの脳に五〇歳頃から形成され始める小さな白い斑点を検出できると報告している。

これらの斑点は無症候性の「小さな脳梗塞」を起こしていたことを意味しているのだ（口絵16と17参照）。脳には血液の供給予備力がかなりあるため、最初のこれらの「小さな脳梗塞」は何の問題も起こさない。ところが、これらの「小さな脳梗塞」の発生が続くと、記憶力の低下を引き起こし、最終的には致命的な認知症を引き起こす。

事実、最近報告された研究から、これらの「無症候性脳梗塞」があると、認知症のリスクは二倍以上になることがわかってきた〈4〉。

今日我々は、すべての老人の精神的欠陥の少なくとも半分は、脳の血管損傷によって引き起こされると確信している。

つい最近、八五歳の人五〇〇人を対象にしたスウェーデンの研究から、これらの人々の三分の一は、何らかの形の認知症であることが明らかになった。

さらに綿密な分析によって、認知症のある人々の半分は、彼らの精神的欠陥は、脳に血液を供給している動脈に疾患があるためだということが判明した〈5〉。

同様に五五歳から九四歳までの五〇〇〇人を対象にしたオランダの研究では〈6〉、研究者たちは、彼ら全員の血液循環の状態を調べ、精神活動を伴う筆記テストを行なっている。

その結果はかなり明白だった。これらの動脈に疾患があり、そのために脳への血液循環が低下している人々は、動脈がクリーンな人々に比べ、このテストがあまりよくできなかったのだ。年のせいではなかった。動脈の健康状態が、その相違の要因だったのである。

これは意外なことではない。「脳に栄養分を運んでいる動脈が詰まっていること」と、「心臓に栄養分を運んでいる動脈が詰まっていること」は、同じ病気につきものの現象だ。

その原因は同じで、動脈壁への脂肪やコレステロールの蓄積や、血管のデリケートな内膜への致命的なダメージなどである。

したがって、その治療法もまた同じだ。血管の健康にダメージを与えるような要素は一つも含まれていない、健康にいい新しい食べ方をとり入れることなのである。

みなさんは、加齢とともに心臓病になるように運命づけられてはいないのと同様に、認知症になるようにも運命づけられてはいない。

脳卒中と認知症のほとんどの症例は、心臓病同様、全く生じる必要のないものだ。みなさんの大動脈はほかの動脈とともに、九〇歳でも九歳のときと同様に、きれいに保つことができるのである。

私の最初の心臓病患者の二人は、私の栄養摂取プログラムに参加する前に、脳卒中を起こしていた。ウィリアム・モリスは一度だけだったが、エミール・ハフガードは三度も起こしていた。

その結果、二人とも歩行障害があった。しかし、食生活を変えてから二〇年あまりたった今日、この二人の男性はまだ健在で、いずれも脳卒中は起こしていない。心臓を守るのに役立っているのと同じ栄養が、彼らの脳をも守っているのだ。

前述したように、私の患者たちの何人かは性生活が改善されたと気づいたというが、EDと心血管疾患の間にも強い関連性があることを、最近の研究が裏付けている。

二〇〇五年一二月、研究者らは、三八一六人の勃起不全の男性と勃起障害はない四二四七人を対象に七年あまり追跡した研究を発表した。[7]

研究開始以前からEDだった人や、研究中にEDになった人たちは、勃起不全になっていない人に比べ、心血管疾患になる可能性が四五％高くなっていたことがわかった。

EDは、高いコレステロール値や喫煙習慣、あるいは近親者に心血管疾患の人がいる場合などと同様、この病気の強力な前触れであることが、この研究から判明したのである。

プラントベースの栄養摂取でライフスタイルを完全に転換すると、心臓病の予防ばかりか、勃起能力回復のためにも最善の機会を与えてくれることを、我々自身の事例証拠が示唆している。

歳月が経つにつれ私たちは、栄養摂取の仕方が健康に影響するメカニズムについて、もっとよくわかってきた。すべての研究結果が、高脂肪摂取の古い食習慣を捨て、プラントベースの食習慣に変えることによって与えてくれる恩恵を強調している。

プラントベースの食事は食卓と私たち自身を、最も栄養豊かな要素で満たしてくれ、病気を予防し、ケガを治し、健康を増進するのに役立つのだ。

現代の欧米諸国に住むほとんどの人々の一生を図表で表すとしたら、ジェームス・フライズ博士とローレンス・クレイポ博士が『Vitality and Aging』（「活力と老化」の意）[8]と題する本の中で解説しているように、そのグラフの曲線は、すべてが順調な人生の絶頂期に向かっていくときの健康状態は一様で、その後、死に向かって着実に下降していく長い勾配《こうばい》曲線になるだろう（一七〇ページ図3参照）。

私たちはこの図表の形を一変させることができるのだ。新しいグラフでは、全盛期は古いグラフと同様に安定した状態を示しているが、絶頂期——古いグラフでは中央あたりに描かれていた、健康、強さ、満足な状態の期間——が延長されるだろう。

慢性の病気が晩年を悲しいものにしてしまうようなことは、もはやなくなる。それどころか体のすべての組織が自然に止まるまで、すべてが順調だろう（一七〇ページ図4参照）。

そのために必要なのは、ただ正しく食べることを学ぶだけなのだ。

図3　1840～1980年の生存率曲線は、私たちの平均余命は大幅に増加したにもかかわらず、寿命は変わっていないことを明らかにしている。
(「Vitality and Aging: Implications of the Rectangular Curve」より許可を得て転載)

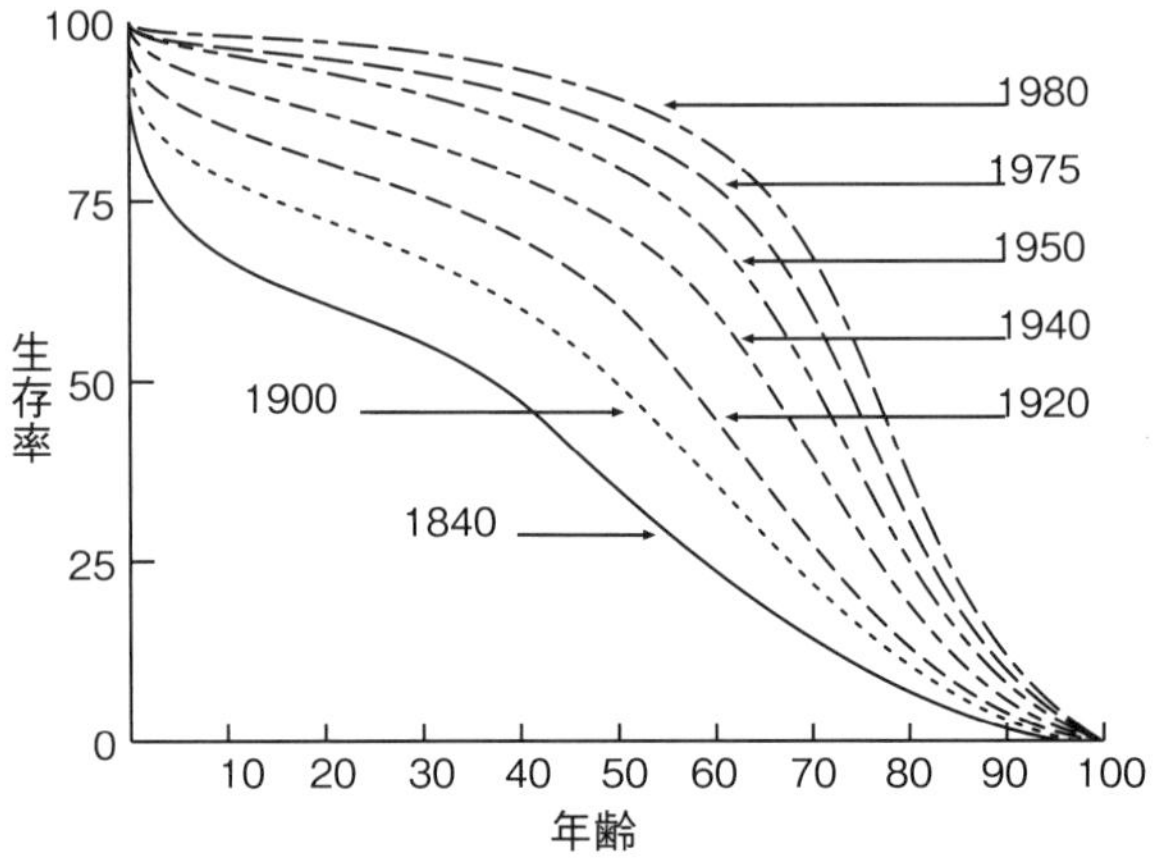

図4　長方形の生存曲線を大幅に右側へ移した曲線を描くには、私たちは慢性病を克服する必要がある。
(「Vitality and Aging: Implications of the Rectangular Curve」より許可を得て転載)

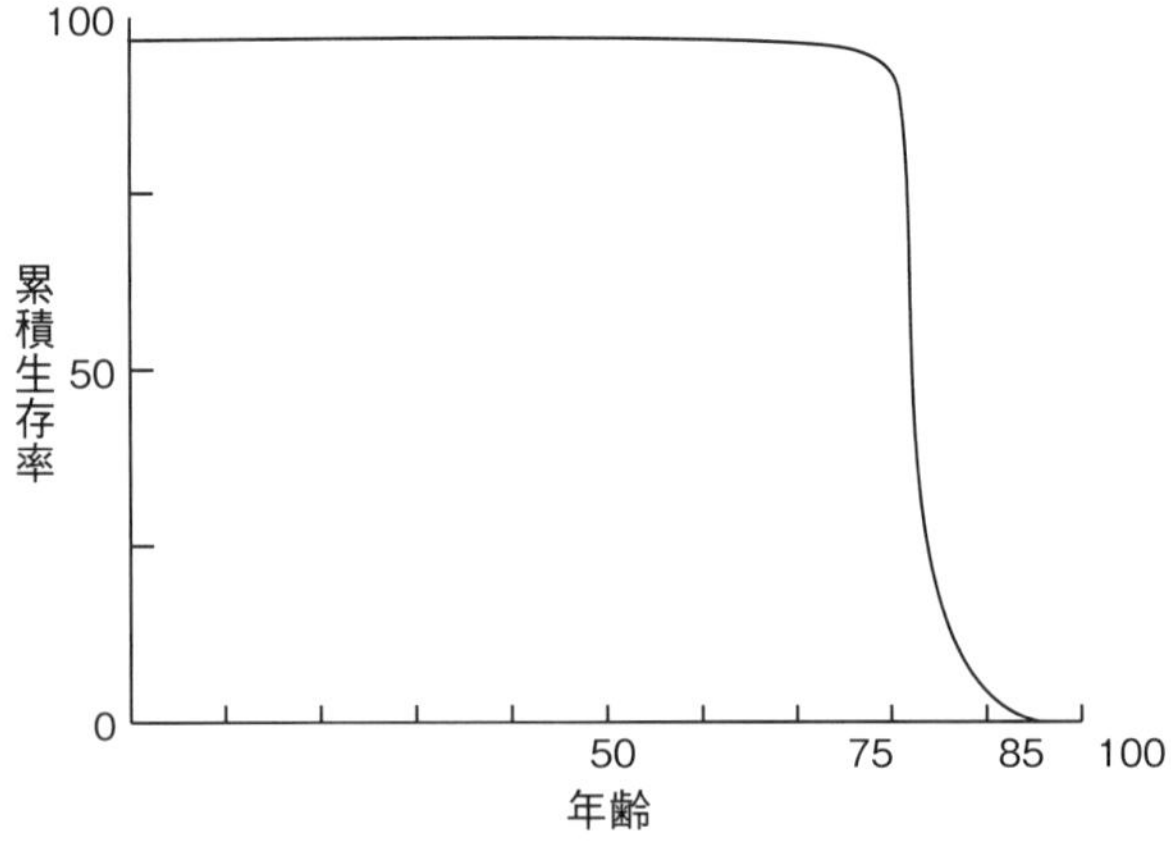

第13章　体をコントロールするのはあなた自身

一九六九年私がクリーブランド・クリニックの従業員になったとき、外科主任たちの更衣室のロッカールームのスペースは特別な場所で、誰でも容易に利用できるものではなかった。

その割り当てはアルファベット順で、私の姓は「E」で始まるため、「F」で始まる医師と一緒に使うよう割り当てられた。私はルネ・ファヴァロロと同じ外科医用のロッカーを二年間共有していた。

アルゼンチン出身のファヴァロロ博士は、優秀で独創的な、思いやりのある外科医だった。

一九六七年の五月、彼は心臓手術に革命を起こした。

患者の右の冠動脈の閉塞部分を切りとり、患者の脚の静脈の小片ととり替えたのだ。その同じ年の九月、今度は正真正銘の最初の冠動脈バイパス手術を行なった。脚からとった静脈の一片を上行大動脈に縫い込み、それを冠動脈の閉塞物のある部分の先に接続したのである。

以来彼は、何年にもわたってさまざまな種類のバイパス手術法を開発してきた。今日ではバイパス手術の生みの親、そして革新者として広く知られている。

同じロッカーを共有していた二人が、なぜ冠動脈疾患の治療に全く正反対の立場から取り組むことになったのか、私はここにある皮肉について思いをめぐらすことがよくある。

結局のところ、ファヴァロロ博士と私は、考え方がそれほど一致していなかったわけではないかもしれない。なぜなら、彼が二〇〇〇年七月に亡くなる少し前、「性急に治療することに専念する医師たちの意気込みと、現在二次予防（二七ページ）に向けられているわずかな試みとの間にある不当なギャップ」について、述懐していたのである。[1]

不安定冠動脈疾患（注1）の患者たちには、緊急なバイパス手術、あるいはインターベンション治療（二八ページ）を必要とするような特別な状況が常にあるだろう。しかし、私は栄養摂取を改善すれば、増加の一途をたどる患者の大部分は、これらの処置をしなくてもすむと確信している。

そして私は、かなり数多くの学究的な心臓医たちが、心臓病の機械的なインターベンション治療にこぞって猪突猛進《ちょとつもうしん》することに疑問を抱き始めていることをうれしく思う。

その一人がスタンフォード大学のジョン・クーク博士だ。彼は、「血管形成術は狭心症の緩和に役立つ可能性はあるものの、命を救うことはほとんどなく、心臓病を治すには役立たない」と、ためらうことなく認めている。

実のところ彼は、アメリカ合衆国で毎年行なわれている血管形成術のおよそ半分は、全く不必要だと示唆しているのだ。

クーク博士は次のように書いている。

「私の考えでは、悪くなっている内皮を心臓医にバルーンカテーテル（一五ページ）でとり除いてもらうよりも、その健康をとり戻させるほうがはるかによく、またそれは十分可能だ。

もしあなたの担当医が血管形成術をすすめたなら、可能なら内科的な食餌《しょくじ》療法を望むと伝えたほうがよい。

血管形成術は緊急時のために（心臓発作を起こしている最中）、あるいは内科的食餌療法を試したものの、症状を緩和できなかった場合などのためにとっておくべきである」[2]

ロサンゼルスのシーダーズ・サイナイ・メディカルセンターのジェームズ・フォレスター博士とプレディマン・シャー博士も同様に「心臓医たちは、あまりにも性急に血管形成術あるいはバイパス手術で外科的に介入する」と非難している。彼らは自らの研究論文の中で、次のように書いている。

「血管造影は心筋梗塞を引き起こす病変を識別できない。したがって我々は、血管再開通治療はこの病変を治さない、という注目すべき結論に至った[3]」

二〇〇五年六月、二九五〇例の冠動脈疾患のメタ分析（注2）を行なった研究者らは「Circulation《サーキュレイション》」誌で次のように報告している。

「慢性の安定冠動脈疾患（注3）の患者の場合、血管形成術などのインターベンション治療は、死亡率改善、心筋梗塞の再発防止、あるいは心筋梗塞に続く血管再開通術の必要性の回避などの点では、従来の保守的な治療法に比べ、何の効果もない[4]」

そしてその一年後、この分野では一流のクリーブランド・クリニック心臓病学科のリチャード・クラススキー博士は、「安定狭心症の患者に対する積極的な治療（バイパス手術や血管形成術など）は、ほと

【注1】不安定狭心症など。胸痛が突然起こり、症状が起こる頻度が増し、持続時間も長くなるなど、時間とともに悪化し、安静時や寝ているときにも起こるようになる。心筋梗塞につながる可能性があるため、直ちに治療を受ける必要がある。

【注2】「分析の分析」を意味し、統計的分析のなされた複数の研究を収集し、いろいろな角度からそれらを統合したり、比較したりする分析研究法。

【注3】症状が安定している冠動脈疾患。症状が起こるきっかけ、頻度、症状の強さ、症状の持続時間が一定している安定狭心症がこれに当たる。運動、力仕事、階段を上がるときなどに生じる。

んどの場合、不当である」ときっぱり言い切っている。

彼は「我々は心臓発作や死を防いでいない」と断言し、その理由を次のように述べている。

「心臓発作は血管形成術あるいはステント留置術によってすでに治療されているひどく閉塞した血管からだけではなく、どの心臓動脈からでも始まる可能性があるからだ。したがって一般的に最善の予防法は、リスクファクターをコントロールすることである。そうすれば、体のどの血管をも守ることができる〈5〉」

私の研究のテーマは話にならないほどシンプルだ。それは、コレステロール値と心臓病を決して経験したことがない文化圏で見られるレベルにまで減らすために、プラントベースの栄養摂取プログラムを採用するというものである。

一九八五年、私の患者たちは、「この病気は地球人口の四分の三には存在しない」と話した一般外科医の手に、自分たちの心血管疾患の健康を進んで委ねたのである。

私は彼らに、もしサルでこの病気の進行を止め、回復できたら、人間の場合でもまた、その進行を止め、回復させることが可能だと話した。そして彼らは私の実験に参加することを決意したのだ。

我々の研究データは、我々は正しかったことをはっきりと裏付けていた。私の患者たちがこの研究に参加すると決心してくれたおかげで、我々はこの病気の進行に終止符を打てたばかりか、患者たちの経験から集めた情報を基に、冠動脈疾患の治療に関する、次のようなすばらしい新基準を打ち立てることもできたのである。

1．私たちはこの病気の進行を止め、回復できる。
2．私たちは自分の体を心臓発作を起こさない体にできる。
3．冠動脈疾患は予防できる。たとえ発症した場合でも、必ずしも進行するものではない。

私がいまだにこの事実を受け入れようとしない医師たちから聞く議論は、「このような厳格な栄養摂取プログラムには、患者たちはきっと従おうとはしないと思う」というものだ。私にはどうして彼らが患者たちにチャンスを与えずに、それほどまで確信しているのかわからない。

重症の冠動脈疾患の患者たちのカウンセリングを二〇年あまりしてきた経験から、真実はこれとは全く逆であることを私は発見したのである。

痛みをすぐに緩和、あるいは根絶してくれるプログラムで、もうこれ以上、バイパス手術、血管形成術、あるいはステント治療などは受けなくてすみ、病んでいる血管系を治し、活力を与えてくれ、長期間にわたって役立つ治療法があると心臓病患者に説明すると、その患者はたいてい注意して聞こうとするものだ。

事実、クルーズ船上で私の講演を聞き、「ほかの選択肢があるとは誰一人として教えてくれなかったなんて、信じられない」と言ってとり乱した男性のように、多くの患者は、誰も真実を教えてくれなかったことにすっかり憤慨する。

バイパス手術を受ける患者たちは、手術中に死亡する可能性が平均二・四％（日本では一・九三％）、脳卒中または心臓発作を起こす可能性が五％ある。ステント留置術を受ける患者の四％は挿入中に心臓発作を起こし、一％は死亡する。

この統計に肉づけしてみよう。アメリカ合衆国では二〇〇六年に百万件のステント留置術が行なわれたので、その手術中に四万人の患者たちが心臓発作を起こし、一万人が死亡したことになる。もしイラクで一年間に一万人のアメリカ人兵士が亡くなったとしたら、これは大虐殺と呼ばれるだろう。

今は亡きクリーブランド・クリニックの泌尿器外科医ウィリアム・エンゲルは「たまに患者を失うことは容認できるが、そのペースは早めないほうがよい」と言っていた。

私の患者の一人は最近、インターベンション治療を行なう心臓病学のおかげで非常に恐ろしい経験をしている。

二〇〇四年九月のこと、オハイオ州ウースターの保険会社重役ジム・ミリガンは、妻がトマトの瓶詰めを作るのを手伝っていたとき、突然汗をかき始め、胸にかなりの痛みを感じた。痛みが続き、一晩中眠れずに夜を明かした。翌日妻の強いすすめに応じて地元の救急治療室へ行くと、そこで心臓発作を起こしていると言われた。

緊急に血管造影図を撮るために、救急車でコロンバスの病院に運ばれた。造影図は彼の冠動脈にかなりの閉塞物があることを示していた。

ステントを所定の位置に留置するために、医師はカテーテルを挿入した。そのとき、突然ジムは呼吸ができなくなったのである。

口の中にひどい味がし、そして震え出した。彼は血管造影図を撮るために用いた造影剤の着色料に対してアナフィラキシーショック（生命にかかわる急性のアレルギー反応）を起こしたのだ。

手術は即座に中止され、ジムは集中治療室で五日間も過ごす羽目になった。

それからの四か月間、ジムの心臓への血液供給量が低下していることを、心臓の核スキャンが示していた。通常は五〇%である左心室駆出分画率（心臓が血液を送り出す容量の指標）が、四〇%に下がっていた。

二〇〇五年一月、ジムが私に電話をかけてきた。私とのカウンセリングで、ジムは我々のメッセージを完全に理解したことは明らかだった。

それから四か月あまりの間に、彼のコレステロール値は二四四mg／dlから一四〇mg／dlに急落し、体重も二五四ポンド（約一一五・二kg）から二〇四ポンド（約九二・五kg）に減少した。

彼が長い間かかっていた心臓医は、さらなる血管造影検査と、おそらくはさらなるステント治療のために、コロンバスの病院へ戻って来るよう彼に望んでいた。しかしジムは、私のすすめた「心臓病の進行停止と回復療法」のプログラムに専念するという考えを断固として変えなかった。

ジムは別の心臓医を見つけた。この医師は私のプログラムについて研究していて、ジムに協力的だった。「もしエセルスティン博士がそうするように言うのでしたら、協力しましょう」と言ってくれた。

二〇〇五年四月の検査で、ジムの左心室駆出分画率が六二%、すなわち正常な値に戻っていることがわかった。

彼は活動に関しては何も制約されないことと、さらなる治療の必要がないことを証明する「健康証明書」を医師から与えられたのである。アナフィラキシーパニックを考えてみると、もう治療の必要がないことは何よりも大切なことだ。

本人が受けるかどうか選択できる手術の、一連の手順に伴うリスクについて、医師から真実を聞かされたとき、何の反応も示さない冠動脈疾患の患者などは想像し難い。

手術は病気の症状を和らげるだけだとわかったら、ほとんど誰でも、手術よりも「病気の進行停止と回復療法」によって根本的に病気を治療するほうを選ぶのではないだろうか。

患者たちは、治療で予測される合併症や死は避けたいと願っている。

バイパス手術、あるいはステント治療を受けたものの、これらの治療は役に立たなかったため、自宅で死ぬようにと、担当医によって退院させられた患者たちが、その後に始めた食事転換のプログラムで体重が減り、狭心症がなくなり、血糖値が下がり、インスリンの投与量が減少または、完全に不要になり、薬の量が減り、ストレステストの結果が正常に戻り、動脈を塞いでいたプラークが小さくなり、完全に活動的な生活を再開できるようになったとき、彼らは大喜びする。

「自分たちを叩きのめしていた病気を今は、医師ではなく、自分自身がコントロールしている」ことに気づいたおかげで、彼らは傍《はた》から見ていてもわかるほど自信に満ちている。

初めは半信半疑の人でさえ、納得する。その一例が、私が数年前に知り合ったピッツバーグ出身の医師だ。彼は自分の勤務する病院でバイパス手術を受けるようすすめられてはいたものの、気が進まずにいた。

彼はクリーブランド・クリニックの著名な心臓病医からのセカンドオピニオンを求め、結局その医師によってステント治療を受けることを説得させられてしまった。

手術は行なわれたが、ステント治療は成功しなかった。

この医師はその後、私のプログラムについて知ることになったが、これに参加すると、夫人とともに自宅で楽しんでいる活動的な社交生活が制限されるのではないかと懸念して、プログラムへの参加を断ってきた。彼は自分の社交を減らせば、狭心症を起こさない範囲で生活していけると思ったのである。

それから七か月後、私は彼がどうしているかと思い、電話をかけてみた。案の定、彼は相変わらず胸の痛みに襲われていた。

苛立ちを感じた私は、電話で声を荒げて、「お願いだからゴードン（この医師のファーストネーム）一六日間だけ私にくれないか、そうしたら君を痛みの牢獄《ろうごく》から救い出してあげるよ」と言った。彼は同意した。それから一六日後、彼の狭心症はほとんどなくなった。さらに二週間ほどすると、完全に消えてしまったのである。

この医師は今ではプラントベースの栄養摂取を完全に信じ、私のプログラムの熱烈な支持者になっている。

私に大きな喜びとたくさんの希望を与えてくれることがある。それは最近、以前より多くの患者たちが、インターベンション治療を受けるよりも**先に**私に会いに来ることだ。

そして彼らは、私が要求するライフスタイルの大幅転換のプログラムをとり入れるときには、手術などはもはや必要ないと気づく。

ジョン・オァールはそのいい例だ。ジョンは身体障害があっても、それを乗り越えていく人だった。一六歳のとき彼は自宅の地下で爆弾を作っていて、右手とそして左の三本の指を吹き飛ばしてしまったのである。それにもかかわらず彼はＭＩＴ（マサチューセッツ工科大学）へ進学し、航空技師になったばかりか、クロケットのチャンピオン、そしてブリッジの名手でもあった。

一九九三年彼の兄が心臓発作を起こしたあと、ジョンは心臓医の診察を受けるようになった。その医師は彼に生涯とり続けなければならないという薬を処方してくれた。

それから一〇年後、彼は息切れを感じるようになった。ストレステスト（二二一ページ）で異常が見つかり、血管造影図検査を受けたところ、二本の主要動脈の八〇％と三本目の動脈の一〇〇％が閉塞していることが判明した。当然のことながら、バイパス手術の日取りが決められた。

ひとたび手術が決まると、並外れた人物でなければキャンセルするようなことはない。ところが科学に対する見識が深かったジョンは、自分の病気について広く資料を読み、最終的には手術をキャンセルしてしまったのである。

Googleのサイトで「アテローム性動脈硬化回復療法」と打ち込んで検索し、私のウェブサイトを見つけたのだ。そして妻キャサリンとともに私を訪ねてきて、私がすすめていることを即座に理解した。プラントベースの栄養摂取をすることを決意してひと月のうちに、ジョン・オァールの総コレステロール値は九六mg／dlに、そしてLDL（悪玉コレステロール）値は三四mg／dlに低下した。

一年後に受けた二度目のストレステストで、ジョンの担当医は「この心臓に悪いところは何もない」とコメントしたのである。

ディック・デュボアの例もある。ベテランのマラソンランナーで、ニューヨーク州の容器リサイクル施設の社長だ。

二〇〇四年の秋、ディックは時々胸が締めつけられるような感じがした。ストレステストでは何の異常も見つからなかったため、彼は相変わらずマラソンを続けていた。

しかし痛みはひどくなる一方で、二〇〇五年二月、ストレスエコーの検査（注4）は、右の冠動脈に部分閉塞があることを示唆していた。

担当医はコレステロール低下薬、アスピリン、β遮断薬《ベータ》を処方した。しかし痛みは相変わらず続いていた。彼は走る代わりに歩くようになった。二〇〇五年の夏の間中、痛みは続いていた。

同じ年の九月、血管造影図がディックの冠動脈に複数の閉塞があることを示していた。最悪なのは、左冠動脈回旋枝《ひだりかんどうみゃくかいせんし》（注5）と左冠動脈前下行枝《ひだりかんどうみゃくぜんかこうし》（注6）の八〇％が閉塞していることだった。

ディックの担当の心臓医たちは、血管形成やステント治療を行なうことは命にかかわる危険性があると懸念して、グリーブランド・クリニックの一流の心臓外科医によるバイパス手術の予約を入れた。

それからまもなくディックはT・コリン・キャンベル博士の栄養摂取と病気に関するすばらしい共著書『The China Study』（邦訳『チャイナ・スタディー』グスコー出版）を読んだ。

彼はこの本の中の私の研究について述べられている章に関心を持ち、ついに私のところへ連絡してきた。

二〇〇五年一〇月九日ディックと彼の妻ロザリンドが、カウンセリングを受けるためにクリーブランドへやって来た。彼らは、最低でも心臓外科医による手術の予約がある一二月までは、私の提案を試してみようと決めた。

ところがその外科医が、手術のスケジュールに予定外の空きができたので、もっと早い一〇月二六日の予約はどうかと電話で知らせてきた。ディックは熟考し、我々のプログラムを少なくとも二か月は続けてみることにした。

その電話があったのは、我々のカウンセリングからちょうど一一日目だったが、彼はもはやウォーキングのエクササイズの際に、胸の痛みがなくなっていたのである。

結局、彼は、この手術をキャンセルしてしまった。治療しないでおくと一年以内に亡くなる可能性

【注4】ストレステストと心エコー（心臓超音波検査）とを組み合わせたもの。
【注5】心臓の左側の側壁や左後壁に栄養分を供給している血管。
【注6】心臓の左側の前壁や中隔に栄養分を供給している血管。

が一〇％あると、その外科医が警告したにもかかわらずである。

最初のカウンセリングから三週間後、ディックの総コレステロール値は一〇一mg／dl、LDL（悪玉）コレステロール値は四九mg／dlだった。検査値はすべてすばらしいものだった。進捗状況を評価するために、七日から一〇日おきに彼に電話をかけていたのだが、そのたびに彼は、クロスカントリースキーやかんじきを履いてのウォーキングといった新しく始めたアクティビティーについて報告してくれた。

彼はこれらのエクササイズをしていて胸の痛みを感じると、運動の強度を減らしながら分別よく続けていた。

カウンセリングを始めてから一一週間後の二〇〇六年一月、ディックは雪解けでスキーやかんじきのウォーキングができなくなったので、高校の運動場へ行って一マイル（一・六km）走ったと話してくれた。なんとここ一年余りのうちで初めて、ランニングで胸の痛みを経験しなかったという。

ジョン・オァールやディック・デュボアの話は、体はいかに力強く、そして迅速に回復することができるかを物語っている。

そして彼らは私が繰り返し主張してきたことが正しかったことを裏付けている。すなわち「安定冠動脈疾患（一七三ページ）の患者は、バイパス手術やステント治療などの『緊急措置』には慎重であるべきだ」ということだ。これらは合併症や死といった重大なリスクを伴う。

これらの患者たちには、一二週間の徹底的なライフスタイル転換を試してみることが提案されるべきである。

揺るぎない決意をもってこのプログラムに専念したら、ほとんどの患者は外科的治療の必要はないだろう。

私はこの研究を始めたときに抱いた、「心臓病の撲滅」という天真爛漫な夢を、今も大切にしている。我々は、西洋文明諸国の死因の第一位の心臓病は、プラントベースの食事で撲滅できると証明してきた。だが私たちには、それ以上のことができる。

もし人々が病気を予防するためにこの方法をとり入れ、アメリカの何百万人もの人が、有害な食習慣をやめ、真にヘルシーに食べる方法を学んだならば、私たちは栄養過剰による脳卒中や高血圧、肥満、骨粗鬆症、それに成人型糖尿病などといった病気すべての発生を、ほとんど抑えられるだろう。

それと同時に乳房や前立腺、結腸、直腸、子宮、卵巣などのガンも減少していくだろう。医学は錠剤の投与や手術などに専念するのをやめるかもしれない。絶望的な外科的治療ではなく、予防が時代の風潮となるだろう。

アメリカ合衆国の全人口が、一夜にしてプラントベースの食事に変わるだろうなどと期待するほど私は楽天家ではないが、この食習慣の恩恵は広く知れわたっているから、私たちは絶対に目標を達成できるはずだ。

最初の一歩は人々への教育だ。正しい栄養摂取の仕方や、伝統的な欧米風の食習慣が体にもたらす痛ましいほどの害について、私たちにわかっている真実を教えていくことである。

私は、上腕動脈の駆血帯《くけつたい》試験（ＢＡＲＴ）（一四七ページ）が普及することを想像している。これは、たった一回の食事でも、血管へのダメージという破壊的な影響を引き起こす可能性があることを証明するために、ロバート・ボーゲル博士が用いたものだ（七五ページ）。

「もし公立学校の給食で、ＢＡＲＴ合格（すなわち正常の動脈拡張を維持している）の食事だけを提供することが強制されたら」、「もしレストランに、どのメニューがＢＡＲＴ合格で、どのメニューがＢＡ

RT失格かを客に知らせることが要求されたら」、あるいは「もし加工食品のラベルにその食品のBART情報が記されていたら」、人々を啓発し、彼らが自分の健康を増進させるか、または破壊させるかに関するインフォームドチョイス（十分な説明を受けたうえでの選択）をするのに、大きな効果があるだろう。

私のBART構想は決して実現しないかもしれないが、基本的なことは、「まず人々を啓発することから始めなければならない」ということだ。

その次のステップはおそらく、制度をゆっくりと改革していくことだと思う。たとえば保険会社や雇用主、労働組合の代表などに、次のような控えめな提案を持ちかけるのだ。

「バイパス手術、あるいはステント治療などの対象となる患者たちは、一二週間の『病気の進行停止と回復療法』――すなわちプラントベースの栄養摂取と、必要であればコレステロール低下薬を投与する療法――をまず試すべきである」

従順な患者の場合、狭心症はわずか数週間で消え、ストレステストの結果も八～一〇週間で正常に戻ると我々はみている。したがって、その結果は、関係者の誰にもはっきりわかるだろう。すなわち大部分の患者にとって、危険で費用のかかる機械的な治療は不必要となるのだ。

私の提案は、医学界に革命的な転換を求めることになる。私の父はかつて、「医療ができ高払いの診療報酬制によって行なわれている限り、医者に総合的な予防医療を動機づけることは決してないだろう」と言っていた。

父は正しかったと思う。第1章で私が述べたように、人々にヘルシーなライフスタイルをとり入れるようすすめるために、医療にインセンティブ（注７）を盛り込む制度は今のところない。

あるとき私は、インターベンション治療を行なう若い心臓医に、「どうして患者たちに病気の進行停止と回復ができるかもしれない栄養摂取プログラムをすすめないのか」と尋ねたことがある。

彼はそれに対して次のような率直な質問の形で答えてきた。

「僕の去年のクレジットカードの請求額は五〇〇万ドル（約五億七〇〇〇万円）を超えていたってこと、知ってました？」

このような状況は変わるべきである。社会全体の意思と医者の良心が、かつてないほどに試されている。我々医師たちは、今こそ伝説に残る仕事をするときだ。

我々医師たちは、人々と新しい約束をしなければならない。我々は人々がよりヘルシーなライフスタイルをとり入れる能力を、決して見くびってはならないのだ。

我々医師たちは、真実を伝えなければならない。治療の手順に焦点を当てることをやめ、予防に誇りを持たねばならないのだ。

我々医師たちは、人々が「自分自身の健康は自分でコントロールできる」という自信を持つのに役立つ情報を伝えていくことに、喜びを感じなければならない。


今は亡き著名な医師で、人々から敬愛されている医療哲学者ルイス・トーマス博士は、一九八六年にクリーブランド・クリニックで講演し、血管疾患の治療に用いられる血管形成術やバイパス手術といった機械的な裏技を「不完全な技術」と呼んだ。

【注７】 人の意欲を引き出すための奨励金のような誘因。

すなわち、「このような機械的な治療法は、蔓延する代謝的・生化学的疾患に対する解決策ではない」と彼は主張したのだ。

トーマス博士はさらに、いつの日か医師は、この中途半端な技法を諦《あきら》め、もっとシンプルで安全な代謝的・生化学的治療法を選ぶために、道徳的・倫理的な課題に直面するだろうと警告していた。

それは今だ。いったん真実がわかったら、科学的な証拠と世論の重みが優先されるだろう。そしてついに、我々医師は、人々が崖から落ちたあとで、必死に命を救おうとするのではなく、彼らに崖の縁に沿って歩く方法を教えることができるだろう。

このような方法を用いれば、今日の最も深刻な病気との闘いに私たちは勝てるのだ。

第2部

食べることの喜び

第14章　シンプルな戦略

すでに学んできたように、私の「栄養摂取プログラム」は、ほかのどんな「心臓病の食事療法」とも全く違う。心臓病の進行を遅らせるために、栄養摂取法をほどほどに変えるというものではない。実際**病気の進行を止め、**病気の影響を重点的に**回復させる**ライフスタイルへ、大幅に変えていくためのプログラムだ。

このプログラムの中心は、患者自身が完全に病気をコントロールすることにある。この病気を撲滅する力は患者自身だけにあるのだ。私の栄養摂取ガイドラインを長期間続けることによって、有益な効果を確実に高め、それを持続させる力を持っているのは患者だけである。

患者たちは心臓病の症状を治すだけではない。この病気の根本原因をもとり除くのだ。このプログラムによってさらに、ほかの数多くの慢性病の根本原因をも除くことになる。

何度も言うように、このプログラムが目指すのは、プラントベースの食事と、必要であればコレステロール低下薬を使用することによって、総コレステロール値を一五〇mg／dl以下に保つことだ。

そして成功の秘訣は、細かい点に注意を払うことにある。このプログラムには、アテローム性動脈硬化の要因となる食べ物は一切含まれていない。**例外はない。**

「少しぐらいなら大丈夫だろう」という考えを、患者たちは捨てなければならない。

本書で学んできたように、その反対が真実だからだ。**たとえどんなに少量であろうとも、あなたの**

心臓を傷つけてしまう。

だが、もしみなさんが、私の患者たちと同類だったら、おそらく「いったいどうやったらチーズバーガーやフライドポテト、ステーキ、マヨネーズ、チーズ、オリーブオイル、そのほか自分の好きなものをみんなやめられるだろうか」と考えていることだろう。

弁護士をしている私の友人の一人は、「これらの食べ物をやめる」という考え方にあまりにもうんざりして、「まずはこれらの高脂肪の食べ物を食べ続け、冠動脈疾患の症状が現れたら脂肪をとるのをやめるという方法ではダメか」と私に尋ねたことがある。

私は彼に心臓病患者の四人に一人は、最初の症状が突然死なのだと説明して、この方法を断念させた。それでもやはり「欧米風のライフスタイル特有の高脂肪の食事は、味覚に訴えるものがある」ということには疑問の余地がない。そしてその魅力は、私たちをとり囲む有害な食品環境によってさらに強化されている。

私たちを攻め立てる広告は、政府の健康機関が推奨するよりずっと多くの脂肪を含む食品を大々的に宣伝している。しかも、政府推奨の脂肪摂取量そのものも、健康にとってはあまりにも多すぎる。

レストランやホテル、公共施設などの料理を担当する将来のシェフを育成する料理学校は、脂肪分わずか一〇％ほどで、ヘルシーでおいしい、魅力的な料理の作り方を教えてはいない。

メディア、食肉・油・乳製品などの業界、ほとんどの有名シェフたち、料理本の著者たち、そして私たちの政府はどれも、最も健康的な食べ方についての正確なアドバイスを提供してはいないのだ。

問題は、巷に間違った情報が氾濫しているといったことだけではない。実は私たちは、完全に脂肪中毒になっているのだ。ニコチン、ヘロイン、コカイン、そのほか無性に欲しくなるものなどへの依存症に関与する脳の受容体は、脂肪や砂糖に対してもまた、関与していることが判明した。

高脂肪摂取の習慣を捨てる方法は、それを食べるのを完全にやめることだ。ちょうどヘロインやコカイン、ニコチンを使用している人が、これらをきっぱりとやめなければならないのと同じように。

脂肪の摂取量を減らすダイエットでは、効果がない。たとえ少量でも動物性食品や乳製品、オイルを許すダイエット法では、なおもその悪習慣を育てていることになる。これらの食べ物を欲しがる気持ちはなくならない。

非常によくあるケースだが、最後まで成し遂げずに途中でそのダイエットを挫折してしまうと、その人は以前の食習慣に戻り、ダイエットで減量できても、元の体重に戻ってしまうことがある。

今からおよそ一〇年前、脂肪の影響について検証したフィラデルフィアのモネール・ケミカル世論調査センターは、脂肪摂取量と私たちの脂肪を欲しがる気持ちの関係について検証している。

モネール・センターの実験では、健康なボランティアたちが三つのグループに分けられた。

最初のグループは典型的な高脂肪のアメリカの食事（脂肪摂取量が総摂取カロリーの三七％）をとり続けた。

二番目のグループは、脂肪摂取量が二〇％の食事（注1）、そして三番目のグループでは、脂肪摂取量が一五％以下の食事だった。

一二週間後、一番目と二番目のグループは、できるだけたくさんの脂肪を欲しがったが、脂肪を一五％以下しかとらなかった人々は、脂肪を欲しがる気持ちが完全になくなっていた[1]。

減量ダイエットが役に立たないのは、今日の心臓病リハビリテーション・プログラムが役に立たないのと同じ理由だ。つまり患者たちは脂肪をとり続けているからである。

彼らは心臓病と診断される以前にとっていた量よりもやや少なめにしているかもしれないが、これでは、そもそも彼らの心臓を傷つけたのと紛れもなく同じ脂肪をとっていることになる。したがって心臓病の進行は止まらない。

私の研究に参加した人々は、食事脂肪量を非常に低いレベルに抑えている。私の「栄養摂取プログラム」はカロリー計算を必要としないが、推奨される食べ物の栄養は、脂肪摂取量を摂取総カロリーの九～一二％に抑えていることを、私の研究が示している。

モネール・センターの研究の人々と同じように、私の患者たちは脂肪を欲しがる気持ちがなくなっていた。一二週間後、彼らはあたかも脂肪を全くとっていなかったかのように、もはや欲しいとは思わなくなっていた。そして高脂肪食品が含まれていない栄養摂取で数えきれない恩恵を手にした。

これが効果的なライフスタイルの転換だ。

しかし、たとえそうではあっても、食習慣を変えることは、そう簡単ではないことは確かだ。私の経験では、このプログラムを始めた人々が直面する難題が四つある。

長年にわたって私たちはその一つ一つに対処するための、さまざまな戦略を発見してきた。

【注1】　日本の成人の脂肪摂取量は、平均二八・一％だが、成人女性の四二・八％、男性の三五・三％は、その摂取量が三〇％を超えている。厚生労働省の目標量は三〇％以下となっている。

〈資料〉：厚生労働省『平成30年国民健康・栄養調査結果の概要』

：農林水産省『脂質のとりすぎに注意』

https://www.maff.go.jp/j/syouan/seisaku/trans_fat/t_eikyou/fat_care.html

：厚生労働省『日本人の食事摂取基準（二〇二〇年版）』

1・脂肪を欲しがるとき

信念を持つことだ。すでにお話ししたように、高脂肪の食べ物がたまらなくほしくなる気持ちは、「ノンファット」の食事を三か月続けるとなくなる（ここで「ノンファット」というのは、動物性食品、乳製品、あるいは油の脂肪を避けることで、野菜や果物、穀類に自然に含まれる脂肪以外は「なし」という意味）。

また、食べ物の自然なフレーバーに対する新しい味覚が発達するだろう。これまで知らなかったハーブやスパイス、そしてソースなどが、料理をおいしくしてくれることも発見する。

食文化の発達した社会でヘルシーな食事をすることは、毎日の挑戦だ。しかし、細かいところに注意を払えば、必ず成功する。

それからサラダドレッシングやバターの代用品、マヨネーズ、ペストリーなどで、「一食あたりの脂肪含有量『ゼロ』」と記されている製品には用心しなければならない。

これらは一食あたり〇・五g以下の脂肪を含んでいる可能性がある。しかし、たとえこれほど少量であっても、脂肪を欲しがる気持ちを持続させるには十分なのだ。

少量と言えども、動脈を詰まらせる脂肪を毎年何百gもとり込むことになり、脂肪摂取量を総摂取カロリーの二〇％以上に増やしてしまう可能性もある。

2・誰かの家に食事に招待されたとき

食事に招いてくれた人が親しい友人だったら、問題はないはずだ。あまりよく知らない人の場合だと、初めは気まずいかもしれない。そんなときの秘訣は率直であることだ。そしてもちろん、基本的な礼儀作法を心得ることである。

招かれた時点で、自分は特別な食生活プログラムに従っていて、肉、魚、乳製品、あるいは油はとらないようにしていると伝えるとよい。しかし、招いていただいたことを喜んでいることを強調しよう。

喜んで伺いたいと思っているが、自分のために特別なことはしないでほしいとも伝える。食事を済ませてから伺うようにし、ワインでもいただきながら夕食会に参加させてほしいと申し出てもいいだろう。

ほとんどの場合、招待してくれた人は、食事もしてほしいと言い、どんなものなら食べられるか尋ねてくれるだろう。そうしたら、シンプルなサラダとパン、あるいは簡単に蒸した野菜か、ベークドポテトで十分だと伝えればよい（場合によってはこのことは言わなくてもいいし、あなたの食習慣について、相手が心から関心があるようでない限り、しつこく話さないことだ）（注2）。

3・外食したとき

前もって考えておかないと、レストランでの食事は致命的になる場合もある。近所でエンジョイできる「ヘルシーな」食事を出している、あるいは喜んで用意してくれるレストランを知っておくといい。

馴染みのないレストランで食事をしなければならない場合には、前もってそこのシェフか接客支配人に電話をかけ、動物性のものや、油を使っていない食事を用意してもらいたいと伝えてみるといいだろう。

【注2】日本人の場合は、ご飯とお味噌汁、それに野菜サラダや野菜の煮物、豆腐料理などがある。

たいていのレストランは喜んであなたの申し出に応じてくれるので、驚かされるかもしれない。そしてレストラン側は、前もって知らせてくれたことを喜ぶだろう。

【訳・監修者補足】　日本のレストランでの外食対策

外食するお店を自分で選択できるときはいいですが、接待される場合、そうもいかないことが多々あります。

日本人はアメリカ人以上に相手の気持ちを大切にする国民性がありますから、自己主張をすると招待してくれた人に申し訳ないのではないか、といった気持ちが優先し、つい自分の健康を犠牲にしてしまいがちです。

しかし、もしすでにコレステロール値が高く、狭心症を経験していて、バイパス手術やステント治療などを医師からすすめられている状況にある、あるいはすでにこれらの措置を受けているのなら、正直に相手に伝え、野菜中心の食事ができるところをお願いする勇気を持つことをおすすめします。

相手が仕事関係であった場合、たいていの人が、「そんなわけにはいかない」と言います。しかし、「仕事を優先して自分の命を傷つけてしまうと、自分の人生は終焉《しゅうえん》を迎え、仕事はできなくなる」ということを忘れないでください。

アメリカでは、ホテルのセットメニュー付きの昼食会や夕食会がよく開催されますが、ベジタリアンの人はたいてい前もって主催者にベジタリアンであることを伝え、ホテルに特別にベジタリアン料理を用意してもらっています。

最近では、会食や結婚式などの主催者から送られてくる招待状に、「普通食」「ベジタリアン」「ヴィーガン」のいずれかに印をつけて返信するカードが添えられていることが多いです。

ベジタリアンやヴィーガンの食事を希望する人が多くなればなるほど、ホテルやレストラン側は、その対応に応えられるよう、メニューの開発に努めているようです。

アメリカの一流ホテルやレストランでは、こうした対応ができなければ、経営していけないほどベジタリアンやヴィーガンの食事を希望するお客様が増えているのです。

そのためシェフたちは、さまざまなベジタリアン料理の考案にしのぎを削っています。日本でもいずれはこうした時代が来るでしょうが、今のところは、各個人の確固とした勇気で選択していくほかありません。

とは言え日本でも、野菜料理が食べられるところとしては、会席料理店、割烹《かっぽう》料理店、精進料理店、サラダバーが用意されている店、ベジタリアンやヴィーガン料理専門店、オーガニックやローフードの専門店、豆腐専門店、老舗《しにせ》のそば屋、イタリア、インド、メキシコ、ベトナム、タイ、韓国などのエスニックレストランなど、選択肢はいろいろありますから、諦めたり、絶望的にならずに努力してみてください。

しかし、「選択の余地がない」のであれば、食事に出かける前に、野菜ジュース（自家製）をたっぷり飲む、あるいはブレンドサラダ（野菜をミキサーにかけたもの）か、普通のサラダをとり、会食では動物性食品に手をつけないなどの工夫をすることをおすすめします。

これなら、相手（接待側）の気持ちを傷つけるようなことにはならないはずです。

また、逆にあなたが大切なお客様を招待する立場なら、お客様の好みの料理のほかに、サラダ、野菜や豆腐料理など、あなたも食べられるものを用意しているレストランを選ぶか、前もって、サラダと、油なしの野菜料理を用意してくれるようにお願いしておくことをおすすめします。

日本の場合、鰻《うなぎ》屋、寿司屋、天麩羅《てんぷら》屋といった専門店には、たいていサラダの用意がありません。そのようなお店でお客様を接待しなければならない場合、特別にサラダや野菜料理を用意していただけるように前もってお願いしてみるといいでしょう。

お寿司屋さんには、海藻や大根のツマがたくさんあります。天麩羅屋さんには、大根おろしはもちろんのこと、生のアスパラガスやナスもあります。これらを生で出していただけるように頼みましょう。揚げ物は避けるべきですが、どうしてもやむを得ない場合は衣をはずして中身を少量食べるようにします。

それがかなわない場合は、あなたの食べるものを持っていくことを許していただけるよう頼むことをおすすめします。

私はクライアントにサラダバーや、またはサラダバーの用意があるレストランへ行く場合を除いて、サラダをジップロックの袋に入れて持参することをすすめています。こうすれば酵素が豊富な、新鮮な生野菜を自宅にいるときと同様にたっぷりとることができるからです。

4・旅行するとき

航空会社は「ノンファット」のベジタリアン食の要望に対応してくれるが、たいてい出発二四時間以上前にお願いしておく必要がある。

もちろん自分の食べ方にぴったり合ったお弁当を持参してもかまわない。

知らない土地でも自宅にいて外食するときと同様に、レストランに電話をかけ、シェフあるいは接客支配人にどんな食べ物を必要としているかを伝えておくことだ（注3）。

きっとあなたも独自の戦略を思いつくだろう。仕事で方々へ旅行している私の患者のアンソニー・イェンは、このプログラムを二〇年あまりにわたって実施していく中で、特別な工夫をいろいろ凝らしてきた。

なかでも便利なのは、さまざまな言語で書かれた「油を含まない植物性（プラントベース）の食事」を注文するためのカードだ。こうすれば世界中どこへ行っても、ある程度は自分の必要としている食事を注文できる。

しかし、前もって計画していたことがうまくいかなかった場合でも、アンソニーは完全に即興で対処している。ついこの間も、彼は息子と一緒に昼食をとりに出て、中華料理店で非常にシンプルな野菜の料理を注文したのだが、料理が運ばれてくると、油がかかっていた。

そのときのアンソニーの解決策は、お湯を深皿に二杯注文し、その中で野菜の油を洗い落とすというものだった。これで自分の基準を満たすことができた彼は満足し、オイルフリーの食事を楽しむことができた。

時にはこのような即席の解決策がないこともある。最近、極東へ出張した際、航空会社がアンソニーの「スペシャルミール」（特別食）を搭載し忘れていた。そのとき、彼は二四時間ものフライト中、バナナ二本しか食べなかったそうだ。

ついでだが、アンソニーはプラントベースの栄養摂取の副次的な恩恵は、もはや時差ぼけに悩まなくてすむことだと言っている。

「かつては中国へ出張すると、時差ぼけが治るのに一週間から一〇日はかかったのに、エセル

【注3】　インターネット情報を利用すれば、海外へ行く場合でも、現地のベジタリアン専門店などは容易に調べることができます。打ち込むキーワードのおすすめは「happy cow」と、旅行先の土地の名前（「New York, Los Angeles, Paris, Bali」など）。

スティン博士のプログラムをするようになってからというもの、もう『時差ぼけ』に悩まされることがないんです」と彼は報告してくれた。

私の「栄養摂取プログラム」に実際その効果があることを信じる科学的な理由が私にはわからないものの、これを私の手柄にしてもらえたことをうれしく思う。

我が家の料理担当は、私の妻アンだ。そして彼女はこの二〇年あまりの間に、私の厳格な栄養プランにかなうすばらしい料理の作り方をたくさん学んできた。

私が患者とそのパートナーと六〇~九〇分のカウンセリングをするとき、アンも彼らがこの先一生楽しんでいける料理やメニューの用意の仕方についての彼女自身の知恵と経験を話している。

次の章からは、アンが、それをここで再現し、生涯にわたる健康的な食生活のために、おいしくて栄養豊かな食事の作り方に役立つ一般的な原則と、想像豊かなテクニックについてお話しする。

いくら強調してもし足りないのだが、「細かい点に注意を払うことが、成功の秘訣」だということを忘れないでほしい。このすばらしい、新しい食べ方をとり入れると、決して心臓病にはかからない。あなたがすでに心臓病になっているのなら、克服できるだろう。これが私からみなさんへの約束だ。

そして、私が研究を通して学んできたすべてである。

「あなたの体の主導権を握っているのはあなたなのだ」このことを心に留めておいてほしい。

第15章 アン・クライル・エセルスティンからのアドバイス

みなさんがこれからしようとしている「食生活の転換」は、最初は測り知れないほど大変なことのように思われるかもしれません。何しろ生まれてからこれまでしてきた食習慣をやめなくてはならないのですから。そして、ほぼ確実に、いくつかの最愛の食べ物に「サヨナラ」を言わなければならないでしょうから。

でも、主人や私が長い間の経験から学んできたように、前向きな姿勢は奇跡を生みます。脂肪の摂取をやめると味覚が変わります。ヘルシーな食べ物は、あっという間に**食べなければならないもの**ではなくて、**食べたいもの**に変わるでしょう。

時が経つにつれ、油を使ったドレッシングであえたサラダやチーズで厚くなったピザには、もう魅力を感じなくなります。ひとつかみのブドウ、あるいは甘いミニトマトは、かつてクッキーがそうだったように、特別なうれしい食べ物になるはずです。

チーズなしのピザ、あるいは一切れのモモをのせたホールウィート（全粒小麦粉）のパンが、お気に入りの食べ物の一つになるかもしれません。

私の主人がすでに強調していたように、このプログラムの効果を発揮させる秘訣は、「細かい点に注意を払うこと」です。というのは、いくつかの原則が、その細かい点の根底にあるからです。これを理解することが重要です。

簡単に言えば、完全なプラントベースの食事は、次のようなもので構成されています。

●脂肪分――摂取カロリーの九〜一二％の範囲で、いずれも油・肉・魚介類・乳製品からのものではない。

●コレステロール――ゼロ

●最少量のフリーラジカル――すべての物質を構成している分子の中の電子は通常二つが対をなして安定して存在しているが、対をなさず、ひとつだけ離れて存在するもののことを「フリーラジカル」という。

体にとって非常に有害な化学物質で、典型的な欧米風の食事によく見られる。完全なプラントベースの食事では、その量がきわめて少ない。

●たくさんの抗酸化物質――フリーラジカルを中和させる自然の化合物で、これらを含む食品はまた、大量の食物繊維をも供給してくれる。（食物繊維には、健康に不可欠であることと、満腹感を与えてくれる、という二つの大きな利点がある）。

現在心臓病の人、あるいは決して心臓病にはなりたくない人は、次の**「最も大切なルール」**を理解することが重要です。

【最も大切なルール】

1 赤身肉は食べないこと。
2 鶏肉はたとえ白身の部分であっても食べないこと。
3 魚は食べないこと。
4 どんな乳製品も食べないこと。すなわちスキムミルク、無脂肪ヨーグルト、シャーベット、チーズなどもとらないこと。
5 卵を食べないこと。これには卵白や卵白を含む卵の代用品も含まれる。
6 油は一切使わないこと。たとえバージン・オリーブオイル、あるいはキャノーラオイルやフラックスシードオイルであっても同様。
7 全粒穀物製品だけを使うこと。つまり白いご飯米や白いパンはNG。食品成分表に「ホールウィート」（全粒小麦）、あるいは「ホールグレイン」（全粒穀物）と書かれているかどうか確かめること。「セモリナ」や「小麦粉」と記されているものは避けること。これらは実は白い小麦粉。うどん、そうめんも同様。
8 フルーツジュースは飲まないこと（果物を食べる、あるいは少量のフルーツジュースをレシピの中で使用する、あるいは飲料のフレーバーとして用いる場合はよい）。
9 ナッツ類は使用しないこと（注）（ただし心臓病ではない人の場合、時々クルミを食べるのはよい）。
10 アボカドは食べないこと。これにはワカモレも含まれる。
11 ココナッツは食べないこと。
12 大豆製品の選択は慎重にすること。多くは非常に加工されており、脂肪も多く含まれている。ソイチーズは避けること。たいてい油やカゼインが含まれている。

13 T・コリン・キャンベルとトーマス・M・キャンベル著『チャイナ・スタディー』（グスコー出版刊）を読むこと。

【注】 ナッツにはいろいろな健康効果が報告されてはいるものの、食べすぎてしまう傾向があるため、エセルスティン博士は心臓病患者にはすすめていません。「心臓病ではない場合、時々クルミを食べるのはよい」というのは、クルミはオメガ6脂肪酸とオメガ3脂肪酸の比率が「四：一」で、理想的な範囲（「一〜四：一」）なので、血流を健康に保ち、動脈硬化や心臓病への進展を防ぐのに役立つからです。

これらのルールを心に留めておき、必ず守るようにします。ここに記されている以外の食べ物、つまり野菜、豆類、果物は（このあとすぐ記しますが）、心置きなくエンジョイできる非常に栄養豊かな食べ物です。

【訳・監修者補足】『チャイナ・スタディー』（グスコー出版刊）について

T・コリン・キャンベル博士が子息のトーマス・M・キャンベル博士とともに「食と健康と病気」の関係を、世界で最も科学的かつ包括的に明らかにした栄養学の名著。「ニューヨークタイムズ」紙が、「疫学研究のグランプリ」と絶賛し、五四か国語に翻訳されている三〇〇万部突破のロングベストセラーです。

クリントン元大統領が、この本を読んで三か月足らずで一一kg減量し、持病の心臓病を克服したことを、氏自身がCNNのインタビュー番組で語ったことから、『チャイナ・スタディー』は「あなたの命を救う本」として世界的に知られるようになりました。

また、ドキュメンタリー映画『フォークス・オーバー・ナイブズ』（日本コロムビア発売）のメインテーマとして、本書とともに描かれたことから、生涯肥満やさまざまな病気とは無縁でエネルギーに満ちあふれた人生を末永くエンジョイしていきたい、と願う人々の間に読者を増やしています。

正しい食習慣の選択が、今日文明社会に蔓延している病気（特にガンや心臓病、糖尿病、骨粗鬆症、関節リュウマチ、アルツハイマー病など）の予防ばかりか、その進行の停止、あるいは回復にいかに衝撃的なインパクトを与えるかを、反駁の余地もないほど実に科学的、かつ論理的に解説しています。

さらにキャンベル博士は、政府の栄養政策組織の委員を長年務め、その内部事情に精通していることから、国民の栄養摂取に関する政府の指針制作と広報に、特定の利益団体（食肉・酪農・サプリメント・医薬品などの業界）がいかに強力な影響を与え、国民の健康増進の妨げとなっているか、そして、生活習慣病の蔓延を促進する結果を生んでいるかを、赤裸々に暴いています。

この本の登場によって、今日アメリカの医学界に異変が起こっていると言っても過言ではありません。薬の処方ではなく、患者さんに「プラントベースでホールフードの食事」指導を治療の主軸に据える医師が年々増加しているのです。

出版以来、キャンベル博士は一〇〇〇回ほどの講義や講演を行なっていますが、そのうちの二〇〇回余りが医学校や医療機関での医師らを対象としたものです。どの講演や講義でも、総立ちの盛大な拍手喝采を受けるほどだと言います。

今日アメリカでは『チャイナ・スタディー』は医学や栄養学を学ぶ人々の必読書となっており、Amazon.comで常に上位にランクされています。

塩について少し触れておきます。私たちは、塩は使いません。主人のほとんどの患者たちは心血管疾患があり、高血圧であることや、塩はさらに状況を悪化させる可能性があることから、私たちのレシピには含まれていないのです。

私たちは、ほとんどの患者たちは塩を使わなくても、プラントベースの食事の自然のフレーバーにすぐに順応できることがわかりました。

塩がなくてはお料理がおいしいと思えない場合は、酢やレモン、コショウ、無塩のシーズニング（四一五ページ）、タバスコまたはそのほかのホットソースを使うといいでしょう。

それでもまだ塩気が欲しい場合は、減塩のたまり醤油や減塩の味噌を使います。塩の摂取量は一日約五g（ナトリウム量約二〇〇〇mg）以下に制限するように努めましょう。

さまざまな調味料に含まれる塩の量を知っていると、利用しやすくなります。比較しやすいように、いくつか記しておきます。

【訳・監修者補足】　日本人は塩をとりすぎている！

和食にこだわっていると、塩分のとりすぎは避けられません。和食のほとんどは、塩、醤油、味噌を使うからです。いくら減塩を心がけても、お味噌汁、メインのおかず、野菜の副菜二品、漬物で構成された一回の食事ですでに最低三～四gの塩を摂取してしまいます。

その結果、成人の一日の塩分摂取量は、男性が一一・〇g、女性は九・九g（『平成三〇年 国民健康・栄養調査結果の概要』より）となっています。厚生労働省の『日本人の食事摂取基準（二〇二〇年版）』の食塩摂取目標値では、男性が七・五g未満、女性が六・五g未満としており、高血圧および慢性腎臓病（CKD）の重症化予防のための食塩相当量は男女とも六・〇gとしていますが、これでも、WHO（世界保健機関）や本書で勧められている五gを超えています。

一方、アメリカの二〇二〇年に改定された食事指針の塩分推奨量では、許容上限摂取量を六・

調味料	分量	塩分量（※）
海塩	小さじ１杯	6.0g
減塩醤油	小さじ１杯	0.4 ～ 0.5g
減塩たまり醤油	小さじ１杯	0.6 ～ 0.8g
Bragg 液体アミノ酸	小さじ１杯	0.8g
減塩味噌	小さじ１杯	0.3 ～ 0.5g

（※）Bragg液体アミノ酸以外は、日本のメーカーの商品に含まれる量です。メーカーにより異なります。

〇gとし、適切な摂取量は三・〇～三・八g（九歳以上の場合）、ただし、五一～六九歳では三・三g、七〇歳以上は三・〇gとしています。

さらに高血圧の人の減塩目標は日本では六・〇gですが、米国心臓協会では二・五gです。

塩の摂取量を減らすには、塩を使わなくてもおいしく食べられるもので食事を構成することです。

塩は細胞の原形質を傷つける浸食性の強い物質なため、とりすぎていると胃壁を傷つけ、炎症を引き起こし、やがては胃ガンを形成させてしまいます。

塩はまた、ピロリ菌（ヘリコバクター・ピロリ）の繁殖を促進させます。ピロリ菌は胃粘膜に生息する細菌です。胃粘膜は、強酸性の胃液に覆われているため、通常、細菌は存在できないのですが、ピロリ菌は、ウレアーゼという酵素を出して、自分の周りにアルカリ性のアンモニアを作り出すことで、強力な胃酸を中和しながら胃の中に存在しています。

ピロリ菌に感染すると、慢性の炎症を引き起こし、胃潰瘍や十二指腸潰瘍、胃ガンのリスクが高くなります。特に体にとって必要以上の塩分摂取は、ピロリ菌の繁殖を助長させてしまいますので注意が必要です。日本人に胃ガンが多いのは、日本人の食事が高塩分であることと密接に関連しているのです。

さらに高塩分の食事は、血管の内側を覆っている内皮細胞を傷つけ、血管の弾力性を失わせ、血圧を上昇させ、心臓病や脳梗塞のリスクをも高めていきます。

また、脳の毛細血管は血圧上昇に耐えられなくなって破れ、脳出血を引き起こします。脳出血が塩のとりすぎと密接に関係していることは、日本では古くから言われてきましたが、戦後、冷蔵庫の普及と減塩指導の結果、脳出血は大幅に減少しました。

しかし、最近日本では、脳の血管を丈夫に保つには、コレステロールや脂肪を含む肉や乳製品などの動物性食品を摂取することが不可欠であると主張して、肉や乳製品を好まない人々、特に高齢者たちに、これらの摂取を指導する医師や栄養士が少なくありません。

確かに動物性食品を常用していると、脂肪やコレステロールが脳の血管壁に付着して、プラークを形成し、血管内壁を厚くするため、塩のとりすぎによって引き起こされる高い血圧にも、脳の細い毛細血管が耐えられるようになり、脳出血のリスクを減らすことができるのは事実です。

しかし、欧米の栄養学や予防医学を重視する医師たちは、これはきわめて近視眼的な見方で、危険であると指摘しています。

「脳の血管が脆いのは、動物性脂肪やコレステロールの不足ではない。塩を必要以上にとっているために、脳の血管が塩によって傷つけられ、塩のとりすぎのためにもたらされる高い血圧に、耐えられなくなってしまうからである」と、ジョエル・ファーマン医学博士は言います。

ファーマン博士は、今日アメリカで最も人気のあるファミリードクターで、メディアにも頻繁に登場している医師です。薬を一切使用せず、抗酸化栄養やファイトケミカルの豊富な野菜や果物、豆類、全粒穀物、木の実や種子類といったプラントベースで、塩や油、砂糖を使わない食事プログラムによって、肥満や慢性病を目覚しく改善させています。

脳の血管を厚くし、高い血圧にも耐えられるようにするのに役立つ動物性食品は、心臓の血管にもプラークを形成し、やがて閉塞させ、心臓発作のリスクを高めてしまうことになります。

大動脈で形成されたプラークがはがれ、血液循環によって脳に運ばれ、脳の毛細血管を塞ぎ、脳梗塞を引き起こすこともあります。

事実日本では、食の欧米化の影響で肉や乳製品の摂取量が増加してきたのと比例して、脳出血は減少してきましたが、逆に心筋梗塞や心不全、脳梗塞が激増しています。

「塩を使わないプラントベースの食事で、植物由来のヘルシーな脂肪を摂取していれば、脳の血管を破裂させないようにし、同時に心臓の血管をもヘルシーに保ち、心臓発作を予防することができる」とファーマン博士は言います。


日本人は平均的アメリカ人のおよそ二倍もの塩をとっていますので、初めのうちは物足りないと感じるかもしれません。どうしても「味がなくてつまらない」と感じる人は、初めのうちは減塩醤油や低塩タイプの味噌少々を加えて味を調節してもいいですが、少しずつでも減らす努力をしてください。

舌にある味蕾細胞は、三週間で入れ替わりますので、低塩の食事でも三週間続けていけば慣れてきます。

無理なく低塩の食事に慣れるためのヒントは、塩や味噌、醤油を使った食べ物をとる回数を減らすことです。

朝食をフルーツやオートミールにするだけでも、塩分量をこれまでの三分の一減らすことができます。

昼食には本書のレシピにあるような、サツマイモやジャガイモ、カボチャなどを使った料理とサラダ、あるいはサンドウィッチにすれば、塩はほとんど使わなくてもおいしく食べられます。

夕食では塩や醤油、味噌を使うおなじみの食事をしても、いつの間にか、低塩の食事をおいしくエンジョイできるようになります。それは塩を使う回数が減ったために、舌の塩に対する味覚が敏感になってくるからです。

毎食、舌にある味蕾細胞を塩（味噌・醤油を含む）で刺激していると、麻痺してしまうため、かなり塩分量が多い食事でないと味を感じなくなってしまいます。塩は細胞の原形質を刺激する強烈な物質なのです。

味噌と醤油の食文化を育んできた日本人は、こうして高塩分の食習慣を作り上げ、その結果、中高年の七〇％は高血圧です。高血圧と塩の過剰摂取は密接に関連しています。

塩を使う習慣のない民族（南米アマゾンのヤノマモインディアンなど）には、高血圧はありません。高齢になっても、生まれたときと同じ血圧を保っています。

実は体に必要な塩分（ナトリウム）は一日一g（ナトリウム量約四〇〇㎎）以下でしかなく、この量は自然の食べ物（特に野菜や海藻など）に含まれている分で十分賄えるのです。

つまり調味料で摂取する塩は、舌の味蕾を満足させるために習慣的に使用しているにすぎないということです。

現在高血圧の人は、先にご紹介したような食事のとり方にすると、塩分摂取量を一日二g程度に抑えることができ、血圧は劇的に下がります。血圧は、降圧剤なしで一一〇／七〇以下に保つのが理想です。

低塩の食事に慣れるもう一つのヒントは、減塩醤油少々にレモンやユズほかの柑橘類の絞り汁、あるいは好みの酢少量を加えた合わせ調味料を常備して、醤油の代わりに使うことです。こうすると、塩分摂取量を少なくしても、「味気ない」という思いは次第になくなっていくはずです。

朝食と昼食はシンプルで、しかも毎日ほとんど同じにすると楽です。詳しいレシピは次からの章に記していますが、これらの食事を用意するのに役立つヒントはたくさんあります。

たとえば朝食のすばらしい基本は、オートミール（押しオーツ麦）、無糖の「シュレディッド・ウィート」（注1）などのシリアル類、あるいは「レーズンブラン」などです。サクッとした舌触りを出すためには、上記のようなシリアルの上に「グレープ–ナッツ」をかけるといいでしょう（注1）。レーズンやバナナほかのフルーツを加えてもかまいません。

牛乳の代わりに少量のリンゴジュース、アップルサイダー、あるいは絞りたてのオレンジかグレープフルーツジュース（果肉を含むもの）をかけるとおいしいです。

または、穀物ミルク、オートミルク、アーモンドミルク、あるいは無調整豆乳などの「プラントミルク」（注2）をかけるのも自由です。

シリアルは朝食の唯一の選択肢ではありません。ホールウィート（全粒小麦）でこしらえたパンケーキ（卵や油を含まない）はとってもおいしいです。

真夏の太陽の下で熟した新鮮なモモをのせたホールグレイン（全粒穀物）のトーストは、私のすばらしくおいしい朝食のリストの一番目にあるものです。

スライスしたバナナや熟したマンゴー、イチゴ、あるいは好きな果物をトーストの上にのせて試してみてください。

朝食にレンズ豆やエンドウ豆のスープ、あるいはお気に入りの残り物のサラダだっていいのです。

昼食と夕食では、サラダから始める食事をできるだけ多くするようにしましょう。サラダはヘルシーでお腹いっぱいにしてくれ、すばらしい方法で満足感を与えてくれます。サラダにはできる限りの野菜を加えます。

ドレッシングは油を全く使いませんので、初めはちょっと大変かもしれません。気に入ったドレッシングを探すことが大切ですから、いろいろ試すのに時間をかけましょう。

我が家では、タヒニ（練りゴマ）を含まない、シンプルなバルサミコ酢とフムス（「ホムス」「ハマス」という表記もある）（注3）だけの組み合わせのサラダドレッシングが好きになりました。タヒニは脂肪分が多いので使いません。

アメリカではタヒニ抜きでファットフリーのすばらしいフムスが販売されていますが、日本では市

【注1】「シュレディッド・ウィート」は全粒小麦を細かく砕いて固めたシリアル。「レーズンブラン」は全粒小麦、小麦ふすま、レーズン入りのシリアル。「グレープ-ナッツ」は全粒小麦と大麦麦芽のシリアル。日本では、「グレープ-ナッツ」を除くほかの2つのシリアルは、輸入食材を扱っている食料品店、およびインターネット通販各社がさまざまなメーカーのシリアル（オートミール、ミューズリー、グラノーラ）を扱っています。いずれも無糖のものを選んでください。

【注2】「プラントミルク」とは、植物性のミルクのことです。最近アメリカでは牛乳離れが加速し、代わって牛乳よりもヘルシーな飲み物として「プラントミルク」が多くの人の関心を集めています。スーパーマーケットの売り場面積も牛乳よりずっと広く占め、それを反映するかのように、牛乳の売り上げは激減し、プラントミルクの売上が激増しています。日本でも入手できるプラントミルクに関しては「パントリー：そろえておくと便利な食材一覧」（四〇二ページ）を参照してください。ただし、市販されているプラントミルクの多くは添加物が含まれていますので、注意が必要です。一〇〇％無添加のプラントミルクということになると、自家製が一番です。ここでは「オートミルク」と「アーモンドミルク」のレシピをご紹介しておきます。

【注3】中近東でよく食べられているヒヨコ豆のペースト。一般的にはゆでたヒヨコ豆、タヒニ、ニンニク、レモン汁、クミンシード、オリーブオイル などを加えて作りますが、本書ではタヒニやオリーブオイルの入っていないものを使います。

販されていませんので、ヒヨコ豆、レモン、そしてニンニクを使って自分で作るといいでしょう。本書のレシピの二六七ページに作り方が紹介されています。

ドレッシングは、少量のレモンジュース、あるいはマスタードを少々混ぜるだけでもすばらしいものが作れます。

昼食はサラダ、スープ、そしてパンかサンドウィッチなど、シンプルなものにするようにしましょう。

昼食に関する最後のアドバイスですが、独創的に考えるようにしましょう。たいていの食料品店にある「Food for Life」社製のノンファットのラップ（トルティーヤ／商品名「Ezekiel《エゼキエル》 4:9」）にフムスを塗り、その上に刻んだコリアンダーの葉（注4）や青ネギ（注5）、細く卸したニンジンやキュウリ、トマトやパプリカのスライス、解凍したコーン、豆、玄米ご飯、蒸したブロッコリー、マッシュルーム、ホウレンソウ、レタスなど、好きな材料をのせます。

これをソーセージのような形に巻き、半分に切って、ベーキングシート（注6）を敷いた天板にのせ、二三〇度のオーブンでおよそ一〇分、ラップがパリッとなるまで焼きます。とってもすばらしいランチのできあがりです。

日本ではこの会社のトルティーヤは市販されていませんので、普通のホールウィートのトルティーヤ、あるいはチャパティを使ってください。複数のネット通販が扱っていますし、輸入食材を扱うお店にもあります。チャパティは、小麦粉と水と塩があれば家庭で簡単に作ることもできます。レシピは三一六ページに。

【訳・監修者補足】

「コリアンダーの葉（パクチー）は苦手」という方も少なくないかと思います。パセリ（特にイタリアンパセリ）で代用可能ですが、メキシコほか中南米のお料理では、用いるスパイス類にコリアンダーの葉が加わることで醸し出される独特のフレーバーがそのお料理のおいしさの決め手となりますので、「コリアンダーの葉は苦手」という人も、少しずつこの味に慣れるように努めてみることをおすすめします。次第に好きになれるはずです。

ちなみに私はコリアンダーの葉が大好きですが、四〇年ほど前までは、大の苦手でした。メキシコと国境を接しているためにメキシコ料理が豊富なテキサス州に住むようになってメキシコ料理を食べる機会が増え、コリアンダーの葉が入ったお料理を食べると必ず下痢をしました。ですからなおさらのこと、コリアンダーの葉を避けていたのです。

【注4】原書では「Cilantro《シラントロ》」と記されています。これは、「コリアンダーの葉」「パクチー」「シャンサイ」などの別名で、国によって呼び方が異なるだけです。ちなみに「シラントロ」はスペイン語で、アメリカではメキシコ料理がかなり一般化しているため、この名で呼ばれています。

【注5】わけぎなど、レシピに記載させている分量より増やします。万能ネギのような細めのもの（葉の直径が五㎜程度）は、葉の直径が七〜一〇㎜のものを使ってください。

【注6】オーブンで料理やお菓子を焼くときに、天板や焼き型に敷く紙のこと。これを使うことにより料理やお菓子が型にこびりつかずにとり出せます。「ベーキングシート」のほかにも、「パーチメントペーパー」「クッキングペーパー」「クッキングシート」「オーブンシート」などいろいろありますが、耐熱温度が二五〇度以上で繰り返し使えるものとしては、「ベーキングシート」か「オーブンシート」がおすすめです。

ところが親しい友人から、「コリアンダーの葉は体内の有害な重金属（ヒ素、カドミウム、鉛、水銀など）を結びつけて排泄させるのに役立つことが研究によって裏付けられている」と教えられたのです（『Scientific World Journal』2013; 2013: 219840）。

私がコリアンダーの葉を食べると必ず下痢をしていたのは、体内にため込まれていた有害重金属を排泄させていたサインだったのです！　それがわかってからというもの、私はコリアンダーの葉を避けるようなことはしなくなりました。なにしろ有害重金属はアルツハイマー病リスクと密接に関与しているのですから。

コリアンダーの葉にはまた、強力な抗炎症、防腐、抗真菌などの作用もあります。それから、ポリフェノール系のファイトケミカル「ケルセチン」が豊富で抜群の抗酸化作用を発揮し、血管系を守り，心臓病や脳梗塞、さらには関節炎などのリスクを抑えるのに役立ちます。

そして、ビタミンB群の宝庫であるほか、ビタミンC、ビタミンK、カリウム、鉄、マグネシウム、マンガン、リン、セレニウム、亜鉛なども豊富で、免疫力強化や呼吸器系、消化器系、骨格系、内分泌系など、体内のあらゆる機能を正常に保つのにも役立ってくれます。生理痛の軽減やアルツハイマー病の予防にも効果があると言います。

こんなにさまざまなメリットがあるのですから、食べず嫌いでいるよりも、慣れたほうがずっと得策かと思います。

夕食ではさらに別のヘルシーなサラダとバラエティーに富んだ季節の野菜がおすすめですが、ほかにもたくさんの選択肢があります。

バーベキューソースまたは減塩醤油と少量のバルサミコ酢に浸したポートベローマッシュルーム

（注7）をオーブンかグリルで焼いたものは、とてもおいしく、一見したところ、一切れのお肉のように見えます。ホールウィートのパンまたはバンズ（バーガー用の丸いパン）にのせて、ハンバーガーとしても絶品です。

私たち自身が低脂肪・プラントベースの食事に変えたときの最初の夕食で、それ以来私たちのお気に入りになっているのが、ブラックビーンズ（黒インゲン豆）（注8）とご飯（玄米または雑穀）です。このお料理は来客があったときによくします。というのは見た目にきれいで、ほとんど誰もが気に入ってくれるからです。

作り方はいたって簡単です。ご飯（玄米または雑穀）を炊き、豆を温めます。野菜はすべて刻んで一つ一つの器に入れます。各自のお皿にご飯（玄米または雑穀）をのせ、その上に豆を置き、その上に好みの野菜をのせ、醤油かサルサ（注9）、あるいはその両方を上からかければできあがりです。残りは

【注7】肉厚で直径が八～一五cmもある茶色のきのこ。クレミニマッシュルームが完全に熟したもので、アメリカでは一般的に市販されています。肉厚で、味が強く野生のきのこのような香りがします。お肉の感触があり、お肉の代用としてハンバーガーやステーキに使ったり、バーガーバンズの代わりに使ったり、と欧米のベジタリアンやヴィーガン、ダイエット中の人などの間で人気を呼んでいます。最近は日本でもネット通販各社が扱っています。「ジャンボマッシュルーム」と呼ぶ業者もいます。かなり高額なので、大きめの生しいたけ（三～四個）で代用してもかまいません。

【注8】一般に中南米で用いられる黒いインゲン豆。日本の黒豆（黒大豆）よりもやや楕円形をして、味もその名の通りインゲン豆の味です。アントシアニンやレジスタントスターチ、食物繊維が豊富で、豆の中では最もヘルシーな食材として最近栄養学界で注目されています。日本では、豆専門店、健康食品店、ネット通販などが扱っています。入手できない場合は、黒大豆ではなく、金時豆やうずら豆などで代用してください。

【注9】メキシコ料理で用いる、細かく刻んだトマト、玉ネギ、チリから作られる辛いソース。瓶詰のものがスーパーマーケットやネット通販で手軽に買えますが、自分でも簡単に作れます。（「手作りサルサ」のレシピは二七〇ページ）

密閉容器に入れてしまっておき、翌日バルサミコ酢少々を加えてサラダにすると最高です。

ときにはごくシンプルな食べ物が一番おいしいと思われることがあります。大きな玉ネギを耐熱用の器に入れて蓋をし、低温のオーブンで焼きます。長く焼けば焼くほど玉ネギは甘くなります。そのまま食べるか、またはご飯（玄米または雑穀）かベークドポテトの上にのせていただきます。

サツマイモはおいしくて、お腹も満たしてくれ、しかも信じられないほど、簡単に用意できます。ただし、焼くのに少なくとも一時間はかかりますから、早めにオーブンに入れることを忘れずにいればよいだけです。

もう一つおいしくて簡単で早く——実に早く——用意できるのが、ホールウィートのクスクス（注10）と、市販の「マッシュルーム入りパスタソース」（注11）、そして冷凍の豆の組み合わせです。まずクスクスを熱湯に入れ、透明に変わるまで数秒の間見ています。パスタソースを温め、これをクスクスの上からかけます。豆をお湯で解凍し、ソースをかけたクスクスの周りに飾れば、インスタントディナーのできあがりです。

この栄養摂取プログラムで食べるもののほとんどは、新鮮な野菜と果物、豆類、そして全粒穀物です。しかし、料理に風味やバラエティーを持たせるために、加工製品なども利用するといいでしょう。その多くが安全でおいしいものです。しかし、ラベルをよく見るようにしてください。つまり、**成分をチェックすることです**。

ラベルに「グリセリン」「水素添加」「部分的に水素添加」「モノグリセリド」あるいは「ジグリセリド」といった言葉、または文章があったら、その製品は避けましょう。

これらは脂肪をごまかした形です（注12）。

Snackwell《スナックウェル》社のやみつきになるお菓子、「ファットフリー」のクッキーの箱に記されている栄養成分表（すべてのパッケージに記載が義務付けられている）には、脂肪含有量が「〇《ゼロ》」と記されています。ところが原材料名のところを見ると、グリセリンが五番目に記されていることがわかります。同様にKraft《クラフト》社のピリッとした風味の「ファットフリー・イタリアンドレッシング」やWishbone《ウィッシュボーン》社の「ファットフリー・ランチ・ドレッシング」にはいずれも、その原材料名の中に、大豆油や乳製品が記されています。

一人分の脂肪含有量が〇・五％以下の場合、これらの製品は一人分の量が少ないため、政府基準に基づいて「ファットフリー」と記すことができてしまうのです。

ですから**原材料名を読むようにしましょう。**

Edward《エドワード》 & Sons《サンズ》という名前の会社は、ファットフリーの「Organic Brown Rice Snap《オーガニック・ブラウン ライス・スナップ》」というパリッ

【注10】硬質小麦の一種デュラム小麦の粗挽粉に水を含ませ、調理後の大きさが一㎜の小さな粒になるように丸めてそぼろ状に調整した、世界一小さなパスタ、あるいはその料理（モロッコやチュニジアなど、地中海沿岸・北アフリカ諸国の伝統的な民族料理）。「クスクス」はネット通販が扱っています。

【注11】「パスタソース」とはパスタ料理だけのために作られたソースです。トマトソースをベースに、さらにイタリアンハーブを利かせたり、マッシュルームなどのきのこ類やナス、ニンジン、ズッキーニ、ブロッコリーほか、さまざまな野菜を加えたものがあったり、あるいはボローニャソーセージ、クリーム、パルメザンチーズなどを加えたパスタソースもあります。本書では動物性食品は使用しませんので、トマトソースベースで、イタリアンハーブやきのこ、野菜などを加えたソースのことを指します。

【注12】日本のラベル表示の規制では、このような厳しい表現は求められていません。たいてい「植物油」とだけ記されています。もちろんアメリカのように、トランス脂肪酸の含有量表示も義務付けられていません。しかし、摂取しても安全な量のトランス脂肪酸の量は「ゼロ」です。

【注13】オーガニック、グルテンフリー、無塩、ノンオイルで一〇〇％玄米粉のお煎餅で、日本でもiHerb、Amazon、楽天などのネット通販が扱っています。

としたお菓子を作っています。オニオン・ガーリック、ゴマ醤油、無塩など、いろいろなフレーバー入りで、オイル（油）を使っていません（注13）。

しかし、この同じ会社がベニバナオイルを使用して焼いたオニオンや野菜入りの「ライス・スナップ」を作っていますから、要注意です。くれぐれも**原材料名を読むこと**です。

たとえある製品をよく知っているからといって、油断しないように気をつけましょう。たとえば「グレープ-ナッツ」にはオイル（油）が含まれていません。ですから「グレープ-ナッツ・フレークス」もまたそうだろうと思うと、そうではないのです。植物油が含まれているのです。これは買わないようにしましょう。

Guiltless《ギルトレス》 Gourmet《グルメ》社は油で揚げずに焼いた無塩のイエローコーンチップスをつくっています（日本では市販されていません）。しかし、同社のそのほかのすべての焼いたチップスには、ベニバナオイルが入っています。ですから**原材料をよく読むようにしましょう**。

穀物に関しては、未精製・未加工の全粒穀物だけを使うべきです。ホールウィート、ブルガー小麦（注14）、全粒オーツ麦、全粒ライ麦、全粒トウモロコシ、ワイルドライス（注15）、玄米など、たくさんのおなじみの全粒穀物があります。

それからあまりおなじみではないものもあります。カムート麦、キヌア、アマランサス、アワ、スペルト、テフ、トリティケイリー（ライ麦の一種）、グラノ（全粒デュラム小麦）、ファロ（小麦の一種）などがそうです。

しかし、どの穀物が全粒穀物で、どれがそうでないかを見分けるのは難しいことが多いです。色は手がかりにはなりません。たとえば全粒オーツ麦は色が薄いですし、精製小麦粉は糖蜜で黒くしている可能性があります。

ここでもまた、ラベルをよく見る必要があります。「一〇〇% 未精製」と記されているものを探しましょう。

マルチグレイン、粗挽きした小麦粉、セブングレイン（七種の穀物）、石臼引き、小麦一〇〇%の栄養強化小麦粉、あるいは発芽させたコーンミールなどは、**全粒穀物ではありません**。パンパーニッケル（粗挽きライ麦パン）はライ麦と小麦粉で作られていますが、滅多に全粒穀物であることはありません。オイル（油）やブドウ糖果糖液糖が入っていない、全粒粉のパンを探すのもまた大変ですが、左記はおすすめです。

Great《グレート》 Harvest《ハーベスト》 Bakery《ベーカリー》社製のパン（注16）にはいろいろありますが、いずれも完璧です。多くの食料品店で扱っているライ麦パンにも油が入っていません。

「Ezekiel《エゼキエル》 4:9スプラウト・グレインブレッド」（注16）には、スライスした食パンからトルティーヤやおいしいハンバーガー用やホットドック用のバンズなどまでいろいろあり、たいていの健康食品店の冷凍食品売り場で扱っています。最近ではますます多くの普通のスーパーマーケットでも扱い始めています。**原材料をよく読んでから、買うようにしてください**。

【注14】挽割り小麦（デュラム小麦）を半ゆでにし、砕いて乾燥させたもの。ほぼ一〇〇%全粒粉です。発祥の北アフリカからトルコなどの中東沿岸方面で主食とされている穀物で、すぐに煮えます。「ブルグア」「ブルグル」とも呼ばれています。ほかのものは何も入っていない「ブルガー」だけの粒を探してください。健康食品やインターネット通販が扱っています。

【注15】「ライス」と呼ばれていても米ではなく、北米大陸の湖に自生するイネ科のマコモ属の草の実です。アメリカインディアンが数千年も前から食べ続けてきたといわれ、米より栄養価が高い栄養食品としてアメリカでは古くから注目されてきました。ネット通販が扱っています。

このプログラムに欠かせないことがわかった調理器具が三つあります。一つは炊飯器です。お米と水を入れたら、もう放っておいてもご飯が炊けてしまうので、とても便利です。しかもタイマー付きなので前もってセットしておくこともできます。

二つ目はMicroplane《マイクロプレイン》社の「ゼスターグレーター」です。これは柑橘類の皮を簡単に、しかも楽しくすりおろすことができる器具です。どこの台所用品店でも売っていますし、ネット販売もあります（注17）。できるだけオーガニックのオレンジやレモン、ライムを使いましょう（注18）。

三番目の器具は、最も汁気の少ないレモンやライムでもジュースを絞り出すことができるシトラスリーマー（レモン絞り器）です。私のお気に入りは木製のものです。

最後にどれだけ食べるべきかについて、ひと言。緑葉色野菜とそのほか色とりどりの野菜のすべてに満ちあふれた、プラントベースでオイル（油）を使わない全粒穀物の食習慣をしている限り、体重について心配するには及びません。

食べ物の重さを量ったり、カロリー計算をしたりする必要はないのです。この食習慣に変えれば、ほとんど誰もが減量することができます。

ただし全粒穀物やデンプン質の野菜、そしてデザートが多くなると、減らした体重がいつの間にか戻ってしまいます。このようなことになったときは、ただ穀物やデンプン食品を減らし、緑葉野菜や色とりどりの野菜の摂取量を増やしてデザートをやめると修正できます。

それからエクササイズも重要であることを忘れないでください。エクササイズはすればするほど、健康になれます。私は教師をしていた間もずっと、何とか時間をやりくりしてランニングやウェイトリフティングをしていました。たいてい冬はまだ暗いうちでした（いつも学校へ行く前に）。今ではヨガのレッスンを受けたり、ランニングをしたり、あるいはクロスカントリーなどをする時

【注16】いずれのメーカーのものも日本では入手できませんが、オイル未使用でオーガニックのスプラウト・ブレッドや一〇〇％全粒粉のパンなどはネット通販が扱っています（四一六ページ）。また、最近では街のベーカリーでも一〇〇％全粒粉のパンを焼いているところもありますので、探してみるといいでしょう。一〇〇％全粒粉でなくても、未漂白小麦粉と全粒粉を使用し、さらに発芽小麦を加えたパンを焼いているベーカリーは、きっと見つかると思います。なかったら、行きつけのベーカリーに、オイルを使っていない全粒粉のパンを焼いてくれるようお願いしてみましょう。

なお、パンにこだわる必要はありません。ここでは、**「パンを食べる場合は、国産の全粒粉のパンで、「ノンオイル」（油不使用）のものがおすすめ」**ということを頭に入れておいていただければ十分です。

麦、キヌア、アワ（粟）、ヒエ（稗）、キビ（黍）、蕎麦の実などの雑穀ご飯もぜひひとり入れてください。

なかでもキヌア（Quinoa）は、今日、アメリカでは「ライフスタイル・メディシン」（薬や手術よりも、患者の食生活やライフスタイル指導を治療の主軸に据えている医療）を実施している医師や健康意識の高い人の間で、注目されており、キヌアご飯が用意されているレストランやホテルも珍しくありません。

キヌアは南米アンデス山脈の高地で数千年前より食用に栽培されてきた草の実で、古代インカ帝国の主食とされていました。キビ（黍）、アワ（粟）、ヒエ（稗）などと同様に雑穀に分類される擬似穀物です。穀類の中でも必須アミノ酸、マグネシウム、リン、鉄分などのミネラルやビタミンB群、食物繊維が豊富に含まれています。

玄米と比較すると、タンパク質量は二倍余り、鉄七・七倍、カリウム五・九倍、カルシウム六・七倍、マグネシウム四・二倍、亜鉛三・九倍、リン三・五倍、食物繊維は五倍と群を抜いています。

ほかのほとんどの植物性食品と異なり、すべての必須脂肪酸を含む完全タンパク食品で、タンパク質量は、牛乳のそれに匹敵すると言われています。

しかもグルテンを含みませんので、ほかの穀類よりもずっと消化が楽で、食後胃が重くなりません。アレルギーのある人でも安心して食べられる穀類です。蕎麦とともに穀類では珍しいアルカリ形成食品であることも、私たちにとってはすばらしくヘルシーな選択です。最近では日本でも注目されてきました。

【注17】日本でもインターネット通販各社が扱っています。

【注18】オーガニックのものが手に入らない場合は「野菜や果物の洗い方」（二二九ページ）に従って洗うといいでしょう。

間を楽しんでいます。

エッシー（エセルスティン博士の愛称）は毎日1マイル（一六〇〇m）泳ぎ、週三回は自転車を漕いでいます。歩くこと。そして階段を上がること。とにかく体を動かすことは、健康にいい効果があるのです。免疫系に役立ち、脳卒中や心臓発作、骨粗鬆症、そして認知症を防ぐのを助け、ガンの発生を妨げ、もちろん体重を増やさないようにするのにも役立ちます。

本書の栄養摂取プログラムの基本的なメッセージはシンプルで、しかもこれまでずっと体重の悩みと闘ってきた多くの人にとって、願ってもないことです。すなわち「プラントベースでオイル（油）を使わない、全粒穀物の食習慣をしている限り、体は自らの理想的な体重をキープするようになる」ということです。もう**決して**体重の問題を抱えるようなことはなくなります。

食欲に従って食べるようにしましょう！

レシピをご覧になる前に

レシピの見方&関連お役立ち情報：訳／監修者より

●レシピ中の【注】に関して：【注】は訳／監修者によるものです。

●レシピ中の1カップの容量に関して：
アメリカ仕様の1カップ（約240㎖）です。※日本の1カップは約200㎖

●あまりおなじみではない食材に関して：
随所に【注】をつけ、代替可能な食品のヒントも記しました。なお、香辛料やハーブ類などは、あまりおなじみではないものも少なくないかと思いますが、一つですべてを代用することはできませんので、そろえておくと便利です。一度購入するとかなり長期間使えます。
巻末に【パントリー：そろえておくと便利な食材一覧】を記載しています。

●缶詰や瓶詰の食材の容量に関して：
アメリカで市販されている豆の水煮缶やトマト缶などはたいてい14・5〜15オンス（411〜425g）入りですが、日本で市販されているものは主に400g入りです。レシピ中の材料の重量は、ほとんど原書通りに記していますが、必ずしも同じ容量のものを探す必要はありません。多少の違いがあっても大丈夫です。

自分でゆでた豆を使う場合は、水煮缶に表示されている重量のおよそ61%が煮汁を除いた豆の重量になります。

●豆類に関して：
本書では缶詰を使っていますが、日本のスーパーマーケットではアメリカほどさまざまな豆の缶詰をとりそろえていませんので、乾燥豆を自分でまとめて煮て小分けし、冷凍しておくと便利です。なお、豆の水煮缶各種はネット通販各社が扱っています。缶詰の豆を使う場合は、よく水洗いしてから使います。

●レシピ中の塩加減に関して：
非常に薄味です。本書でおすすめの「低脂肪（脂肪9～12％）・プラントベースの食事」をしていく際、塩の摂取量が多いと胃ガンや脳出血のリスクが高くなりますから、注意してください（詳細は二〇四ページ参照）。

●添加物に関して：
できるだけ未使用のものを選んでください。特にケチャップやバーベキューソースなどは、無添加のものがおすすめです。詳しくは【パントリー：そろえておくと便利な食材一覧】（四〇二ページ）をご覧ください。

●冷凍のコーンやグリーンピースなどに関して：
採れたてをすぐに加熱処理して冷凍してますので、栄養的にはそれほど遜色がありません。積極的に利用してください。

●砂糖に関して：
高度に精製されたビタミンやミネラル、食物繊維を失っている白砂糖は、ホールフードではありません。本書の食事プログラムでは、「プラントベースでホールフードの食事」を重視していますので、甘味料はお料理の見映えに大きく影響されない限り、できるだけ白砂糖は使いません。代わりに、「デーツシュガー」(ナツメヤシの砂糖)「黒砂糖(黒糖)」「甜菜糖」、あるいは「デーツシロップ」「メープルシロップ」「アガベシロップ」「デーツペースト」(レシピ左記)などを使っています。デーツペースト以外は、いずれも自然食品の店やネット通販が扱っています。

★デーツペーストのレシピ

ひたひたの水に一晩浸して十分柔らかくしたデーツをフードプロセッサーかミルサーでペースト状にする。マジョールデーツ10粒でおよそ大さじ10杯分のペーストができます。大さじ1杯の砂糖は「デーツペースト」大さじ1杯で代用できます。蓋付きのガラス瓶に入れて冷蔵庫に常備しておくと、お料理に甘味料が必要なとき重宝します。デーツは健康食品の店やネット通販が扱っています。

●味噌に関して:

白味噌の減塩タイプがおすすめです。赤味噌より塩分濃度が少ないためです。とは言え、お味噌汁を作るとき、白味噌と赤味噌を合わせたい場合は、いずれも減塩タイプを使うか、白味噌タイプの「無塩味噌」と減塩タイプの赤味噌を合わせるとよいでしょう。

●テフロン加工の調理器具に関して:

著者はテフロン加工のフライパンや鍋を使っていますが、セラミック、ホーロー、ステンレスなどでも大丈夫です。玉ネギなどを炒めるときは、本書のレシピで記されているように、油ではなく、少量の水を加えて蒸気炒めにします。

私はステンレスの多重層鍋を使っていますが、玉ネギだけを入れて蓋をし、しばらく中火で加熱して玉ネギの香りがしてきたら、蓋をとって弱火で炒めはじめます。焦げつきそうなときはここで水を少量加えますが、ほとんど必要ありません。

なお、本書では油の使用はすすめていませんが、パンケーキを焼くとき、テフロン加工の調理器具は避けたい人は、焦げつきを防ぐために、ごく少量のココナッツオイル、またはオイルスプレーなどを含ませたキッチンペーパーで調理器具の表面を拭き、中火以下で加熱するようにします。そうすれば、油がもたらす害は最小限に抑えることができます。

●電子レンジに関して：
電子レンジはできるだけ使用しないことにしている場合、冷凍しておいたものを解凍するには、半日から1日かけて常温で解凍してから温めます。解凍したら、ご飯類は蒸すか、少量の水を加えて中火にかけ、沸騰したらよくかき混ぜて火を弱め、全体が温まるまで加熱します。土鍋を使うとふっくらできあがります。

煮物やキャセロールは鍋に入れて直火で温めなおします。煮汁のないものは、蓋つきの耐熱容器に入れ、２００度に熱したオーブンで20分ほど温めます。または、蒸し器で蒸す方法もあります。

●レシピ中の分量に関して：
レシピによってはかなり多めのものもありますが、これは一度にたくさん作り、残りを保存するためです。スープやメインディッシュのほとんどは冷凍保存可能で、かなりの時間節約になります。

●レシピ中の「刻む」という表記に関して：

アメリカのレシピは日本のものと比べ、かなりおおざっぱです。「何㎝大に切る」といった注意書きがない限り、各自好みの大きさに刻んでいただければ十分です。

●「オーガニック」でなくても大丈夫？：

オーガニックのものが手に入るのであれば、それに越したことはありませんが、予算の許せる範囲で選ぶといいでしょう。

多くの人が農薬とガンとの関連性を懸念していますが、日本人にとって、「NO．1キラー」(死因第1位)であるガンの最大の要因は、農薬ではありません。動物性食品や精製加工食品の摂取にあることを、膨大な量の研究が裏付けています。

「オーガニックではないため」という理由で、果物や野菜、穀物、豆類などの植物性食品を敬遠していると、体を健康に保つことはできません。植物性食品にしか含まれない、免疫力アップ・病気予防・健康増進などに不可欠な食物繊維や抗酸化栄養、ファイトケミカルなどを摂取できなくなるからです。

●私たちが食品からとり込む残留農薬の量に関して：

一般的な食生活をしている人が食品から摂取する農薬の95～99％は動物性食品からで、植物性食品からとり込む量はごくわずかでしかありません。これは動物性食品が食物連鎖の頂点にあるからです。動物性食品には、野菜の78倍、果物の10・4倍、豆類の10・8倍、穀類の35・1倍もの残留農薬が含まれているといいます。

オーガニック食材にこだわってはいないベジタリアンの体内の農薬レベルは、平均的な食事をしているアメリカ人の体内レベルの1～2％でしかなく、また、ベジタリアンの母乳の中の残留農薬は、肉食者の65分の1にすぎません。

ですから、本書のレシピに従う際、「オーガニックの食材でなくても大丈夫か」という点には、それほど神経質になる必要はないと思います。

ただし、穀物粉のように、収穫後に洗わずに製粉してしまうものは、オーガニックのものがおすすめです（二二八ページ）。

＜資料＞John Robbins『Diet for a New America』H J Kramer

●野菜や果物の洗い方に関して：

野菜や果物の洗浄剤がいろいろ出回っていますが、それよりも、塩、酢、ベーキングソーダ（重曹）のほうが効果的であることを複数の研究が示しています。しかも経済的です。

最近の研究によると、なかでも1％のベーキングソーダ水溶液に浸したときが最も効果があるといいます（1リットルの水に対して小さじ2杯のベーキングソーダ）。

葉物野菜は5分、トマトやキュウリなどの固形の野菜やリンゴ、ネクタリン、チェリー、トマトなど果物の場合は12～15分が理想ですが、待てない場合は1～2分でも、ただの水で洗うよりずっと除去されるそうです。

ベーキングソーダ液に浸したあと、葉物野菜は液の中で押さえ洗いをしてから流水でよくすすぎます。固形の野菜や果物は、液の中でブラシを使ってよくこすり、そのあと流水の下で洗います。

＜資料＞「Journal of Agricultural and Food Chemistry」Oct 2017;65(44):9744-9752
https://foodrevolution.org/blog/how-to-wash-vegetables-fruits/

●果物を穀類や豆類などの炭水化物食品と合わせてとることに関して：

読者のみなさんの中には、「果物は胃が空のときに単独でとり、穀類や豆類などの炭水化物食品とは合わせない」という、「ナチュラル・ハイジーン（※）」の「食べ物の組み合わせの原則」に従っている方もおありかと思います（※19世紀にアメリカで学問的に体系づけられた生命科学に基づく健康理論）。

そんなみなさんにとっては、本書のレシピには戸惑いや抵抗を感じられるかもしれません。

確かに「ナチュラル・ハイジーン」では、かつて果物は常に胃が空のときにとるのがベストで、穀類や豆類との組み合わせは好ましくないとされてきましたが、この組み合わせに関しては、こだわる必要がないことが、ここ20年余りの研究からわかってきました。

これは「ナチュラル・ハイジーン」理論や「ライフスタイル・メディシン」重視の臨床医、そしてプラントベース栄養学重視の栄養学者らの研究に基づくものです。

したがって、朝食のシリアルやパンケーキ、マフィンなどに果物を加えたり、豆のサラダに果物を加えたり、フルーツ入りのデザートを用意しても、何ら問題はありません。

本書の著者、エセルスティン博士をはじめ「プラントベースでホールフードの食事指導」を治療の主軸に据えている医師らがこの方法をとり入れており、すばらしい健康増進、病気改善効果をあげています。同様に、デザートにフルーツを使うことも、問題ないことが臨床現場での研究から明らかになってきました。

そのため、今日では「ナチュラル・ハイジーン」理論をとり入れている医師たちでさえ、「朝食にフルーツ入りのシリアル」「ランチや夕食のデザートにフルーツ」というメニューを躊躇なくすすめているほどです。

●レシピ中のパンやトルティーヤ、玄米などの穀類に関して：

レシピの中には全粒粉のパンを使ったサンドウィッチや全粒小麦粉のトルティーヤ、そして玄米など、穀類を用いたものが多数ありますが、本書の食事プログラムに従えば、糖質制限ダイエットなどする必要はなく、穀物は好きなだけ食べても、肥満や血糖値などのトラブルは、一週間からひと月のうちに改善されていきます。

その理由は、肥満、そして血糖値の上昇や糖尿病の**根本原因**は、多くの人が信じているような「穀物や果物などの炭水化物食品（糖質）の摂取」ではないからです。このことは信頼できる科学的証拠によって裏付けられています（『チャイナ・スタディー』（グスコー出版）の第7章をご覧ください）。

肥満や糖尿病の根本原因は、脂肪と精製加工食品の過剰摂取です。ここでいう「脂肪」とは、動物性食品と油（植物油）のこと、そして精製加工食品とは、砂糖、白米、白いパン、お菓子類、砂糖入り飲料などのことです。

本書の食事プログラムには、動物性食品も油も、そして精製加工食品も含まれていません。ですから肥満や血糖値の上昇という心配は全く無用なのです。

脂肪や精製加工食品の過剰摂取が肥満や血糖値の上昇の原因となるのは、次のような理由からです。体が必要とする以上の脂肪は細胞内の脂肪細胞の中に蓄えられます。

そして、精製加工食品のようにGI値（グリセミック指数）の高い食品もまた、肥満の元になります。食物繊維をほとんど、あるいは全く含まない高GI値の食品は、血糖値を急激に上昇させるため、すい臓から分泌されたインスリンは、すぐに使う必要のない糖をもまた、細胞内の脂肪として蓄えてしまいます。

こうして過剰な脂肪が細胞内に蓄積されてくると、血液中の糖を細胞へ届けるためのエスコート役を務めるインスリンに対して、細胞の感度（働き）が悪くなり（「インスリン抵抗」）、血液中の糖を細胞内にとり込むことができなくなります。その結果、糖が血液中にあふれてしまうのです（血糖値の上昇）。

本書の食事プログラムはきわめて低脂肪（総摂取カロリーの9～12％）ですし、穀類はすべて全粒穀類で食物繊維が豊富なため、血糖値を急上昇させるようなことはありません。

「肉、魚、卵、乳製品などの動物性食品はスリムダウンや血糖値を下げ、糖尿病の予防や改善に役立つ」という、糖質制限ダイエットやパレオダイエット、ケトジェニックダイエットなどは、「余計な体重」「高い血糖値」という症状をなくすことのみに焦点を当て、根本原因を除いていない、きわめて近視眼的なアプローチです。

炭水化物食品（糖質）をとらなければ、血糖値の上昇はないでしょうし、細胞内にため込まれている脂肪を糖に変換してエネルギー源としますから、スリムダウンも可能になります。そのため、短期的には抜群の効果があります。

ところが長期的には、心臓病、脳梗塞、ガン、糖尿病、腎臓疾患、骨粗鬆症、関節リウマチなどのリスクを高めてしまうことを多数の研究が証明しています。

レシピに付されている記号について　～訳／監修者より～

♥…現在心臓病または高血圧の人を含め、すべての人にとっておすすめのレシピ。

♣…現在心臓病の人は避けるか、たまに食べるようにするとよいレシピ。

♠…塩分が多めなので、血圧の高い人は薄味を心がけるほうがよいレシピ。

◆…訳／監修者オリジナルの日本人向けレシピ。これは原書のレシピの材料が日本では入手しにくい、あるいは日本人の味覚にはあわないと思われるなどの理由から、著者と相談のうえ、「ノンオイル・低脂肪のプラントベース・ホールフードの食事」という著者の基本原則を守りながら、日本のみなさんにとっておなじみのお料理と差し替えたもの、あるいは新たに加えたものです。

第16章 一日の最初の食事

朝食は必ずとるようにしましょう。たとえこれまで朝食はとったことがなかった人でも、朝食はとるようにします。エネルギーレベルがアップし、午後の早い時間にお腹が空かずにすみます。

誰でもそのうち自分の好みの朝食を発見するようになるものです。

エッシー（エセルスティン博士の愛称）の最初の患者たちは、ほぼ20年近くもの間、毎朝同じものを食べていたことがわかりました。

ドン・フェルトンは毎日必ず、4分の1カップのオートブランとクイックオーツ（インスタントのオートミール）を水と一緒に3分間電子レンジにかけ、「イコール」（ノンカロリー甘味料）をかけたものを食べていました。

エブリン・オズウィックもまた、20年間いつも同じ朝食を食べてきました。彼女はそれを「一日で一番の食べ物」と呼んでいます。

1.エブリンの一日で一番の食事♥

材料（1人分）：

●バナナ…1本（輪切り）

●オートミール（押しオーツ麦）…1カップ

●レーズン・・・適宜

●リンゴジュース・・・適宜

作り方：

❶電子レンジ用のボウルにバナナを敷き詰める。

❷オートミールを入れ、レーズンを振り入れ、リンゴジュースをオーツが浸る程度にかけ、電子レンジで1分30秒ほど加熱する。

<訳・監修者メモ>

電子レンジを使わない人は、鍋に左記の手順で材料を入れ、弱火にかけて加熱します。オートミールの代わりに、玄米ご飯をやわらかく煮たお粥でもOKです。「お米のお粥にフルーツを加える」という食べ方に最初は戸惑うかもしれませんが、試してみるとおいしいことがわかります。しかも「塩分ゼロでもおいしく食べられる」という大きな発見があるはずです。

2.手作りアーモンドミルク♥◆

材料（1&1/4カップ弱）：

●アーモンド（オーガニック）…1/4カップ（一晩水に浸しておく）

●熱湯…1カップ

●冷水…1カップ

●デーツ…大粒なら1粒、小さめなら2粒

作り方：

❶アーモンドを熱湯に2分浸して渋皮をむく。

❷①をハイパワーブレンダーまたはミキサーにかけて粉末にし、ここへ冷水とデーツ（またはほかの甘味料）を加えてよく攪拌すればできあがり。冷蔵庫で1週間は保存可能です。

3.ジェフのオートミール♥

ジェフは最近の患者です。自分のオートミールは何度食べても飽きないと言います。

作り方：

❶ 1/2カップのオートミールをボウルに入れ、ひとつかみほどのレーズンを振りかける。

❷①の上にシナモンとナツメグをひと振りする。

❸②にバナナの輪切りをのせる。

❹ 2/3カップのリンゴジュースを人肌に温めて③にかけ、蓋をして20分おく。よく混ぜればできあがり。

4. エセルスティン家の朝食♥

我が家の子供たちは大学へ行くために家から離れたとき、家族の朝食のレシピを持って行きました。今でも私たちは、うちの子供たちの影響で、我が家の朝食と同じものを食べている彼らの友人たちと会うことがあります。その友人の子供たちもまた、同じものを食べていると言います。ありがたいことに、このレシピの材料は、どこにいようと、どこへ旅行しようとたいてい手に入ります。

作り方：

❶オートミール（インスタントでないもの）を加熱せず、そのままボウルに入れる。あるいは、その上にサクッとした食感の「グレープ - ナッツ」あるいは、「レーズンブラン」、または「シュレディッド・ウィート」などのシリアル（「パントリー：そろえておくと便利な食材一覧」参照 402 ページ）を加えることもある（砂糖は加えない）。

❷①に牛乳の代わりに、穀物ミルク、オートミルク、アーモンドミルク、あるいは無調整豆乳などの「プラントミルク」(402 ページ）をかける。リンゴジュース、アップルサイダー、オレンジ、グレープジュース（果肉ごと）でもおいしい。

❸②の上にレーズン、バナナの輪切り、ブルーベリー、イチゴ、ラズベリー、モモなどをのせる。

❹心臓疾患がなければ、クルミを加えてもよい。

5. バーニーの朝食サラダドリンク♥

これは私たちから食べ方を学ぶためにフロリダからやって来たバーニーが教えてくれた、彼お気に入りのドリンクを少し修正したものです（バーニーのオリジナルは、アーモンドバターとアボカド入りでしたが、ここではカットしました。脂肪摂取量が過剰になってしまうからです。心臓や血管に問題がない人は、加えてもいいでしょう)。

材料：

●ロメインレタス【注】…適宜
●キュウリ…適宜（乱切り）
●セロリ…適宜（乱切り）
●トマト…適宜（角切り）

【注】別名コスレタス。入手できない場合は、サニーレタス、グリーンリーフ、サラダ菜などで代用可能です。丸いレタスにはほとんど栄養がありませんので NG です。

作り方：

❶全部の材料を滑らかになるまで、ミキサーかフードプロセッサーにかける。このまま、または、好みでバルサミコ酢を少量加える。

6.ラリーの日曜版蕎麦粉パンケーキ♥

ラリーとアン・ウィート夫妻はサンフランシスコの有名なヴィーガンレストラン「ミレニアム・レストラン」のオーナーです。アンはこのパンケーキにフルーツをのせ、ラリーはメープルシロップをかけて食べるといいます。私たちは何もつけない食べ方が気に入っています。

材料（中サイズ12枚分）：

- ●蕎麦粉…1/2カップ
- ●オートミール…1/2カップ
- ●コーンミール…1/2カップ
- ●ベーキングパウダー（アルミニウムフリーのもの）…小さじ1
- ●ベーキングソーダ…小さじ1/2
- ●バナナ…1本
- ●酢…大さじ2
- ●メープルシロップ…大さじ3（なくても可）
- ●プラントミルク（402ページ）…2カップ

作り方：

❶蕎麦粉、オートミール、コーンミール、ベーキングパウダー、ベーキングソーダをボウルに混ぜ合わせる。

❷別のボウルにバナナを潰し、酢、プラントミルクを混ぜ合わせ、①に混ぜ入れる。

❸テフロン加工のフライパンを中火にかけ、水が表面を飛び散るようになったら、パンケーキを焼き始める。そのまま、または、フルーツやメープルシロップを添えればできあがり。

<アン夫人のメモ>

厚めのパンケーキにするには、プラントミルクを少なめに。パンケーキミックスが残ったら、レーズンを加えてマフィン型に流し入れ、180度に熱したオーブンで20分ほど焼いて、マフィンにします。

7.手作りオートミルク♥◆

材料（5カップ）：

- ●オートミール（オーガニック）…1カップ
- ●冷水…4カップ
- ●デーツ【注】…大粒なら1粒、小粒なら2粒

【注】デーツは健康食品の店、あるいはインターネット通販が扱っています。

作り方：

❶すべての材料をハイパワーブレンダーかミキサーにかけて滑らかになるまで攪拌すればできあがり。さらっとしたミルクに仕上げたい場合は、布巾（さらし）でこします。冷蔵庫で1週間は保存可能です。

8.大麦とオーツ麦のパンケーキ・フルーツトッピング♥

材料（約 12 枚分）：

●大麦粉…1 カップ
●オートミール…1 カップ
●ベーキングパウダー（アルミニウムフリーのもの）…大さじ 1
●プラントミルク（402 ページ）…2カップ
●バニラエキストラクト【注】…小さじ 1
●好みのフルーツ、好みの甘味料（リンゴジュース、メープルシロップ、デーツシロップ、デーツペースト（226 ページ）、あるいはデーツシュガーか黒砂糖・甜菜糖をミルサーできめ細やかな粉末状にしたものなど）
●シナモンなど…適宜

【注】「バニラエッセンス」ではなく「バニラエキストラクト」がおすすめです。「バニラエキストラクト」は、通常バニラ豆をアルコールと水の混合液に浸しただけの自然の食材ですが、「バニラエッセンス」は化学的に作り上げたバニラ味の合成食材です。そのため、「プラントベースでホールフードの食べ物」という本書の食事プログラムである趣旨から外れてしまいます。また、「バニラエキストラクト」を使うと、できあがるお料理のフレーバーもずっと引き立ちます。

とは言え、「バニラエキストラクト」は「バニラエッセンス」の数倍以上の値段がします。もちろん一度にたくさん使いませんので、投資する価値はあるかと思いますが、ご予算に応じて選択していただいて結構です。ただ、自然の食べ物ではないことを念頭に入れておいてください。

作り方：

❶液体以外の材料をボウルに混ぜ入れる。
❷①にプラントミルクとバニラエキストラクトを加えて混ぜる。パンケーキミックス（タネ）が固めの場合は、水を加えて調節する。
❸テフロン加工のフライパンを中火にかける。水が表面を飛び散るようになったら、好みの大きさに焼き始める。表面に穴が開き始めたら裏返して、焼き色がつくまで焼く。
❹③の上に好みのフルーツ、好みの甘味料、シナモンなどをかければできあがり。

バリエーション：

1. 片面を焼き始め、表面に穴が開き始める前にブルーベリー、バナナの輪切り、そのほかのフルーツをのせて裏返し、裏面を焼く。
2. バナナパンケーキにするには、分量のミルク 2 カップの代わりに、1 カップのプラントミルクと「バナナミルク」（熟したバナナ 1 本、水 1 カップ、バニラエキストラクト小さじ1をミキサーにかけたもの）を使う。

9.バナナ・フレンチトースト♥

材料（5 人分）：

●プラントミルク（402 ページ）
…1/2 カップ
●熟したバナナ…1本（乱切り）
●ニュートリショナルイースト（栄養酵母／無添加でフレーク状のもの／413ページ）【注】…大さじ 1（なくても可）
●バニラエキストラクト…小さじ 1
●ナツメグ…少量（ひと振り）
●玄米パン、
または全粒粉の黒パン…5 枚

【注】インターネット通販が扱っています（418ページ）。

作り方：

❶パン以外の材料を滑らかになるまでミキサーにかけ、浅めのボウルに移す。
❷パンの両面を①に浸す。
❸熱したテフロン加工の天板で両面焼くか、ベーキングシート（213 ページ【注6】）を敷いた天板に入れ、200 度に熱したオーブンで両面がキツネ色になるまで焼く。一度裏返す。

<アン夫人のメモ>

そのままでもおいしいですが、フルーツ、メープルシロップ、または粉砂糖とシナモンをかけてもおいしいです。
バナナの代わりに、小麦粉大さじ 2 杯にプラントミルク 1 カップを加えたものにしてもいいでしょう。

10.アンソニーのオートミールと野菜♥

材料（1 人分）：

●オートミール…1カップ
●水…2カップ
●ホウレンソウ（生）…3カップ、
または冷凍ミックスベジタブル…2カップ
●減塩たまり醤油、または減塩醤油…少々（なくても可）

作り方：

❶電子レンジ用のボウルに、オートミール、水、ホウレンソウを入れる。
❷蓋をして4～5分電子レンジにかける。
❸塩気が欲しい人は減塩たまり醤油で味付けする。

<訳・監修者メモ>

電子レンジを使わない人は、鍋に左記の手順で材料を入れ、弱火にかけて加熱します。
オートミールの代わりに玄米ご飯をやわらかく煮たお粥でもOKです。

11.簡単ブルーベリーマフィン♥

材料（8～10個分）：

●全粒粉の小麦粉（薄力粉／218ページ）…1カップ

●オーツ麦粉（オートフラワー／オートミールを粉末にしたものでも可）…1カップ

●ベーキングパウダー（アルミニウムフリーのもの）…小さじ1

●ベーキングソーダ…小さじ1/2

●シナモン…小さじ1

●ナツメグ…小さじ1/2

●好みの甘味料（メープルシロップ、アガベシロップ、デーツシロップ、デーツペースト（226ページ）、あるいは、デーツシュガーか黒砂糖・甜菜糖をミルサーできめ細やかな粉末状にしたものなどのいずれか）…1/3カップ

●アップルソース（無糖）【注】…1/2カップ

●バニラエキストラクト…小さじ2

●オートミルクまたは無調整豆乳…1カップ

●ブルーベリー（フレッシュ、または冷凍）…1カップ

【注】アップルソースはオーガニック（有機）で無糖のものをネット通販が扱っていますが（412ページ）、自分でも作れます。リンゴの皮をむいていちょう切りにし、鍋に入れ、リンゴの半量ほどの水を加えて中火で15～20分ほど煮詰めたら、ポテトマッシャーで潰せばできあがりです。

作り方：

❶オーブンを200度に温めておく。

❷大きめのボウルに粉類と香辛料を混ぜ合わせる。

❸残りの材料を②の中央に入れる。中央から外側に向けて、丁寧に混ぜ合わせていく。混ぜすぎないように注意する。

❹③をマフィン型に入れる。

❺25分、または表面に焼き色がつくまで焼く。

12.絶品バナナブレッド♥

このレシピはトーストにすると特においしくなります。材料の粉は、全粒小麦だけ、または大麦、スペルト粉のいずれかだけでもかまいません。心臓病でなければ、クルミ1/2カップ、またはレーズン1/4カップとクルミ1/4カップを加えます。

材料：

●小麦粉(全粒粉の強力粉)…1&1/4カップ
●大麦、またはスペルト粉…1カップ
●ベーキングパウダー（アルミニウムフリーのもの）…小さじ1
●ベーキングソーダ…小さじ1
●シナモン…小さじ1
●熟したバナナ…小3本、または大2本
●ベビーフードのプルーン【注】、またはアップルソース /239ページ）…1/2カップ
●好みの甘味料…1/3カップ（好みで加減）
●卵1個分の代用品（フラックスシード大さじ1と水大さじ3をミルサーか小型ブレンダーにかけたもの、また小さじ1&1/2の「エッグリプレーサー」と大さじ2の水を混ぜたもの）
●レーズン…1/2カップ
●バニラエキストラクト…小さじ2
●プラントミルク（402ページ）…3/4カップ
●レモン汁…大さじ1

【注】「ベビーフードのプルーン」はネット通販が扱っていますが（商品名「ベビースムージー プルーン」／412ページ）、自分でも作れます。プルーンをかぶるくらいの水に一晩浸し、ミルサーか小型ブレンダーでペースト状にすればできあがりです。

作り方（ローフ1本分）：

❶オーブンを180度に熱しておく。
❷初めの5種類の材料を大きめのボウルに入れ、混ぜる。
❸中くらいのボウルにバナナを潰し、残りの材料と混ぜ合わせる。
❹③を②に加えて軽く混ぜ合わせる。パン型に流し入れて、約70分、または竹串を刺して何もついてこなくなるまで焼く。

13.安全なシリアル♥

朝食の用意をするのは簡単です。ヘルシーにすることも、この頃はいろいろな種類のよいシリアルが市販されていますので、問題ではありません。

●オートミールの食べ方は無限にあります。一般的なのは水を加えて炊く方法ですが、市販のオートミール（押しオーツ麦）を加熱せずに食べる方法も試してみてください（「エセルスティン家の朝食」235ページ参照)。できれば、高度に加工されたインスタントのオートミールは、使いませんように。

14. ズッキーニとレーズンのマフィン♥

これは朝食ばかりか、デザートまたは、おやつにも最適です。

材料（12 個分）：

●レーズン…1/4 ～ 1/2 カップ
●小麦ふすま…1/2 カップ
●熱湯…1/2 カップ
●みかんジュースかオレンジジュース（あるいはみかんかオレンジの絞り汁）…1/2 カップ
●好みの甘味料…1/3 カップ
●卵の代用品（卵2個分の「エッグリプレーサー」【注1】、またはフラックスシードの粉末大さじ 2 と水大さじ6をミルサーか小型ブレンダーにかけたもの）
●ズッキーニ（中）…2 本（約2カップ。おろし器で細かくおろす）
●小麦粉（全粒粉の薄力粉、あるいは大麦粉）【注 2】…1 カップ
●コーンミール…1/2 カップ
●ベーキングパウダー（アルミニウムフリーのもの）…小さじ4
●シナモン…小さじ 1

【注1】卵の代用品で、健康食店やインターネット通販が扱っています（【パントリー：そろえておくと便利な食材一覧】403 ページ参照）

【注2】大麦を粉末にしたもので、市販されていますが、大麦をミルサーか小型ブレンダーで粉末にすれば自宅でも作れます。

作り方：

❶オーブンを 190 度に温めておく。
❷小さめのボウルにレーズン、小麦ふすま、熱湯を入れる。
❸大きめのボウルにオレンジジュース、好みの甘味料、卵の代用品とズッキーニを混ぜ、②を加える。
❹中くらいのボウルに小麦粉、コーンミール、ベーキングパウダー、シナモンを混ぜ合わせる。
❺④を③と混ぜ合わせる。
❻⑤をマフィン型に流し入れる。
❼ 30 分、または竹串を刺して何もついてこなくなるまで焼く。

第17章　サラダを大いに楽しむ

サラダはできるだけたくさんの食事で食べるようにしましょう。朝食でもサラダがあってよいのです。

好みのドレッシングを添えただけの、シンプルなグリーンサラダでもいいです（ただし丸いレタスは栄養価が低いので使わないようにしましょう）。あるいはお皿いっぱいにあふれる豆やライス、色とりどりの野菜を使ったメインコースサラダでもいいでしょう。

トマトの季節にはもちろん、毎食厚切りのトマトにバジルをのせ、バルサミコ酢をかけたものが登場してもいいのです。

ここではたくさんのサラダのアイディアを提案しています。それぞれのサラダにおよその分量を記しておきましたが、分量は実際各個人の好みで違います。エッシー（エセルスティン博士の愛称）と私は、ディナーパーティーなどで出される10人分ほどのサラダを、一食で食べてしまうことがよくあります。

新しいサラダの可能性をトライして楽しんでください。特に緑黄色野菜やお気に入りの色とりどりの野菜たちをたくさん、できるだけ頻繁に食べるようにしましょう。

〈アン夫人のメモ〉 ここでご紹介するサラダレシピのいくつかは、添えるドレッシングの作り方も記されていますが、いろいろなドレッシングのレシピは、18章を参照してください。また、たくさんのドレッシングの重要な材料となる「タヒニ抜きのフムス」についても、18章で記しています。

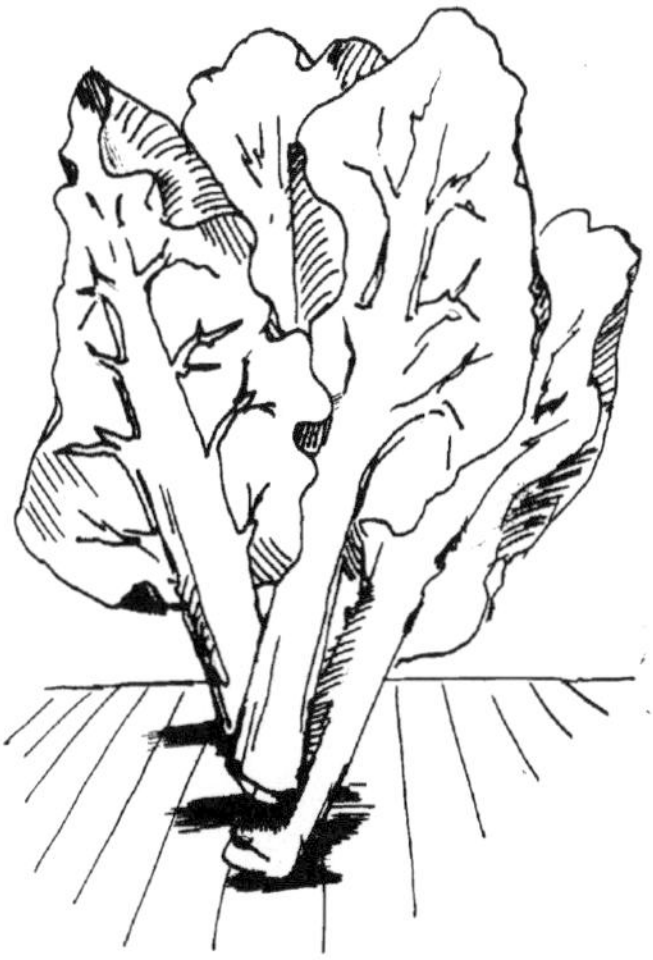

15. 豆とアーティチョークのサラダ♥

味も見た目と同じようにすばらしい、ステキなサラダです。

材料（6人分）：

- ●トマト（大）…1個（約2カップ。角切り）
- ●赤パプリカ…1個（約1/2カップ。種をとり除いて角切り）
- ●赤玉ネギ（小）…1個（約1/2カップ。刻む）
- ●パセリまたは、コリアンダーの葉…1カップ（刻む）
- ●レッドキドニービーンズ（水煮缶／425g入り）…1&1/4缶（約540g分／汁を捨て、水洗いする／自分でゆでたものを使う場合は320g）
- ●ヒヨコ豆（水煮缶／425g入り）…1缶（汁を捨て、水洗いする／自分でゆでたものを使う場合は260g）
- ●アーティチョークの芯（チョウセンアザミの芯／缶詰または瓶詰／400g入り）【注】…1缶（汁を捨て、水洗いする）
- ●レモン汁…大さじ2
- ●バルサミコ酢…大さじ2
- ●好みのマスタード…小さじ1&1/2
- ●バジル（乾燥）…小さじ1
- ●オレガノ（乾燥）…小さじ1
- ●タイム（乾燥）…小さじ1
- ●ニンニク…1かけ（みじん切り）

【注】大手スーパーやインターネット通販が扱っています。

作り方：

❶はじめの7種類の材料（トマトからアーティチョークの芯まで）を大きめのボウルに混ぜ合わせる。

❷残りの材料（レモン汁からニンニクまで）を小さめのボウルに混ぜ合わせ、①のボウルにかけ、食べるまで冷蔵庫で冷やしておく。

【訳・監修者補足】豆の煮方

豆類に関しては、本書のレシピは缶詰を使用していますが、乾燥豆を自分で水煮すると経済的です。一晩たっぷりの水に浸し、翌日水を換えて火にかけ、沸騰したら一度ゆでこぼします。

昆布を一晩浸しておいた水（豆の量の３～4倍）と昆布を豆と合わせて火にかけ、沸騰したら弱火でやわらかくなるまで煮込みます。

昆布に含まれるミネラル分のおかげで、おいしく、上品な味の煮豆ができます。昆布を加えることで、豆を食べたあとのガスの発生を抑えることもできます。1回分ずつ小分けして冷凍しておくと便利です。

煮汁は捨てずにとっておきます。スープやスムージーを作るときなどに、水の代わりに使うといい味が出ます。

なお、最近、低炭水化物ダイエット（糖質制限ダイエット・ケトジェニックダイエット・パレオダイエットなど）を提唱している人々の間で、「豆に含まれる<レクチン>は健康と減量にとって有害」という説が横行していますが、「レクチン有害説」を裏付ける科学的根拠はありません。この説は誤りであることが、豆をはじめとするキノコやトマトなど、レクチンを含む食べ物に見られる健康長寿の恩恵を立証する何千もの研究によって証明されています。

「豆に含まれるレクチンは腸壁を傷つけ、消化障害を起こす」というのは、豆を生で食べた場合に限ります。豆は使う前に十分浸水させ、そのあと水を換えて新しい水で煮ることによって、レクチンのトラブルは避けることができます。

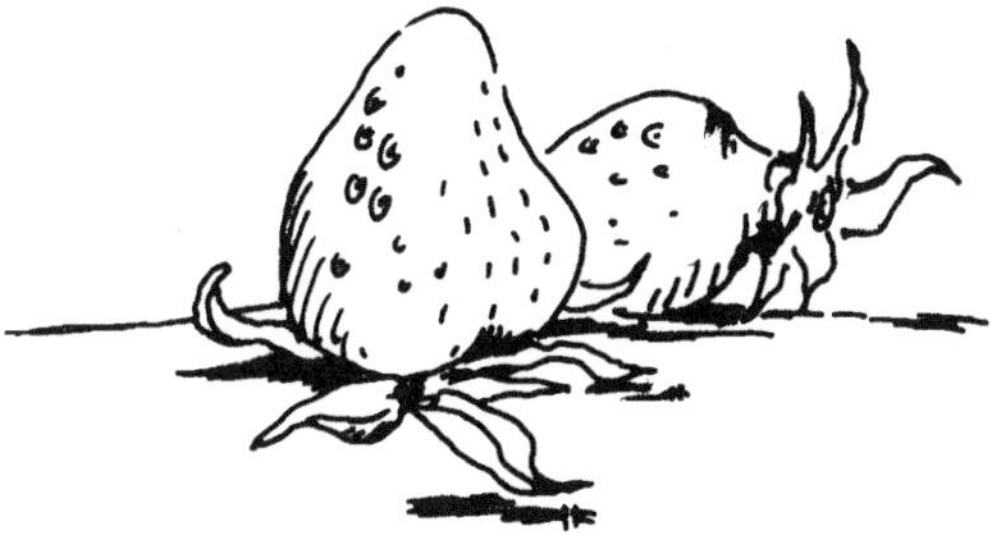

16.超かんたん「ブラックビーンサラダ」♥

これは私たちが夏の間、毎日食べてもよいと思うほどおいしいサラダです。もちろん朝ご飯に食べても OK。

何かの集まりで、お料理を持参しなければならないとき、私がいつもこしらえるのがこのサラダです。というのは、誰もがお代わりするからです。そしてこれは「NO OIL」(オイルを使わない)のおいしい食べ方をご紹介する絶好の PR になるのです。

トマトや冷凍コーンを加えると、さらにボリュームを増やすことができます。コリアンダーはたっぷり使いましょう。我が家ではいつもそうしています。

材料(4人分):

- ●ブラックビーンズ(黒インゲン豆/水煮缶/425g入り)…2缶(汁を捨て、水洗いする/自分でゆでたものを使う場合は520g)
- ●トマト(特大)…1個(角切り)
- ●冷凍コーン…450g
- ●玉ネギ(大)…1/2個(刻む)
- ●ウォーターチェスナッツ【注】/くわい(缶詰)…170g(汁を捨て、水洗いする。スライスされていないものは、水洗いしたあとでスライスする)
- ●コリアンダーの葉…2〜3カップ(刻む)
- ●ライム…1/2個分(ジュースを絞り、皮はすりおろす。オーガニックでないものは229ページの洗い方を参照)
- ●バルサミコ酢…大さじ3(好みで加減)

【注】レンコンに似たシャキッとした触感のある根茎で、栗のような形で水中にできるため、英語では、ウォーターチェスナッツ(water chestnuts)と呼ばれていますが、日本では「くわい」「白グワイ」「水栗」「ヒシの実」とも呼ばれています。缶詰をインターネット通販が扱っていますが、新鮮なレンコンを、水500mlに対して小さじ1杯の酢を入れた水に5分ほど浸してあく抜きしたもの、または長芋での代用も可能です。

作り方:

❶豆、トマト、コーン、玉ネギ、ウォーターチェスナッツ(くわい)をガラスのボウルに混ぜ合わせる。サラダが黒ずまないように、ブラックビーンズはよく水洗いする。

❷コリアンダー、ライム、バルサミコ酢を加えて混ぜ合わせればできあがり。

そのまま食卓へ出すか、あるいはキュウリを添えたオープンサンドウィチにすれば、完璧な食事になります。

17. ブラックビーンサラダとバルサミコ酢入りライムドレッシング♥

材料（4 人分）:

- ●ブラックビーンズ（黒インゲン豆／水煮缶／ 425 g入り）…1 缶（汁を捨て、よく水洗いする／自分でゆでたものを使う場合は 260 g）
- ●蒸したコーン…2 本（実をこそげとる)、または冷凍コーン…225 g（解凍する）
- ●赤パプリカ…1個（約 1/2 カップ。種をとり除いて角切り）
- ●セロリ…2 本（約 1/2 カップ。乱切り）
- ●コリアンダーの葉…軽く 1 カップ（刻む）
- ●ライム…1 個（ジュースを絞り、皮はすりおろす／オーガニックでないものは 229 ページの洗い方を参照）
- ●バルサミコ酢…大さじ 2 ～ 3

作り方:

❶すべての材料を順番に混ぜ合わせていけば、できあがり。

18. ローストコーンとブラックビーンのサラダ♥

これはすばらしい夏のサラダです。これにホールグレイン（全粒穀物）のパンを添えれば、完璧な食事になります。バラエティーを楽しむには、これにウォーターチェスナッツ（くわい）、またはパプリカを刻んで加えます。急いでいるときは、コーンはローストしなくてもおいしくできあがります。

材料（4 人分）:

- ●ブラックビーンズ（黒インゲン豆／水煮缶／ 425 g入り）…2缶（洗って水切りする／自分でゆでたものを使う場合は 520 g）
- ●冷凍コーン…450 g（解凍する）
- ●玉ネギ…大 2 個（縦半分に切り、千切り）
- ●トマト…中 3 個（約 2 カップ。角切り）
- ●パセリかコリアンダーの葉…2 カップ（刻む）
- ●バルサミコ酢…大さじ 6
- ●ロメインレタス、またはルッコラ…適宜

作り方:

❶ブラックビーンズ（黒インゲン豆）をボウルに入れる。

❷コーンをベーキングシート（213 ページ【注 6】）を敷いた天板の上に広げ、オーブンの上火グリルでやや焼き色がつくまで焼いてから①に加える。

❸玉ネギをベーキングシートの上に広げ、しんなりするぐらいに上火グリルで焼いてから、②に加える。

❹トマトとコリアンダーを③に加える。

❺バルサミコ酢をかけ、よく混ぜてからサラダ野菜の上に盛りつける。

19. ブラックビーンと柑橘類のサラダ♥

このサラダは軽くてしっとりとしているので、暑い夏の日にぴったりですが、冬でも夏のステキな記憶を思い出させてくれるので最高です。

材料（6 人分）:

- 玉ネギ（大）…1 個（約 1 カップ。刻む）
- 赤パプリカ…1個（約 1 カップ。種をとり除いて角切り）
- オレンジ【注】…6個（約 1&1/2 カップ。皮をむき、袋から実をとり分ける）
- オレンジの絞り汁（オレンジの実を袋からとり分けるときに出たもの）…1/4 カップ（オレンジ約1個分）
- オレンジの皮…小さじ 2(すりおろす／オーガニックでないものは 229 ページの洗い方を参照)
- ライム汁…大さじ 3
- クミン（粉末）…小さじ 1/2
- タバスコ…小さじ 1/4 ～ 1/2
- コリアンダーの葉（パクチー、シャンサイ）…1/2 ～ 1 カップ（刻む）
- ブラックビーンズ（黒インゲン豆／水煮缶／ 425g 入り）…2缶（洗って水気を切る／自分でゆでたものを使う場合は 520 g）
- サラダ野菜（ルッコラまたは、サラダホウレンソウ）…適宜

【注】伊予柑（イヨカン)、八朔（ハッサク)、清美タンゴール、甘夏、みかんなどでも可。

作り方:

❶玉ネギとパプリカをテフロン加工【注】のフライパンで、少しやわらかくなるまで炒める。油は使わず、必要に応じて、水を適量加える。

❷オレンジの実を大きめのボウルに入れる。

❸オレンジの皮、オレンジの絞り汁、ライム汁、クミン、タバスコをボウルに混ぜ合わせ、ドレッシングを作る。

❹②に炒めた①と豆を加え、③のドレッシングを混ぜ合わせる。サラダ野菜の上に盛りつければできあがり。

【注】ステンレスのフライパンや鍋でも大丈夫です。ホーローの場合は焦げ付きやすいので、目を離さずに炒めるようにします。

バリエーション:

玉ネギとパプリカを炒めず、生のまま使い、ドレッシングのタバスコを省いてバルサミコ酢（少々）を加える。

20.うずら豆のサラダ・レタス巻き♥◆

材料（4 人分）:

●ピントビーンズ（うずら豆／水煮缶／425g 入り）…1 缶（汁を捨て、水洗いする／自分でゆでたものを使う場合は 260 g／1&1/3 カップ）
●ニンジン…1/2 カップ（細い千切り）
●セロリ…1/2 カップ（みじん切り）
●青ネギ（葉の直径が 7 ～ 10mm のもの）…3 本（小口切り）
●タヒニ抜きのフムス（第 18 章 267 ページ）…大さじ 2 ～ 3
●ディジョンマスタード、または粗挽きマスタード…大さじ 1
●減塩たまり醤油、または減塩醤油…小さじ 1/2
●黒コショウ…小さじ 1/4
●ロメインレタス（またはリーフレタス、サラダ菜、包菜など）…12 ～ 16 枚
●トマト（中）…1 個（櫛形に 8 つ切り／またはミニトマト 6 ～ 8 個を半分に切る）

作り方:

❶豆をボウルに入れ、フォークかポテトマッシャーで、いくらか固まりが残る程度に潰す。
❷①にレタスとトマト以外の材料を加えてあえる。
❸銘々の皿にレタスを一人 3 ～ 4 枚ずつのせ、②を 4 等分して盛りつける。食べるときは、レタスで包んで食べる。

21.切り干し大根と白インゲン豆入り海藻サラダ♥◆

材料（2人分）:

●切干大根…20g（たっぷりの水に 15 分浸して戻し、適当な長さに切る）
●海藻ミックス（乾燥）…10 g（たっぷりの水に 15 分浸して戻す）
●白インゲン豆（水煮）…200g
●キュウリ…2本（薄切りにしてペーパータオルに包み、ぎゅっと絞って水気をとる）
●酢味噌ドレッシング（275 ページ）…大さじ4~6（好みで加減）
●緑のサラダ野菜…8~ 12 カップ
●芽キャベツ…8個（やわらかく蒸し、縦に2つに切る）
●ミニトマト…8~ 10 個

作り方:

❶サラダ野菜、芽キャベツ、トマト以外の材料を「酢味噌ドレッシング」であえる。
❹銘々の大皿にサラダ野菜を敷き、その上に①の半量を中央に盛りつけ、その周りに芽キャベツとミニトマトを交互に飾りつければできあがり。これに玄米ご飯か全粒粉のパンを添えれば、ボリュームのある食事になります。

22. カラフルなブロッコリーサラダ♥

材料（6人分）：

- ブロッコリー…2株（花の部分、小房に分ける。茎は薄切り）
- 玉ネギ…大2個（四つ切りにし小分けする）
- 赤パプリカ…1個（約1カップ。種をとり除いて角切り）
- チンゲンサイ…3株（約350g／2.5㎝長さに切り分ける）
- 青ネギ…4本（細めなら6本。小口切り）
- 米酢（または玄米酢）…1/4カップ
- ニュートリショナルイースト（413ページ）…大さじ2。
- マスタード…小さじ1
- ライム…1個分（ジュースを絞り、皮をすりおろす／オーガニックでないものは229ページの洗い方を参照）

作り方：

❶ブロッコリーを少しやわらかくなるまで蒸し大きめのボウルにとる。

❷ブロッコリーを蒸している間に、玉ネギをベーキングシート（213ページ【注6】）を敷いた天板にのせ、色づくまで両面をグリルで焼く（焦げつかないように、見ていること）。すくいとって①と混ぜ合わせる。

❸赤パプリカ、チンゲンサイ、青ネギを②に加える。

❹小さなボウルに、酢、ニュートリショナルイースト、マスタード、ライム汁と皮を混ぜ合わせ、③にかける。食べるまで冷やしておく。

<アン夫人のメモ>

これはきれいなサラダで、ホールウィートのパンと合わせると1食分になります。多めのドレッシンが好きな人は、ドレッシングの分量を2倍にします。

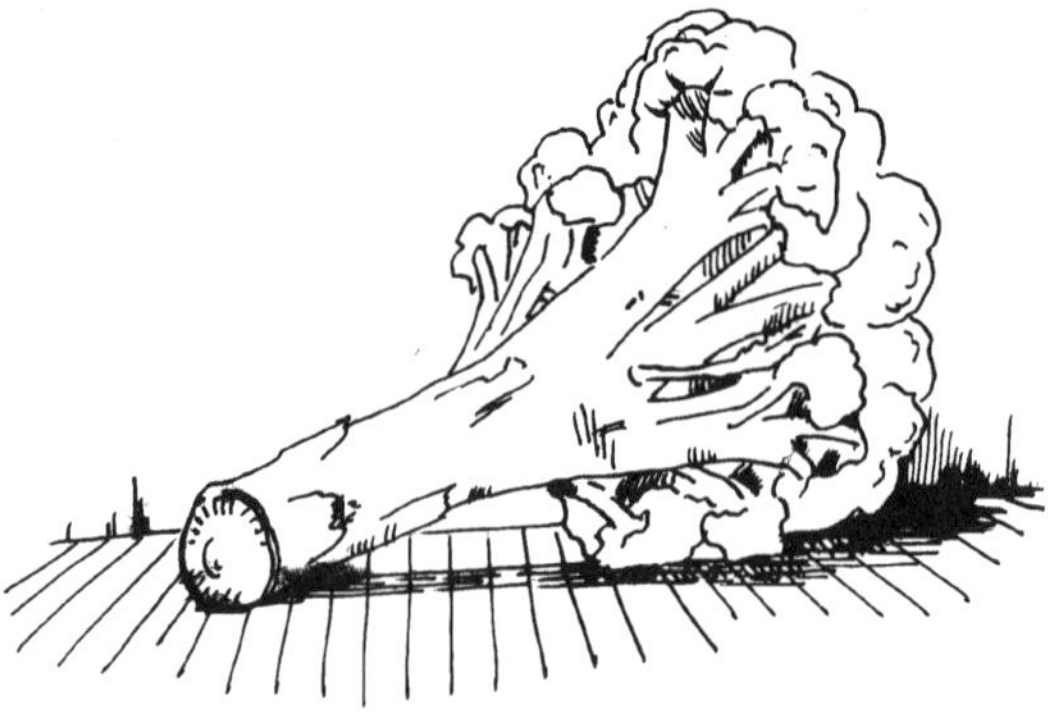

23. バタービーンとバジルのサラダ♥

これはいつも我が家の長男リップのお気に入りのサラダでした。バタービーンは別名「ライマメ」「リママメ」とも呼ばれています。

材料（6人分）：

- ●バタービーンズ（水煮缶／425g入り／417ページ）…3缶（洗って水切りする／自分でゆでたものを使う場合は780g／約4カップ）
- ●ニンニク…2かけ（みじん切り）
- ●バジル（生）…1/2カップ（荒く刻む）
- ●冷凍コーン（225ページ）…約450g（解凍する）
- ●チェリートマト…1パック（半分に切る）、またはトマト…大1個（角切り）
- ●赤玉ネギ（小）…1個（約1/2カップ。刻む）
- ●レモン…1個（ジュースを絞り、皮はすりおろす／オーガニックでないものは229ページの洗い方を参照）
- ●バルサミコ酢…1/4カップ

作り方：

❶すべての材料を混ぜ合わせ、お皿かボウルの中央に盛りつける。ホウレンソウまたは、好みの野菜類（生または、蒸す）を回りに飾りつける。

<訳・監修者メモ>

バジルの代わりにシソの葉でもおいしく作れます。

24. 白菜の中華風サラダ♥

私たちはCSA（地元の農家を支援する組織）に加入しているため、夏は毎週採れたてのすばらしい野菜が手に入ります。このサラダはこの組織で教えてもらいました。

材料（4人分）：

- ●白菜…1/2個（千切り）
- ●青ネギ…1本（細めなら2本。小口切り）
- ●米酢（または玄米酢）…1/4カップ
- ●ショウガ…小さじ1（皮をむいてみじん切り）
- ●デーツシュガーか黒砂糖、甜菜糖をミルサーできめ細やかな粉末状にしたもの…小さじ1（なくても可）
- ●レッドペッパーフレーク（クラッシュペッパー、赤唐辛子フレーク）【注】…小さじ1/4～1/2

【注】乾燥させて小さな薄片状にした赤唐辛子。

作り方：

❶白菜と青ネギを大きめのボウルに入れる。

❷小さめの鍋に、酢、ショウガ、デーツシュガー（黒砂糖、甜菜糖／好みで）、レッドペッパーフレークを入れて中火にかけ、デーツシュガー（黒砂糖、甜菜糖）が溶けるまでかき混ぜながら煮る。熱いドレッシングを①にかけて混ぜ合わせる。

25. 簡単でおいしいコーンサラダ♥

材料（3～4人分）:

- 冷凍コーン…1袋（約450g。解凍する）、または生のコーン3本（ゆでて実をこそげとる）
- 赤パプリカ（大）…1個（約1カップ。種をとり除いて角切り）
- 青ネギ…3～4本（細めなら5～6本。小口切り）
- コリアンダーの葉（パクチー、シャンサイ）、またはパセリ…たっぷり！（刻む）
- ライム…1～2個（ジュースを絞り、皮はすりおろす／オーガニックでないものは229ページの洗い方を参照）
- バルサミコ酢…適量
- サラダ野菜（レタス類）…適宜

作り方:

❶初めの5種類の材料（コーンからライムまで）をボウルに入れ、バルサミコ酢を好みの味になるまで小さじ1ずつ加えていく。サラダ野菜の上に盛りつければできあがり。

26. ジンジャー風味のタイ風蕎麦サラダ♠

材料（4～5人分）:

- 十割蕎麦（無塩）…1袋（220g）
- 米酢（または玄米酢）…大さじ3
- 減塩たまり醤油、または減塩醤油…大さじ2
- ショウガ…小さじ2（皮をむいてみじん切り）
- ニンニク…2かけ（みじん切り）
- 青唐辛子（生）【注】…1/2～1個（みじん切り）、またはハラペーニョの缶詰か瓶詰…小さじ1/2～1（なければタバスコなどのチリペッパーソース適宜）
- 青ネギ…2本（細めなら3～4本。小口切り）
- コリアンダーの葉…1/4～1/2カップ
- 炒りゴマ（黒）…適宜（選択自由）

【注】原書のレシピでは生のハラペーニョ（メキシコを代表する青唐辛子）を使っています。

作り方:

❶蕎麦をゆで、よく水切りする

❷大きめのボウルに蕎麦と、ゴマを除く残りの材料を混ぜ合わせ、食べるまで冷蔵庫で冷やしておく。食べるとき、好みで炒りゴマを振りかける。

<アン夫人のメモ>

このレシピでは醤油を使うため、塩分摂取量が多くなってしまいますが、おいしさは抜群!

27.山かけ納豆蕎麦サラダ♠◆

材料（1人分）：

●十割蕎麦…100g
●山芋（長芋、イチョウ芋、大和芋など）…1カップ（すりおろす）
●ホームメードの「蕎麦つゆ」（254ページ）…1/4～1/3カップ
●納豆…1パック（納豆についてくる調味料は、添加物が入っているため使わない）
●青ネギ…2本（細めなら3本。小口切り）
●オクラ（生）…2～3本（小口切り）
●わさび…少々（選択自由）
●サラダ野菜（レタス類やミズナなど）…3～4カップ（一口大にちぎる）
●えのき…1/3～1/2袋（根を切り落とし3～4cmに切る。生、または軽く熱湯に通す）【注】
●ニンジン…1/4カップ（千切り）
●ひじき…5g（水で戻して熱湯でさっとゆで、水洗いして3～4cmに切る）
●キュウリ…1/2本（スライス）
●海苔…1/2～1枚（千切り）

【注】生のきのこ類には、発ガン性の物質「アガルチン」が含まれているため、加熱してとるほうがよい、と言われてきましたが、生のきのこのアガルチン・リスクに関するごく最近の研究が、人へのリスクは非常に少なく、毎日の食事の中で摂取する程度であれば、ガンリスクを測定可能なほどに上昇させることはないことを明らかにしています。

さらにアガルチンはまた、きのこを冷蔵保存や乾燥させることによって分解され、毒性が失われることも明らかになってきました。つまり、スーパーマーケットやサラダバーに並んでいるきのこ、あるいはお宅の冷蔵庫で保存していたきのこは、含まれるアガルチン量がごくわずかにすぎない、ということなので、1/3～1/2袋のえのきを生で摂取した程度では、ガンリスクを心配するには及びません。ただ心配な人は軽く熱湯を通すことをおすすめします。

資料：「Cancer Research」
1986;46:4007-4011
「Food Additives & Contamination」
2002;19:853-862

作り方：

❶蕎麦をゆでる。
❷山芋、蕎麦つゆ、納豆、青ネギ、オクラ、わさび（選択自由）を合わせてよく混ぜる。
❸大皿にサラダ野菜を敷き詰め、その上に蕎麦を広げ、えのき、ひじき、キュウリを飾り、上から②をかけ、海苔を散らす。

これはすばらしいランチメニューですが、蕎麦つゆからの塩分が多くなるため、血圧の高い人は、蕎麦つゆを加減してください。

28. 蕎麦つゆ♠♦

市販のものは、添加物や化学調味料を含んでいますので使いません。自家製の蕎麦つゆを一度にたくさん作って冷凍しておくと便利です。

材料：

- 減塩たまり醤油、または減塩醤油…100cc（好みで加減）
- 本みりん（「みりん風味調味料」「みりんタイプ調味料」ではないもの）…60～70cc（好みで加減）
- だし…400cc（昆布と干ししいたけでとるか、市販の和風だし使用（417ページ）。本書のレシピは基本的にプラントベースで構成されていますので、昆布と干ししいたけの「だし」が理想ですが、毎日食べるのでなければ、昆布と鰹節の「だし」でも、エセルスティン博士の食事プログラムを無効にしてしまうようなことはありません）

作り方：

❶醤油と みりんを合わせて煮立て、「返し」を作る。蓋付きの瓶に入れて、冷蔵庫に最低3日間寝かしておく。
❷だしをとり、①と合わせて煮立てる。冷めたらビンに入れて冷凍しておき、使うときに瓶ごとお湯に浸して解凍する

29. ジンジャー&オレンジ風味の温野菜サラダ♥

材料（4人分）：

- ベビーキャロットまたは親指大に切ったニンジン…1カップ
- カリフラワー…1/2個（約1カップ。花の部分を小房に分ける）
- スナップエンドウ…1カップ
- オレンジかみかんの絞り汁…1/4カップ
- オレンジかみかんの皮…小さじ1/2（すりおろす／オーガニックでないものは229ページの洗い方を参照）
- レモン汁…大さじ1/2強
- ショウガ…小さじ1（すりおろす、好みで多めに）
- 挽きたてのコショウ…小さじ1/4

作り方：

❶約2リットルの熱湯にニンジンを入れ、やわらかくなるまで6分ほどゆでる。水を切り、冷水で冷やす。
❷カリフラワーもやわらかくなるまで4分ほどゆでる。
❸スナップエンドウも少しやわらかくなるまで30秒ほどゆでる。
❹残りの材料を小さめのボウルに混ぜ合わせ、食べる前に野菜の上からかける。
和風にするには減塩たまり醤油少々を加える。ただし心臓病、あるいは高血圧の人は、醤油なしがおすすめ。

30. アントニア風レンズ豆サラダ♥

プラントベースの栄養摂取のエキスパート、アントニア・ディマス博士（161 ページ）は、食べ物をこしらえる特別な才能があります。

材料（4 人分）：

- ●レンズ豆（乾燥）…1 カップ（煮豆の場合は、2 カップ）
- ●赤玉ネギ…1 個（約 1 カップ。刻む）
- ●赤パプリカ…1 個(約 1/2 カップ。角切り)
- ●パセリ（イタリアンパセリが理想）、またはコリアンダーの葉…1/2 カップ（刻む）
- ●ワインビネガーまたは、アップルサイダービネガー（リンゴ酢）…大さじ 2
- ●ニンニク…2かけ（潰す）
- ●ディジョンマスタード、または粗挽きマスタード…大さじ 2
- ●レモン汁…大さじ2〜3
- ●ディル（生）…大さじ 2（刻む）

作り方：

❶水 2 カップを沸騰させる。レンズ豆がやわらかくなるまで 15 分ほど煮る。

❷玉ネギ、パプリカ、パセリを温かいレンズ豆に加える。

❸酢、ニンニク、マスタード、レモン汁、ディルを小さめのボウルに混ぜ合わせる。②にかけてよく混ぜ合わせる。

<アン夫人のメモ>

このサラダは前もって作って冷やしておくと、風味が一層よくなります。もしレンズ豆を煮すぎてしまっても、気にしなくても大丈夫です。味には変わりなく、おいしくできます。

このサラダの残りは、レタスやトマトと一緒にホールグレイン（全粒穀物）のパンのサンドウィッチのフィリングにすると、おいしいです。

赤いレンズ豆を使うと、特別ステキなサラダができあがりますが、すぐに煮崩れてしまいます。茶色のレンズ豆は、あまり煮崩れしません。

31. マンゴーとライム入りのビーンサラダ♥

「カンネッリーニ」とは小粒の白インゲン豆のこと。このサラダは誰もが気に入りますので、この分量の2倍でこしらえてみてください。3倍にしても大丈夫なくらいです。あっという間になくなってしまいます。サルサとしても最高です。いつも我が家のお気に入りの、夏のサラダです。赤玉ネギは彩を添え、ライムの皮はフレーバーを引き立ててくれます。

材料（2人分）：

- マンゴー…1個（皮をむいて角切り）
- 赤玉ネギまたは白玉ネギ…1/2～1個（角切り）
- カンネッリーニ（白インゲン豆／水煮缶／425g入り）…1缶（汁を捨て、水洗いする／自分でゆでたものを使う場合は260g）
- コリアンダーの葉…たっぷり
- ライム…1個分（ジュースを絞り、皮をすりおろす／229ページの洗い方を参照）
- ベビーリーフ、または、ルッコラ…適宜

作り方：

❶すべての材料を混ぜ合わせ、レタスの上に盛りつける。

32. 赤づくしのサラダ♥

材料（4人分）：

- ラディッシュ…1/2束（一口大の角切り）
- 赤キャベツ（別名「レッドキャベツ」「紫キャベツ」…1/4個（刻む）
- チェリートマト（ミニトマト）…1/2パック（半分に切る）
- レッドキドニービーンズ、または金時豆（水煮缶）…1缶（約500g入り。汁を捨て、水洗いする）
- 赤パプリカ（大）…1/2個（約1カップ。種をとり除いて角切り）
- 赤玉ネギ（大）…1/4個（約1/2カップ。刻む）
- タヒニ抜きのフムス（267ページ）…大さじ1
- レモン…1/2個（ジュースを絞り、皮はすりおろす／229ページの洗い方を参照）
- バルサミコ酢（または好みの酢）…大さじ1
- サラダ野菜（ルッコラ、またはベビーリーフなど）…たっぷり

作り方：

❶初めの6つの材料（ラディッシュから赤玉ネギまで）をボウルに入れる。

❷フムス、レモン、酢を小さめのボウルに混ぜ合わせる。

❸②を①にかけて混ぜ、冷やしておく。

❹食べる直前に、浅めのボウルにサラダ野菜を敷き、③をのせてできあがり。

<アン夫人のメモ>

これは色彩豊かでお腹をいっぱいにしてくれるサラダです。ドレッシングと野菜がよくブレンドされるように前もって作っておくと、さらにおいしくなります。ドレッシングを利かせたい人は、フムス、レモン、酢の量を倍にします。

33. 和風ライスサラダ♠

材料（4人分）：

<サラダの材料>：

●玄米ご飯…2カップ
●ニンジン（小）…1/2 本（約1カップ。スライサーで千切りにする）
●セロリ…1&1/2 本（乱切り）
●青ネギ…1/2 束（小口切り）
●赤パプリカ（大）…1/2 個（種をとり除いて千切り）
●コーン…1 カップ（実をこそげとったものか、冷凍コーンを解凍したもの）
●冷凍グリーンピース…1/2 カップ
●ウォーターチェスナッツ／くわい（缶詰／246 ページの【注】参照）…約 115 g（スライス）

<ドレッシングの材料>：

●減塩たまり醤油…大さじ 2
●米酢（または玄米酢）…1/2 カップ強
●パイナップルジュース…1/4 強～1/2カップ（好みで加減）
●無糖アプリコットジャム【注】…大さじ 2
●ニンニク…小さじ1（みじん切り）
●ガーリックパウダー…小さじ 1/2
●オニオンパウダー…小さじ 1/2
●マスタード（粉末）…小さじ 1/2
●ショウガ…大さじ1（皮をむいてすりおろす）
●五香粉…小さじ 1/2 強（なくても可）

【注】ネット通販が扱っていますが、ドライフルーツのアプリコット、あるいはデーツを一晩水に浸したものを小型ブレンダーかミルサーにかけてペースト状にしたもので代用可能。

作り方：

❶すべての野菜をボウルに合わせる。
❷ドレッシングの材料を、ショウガがピューレ状になるまでミキサーにかける。
❸①②を混ぜ合わせる。
❹室温で食べる。

<アン夫人のメモ>

醤油を使うため、塩分が多いので注意。

34. サツマイモ・コーン・サヤインゲンのサラダ♥

材料（6人分）：

- ●サツマイモ(中)…2本(皮をむいて2.5cmの角切り)
- ●サヤインゲン…2カップ（3cmの長さに切りそろえる)
- ●冷凍コーン…1カップ
- ●好みのドレッシング…適宜

作り方：

❶サツマイモがやわらかくなるまで、5分ほど蒸す。

❷サヤインゲンがやわらかくなるまで、6分ほど蒸す。

❸冷凍コーンを熱湯に入れて解凍する。

❹すべての野菜を大きめのボウルに入れる。好みのドレッシングを混ぜ合わせる(バルサミコを使ったドレッシングがオススメ。第18章参照)。

<アン夫人のメモ>

材料は分量以上でもかまいませんし、トマトやほかの野菜を加えるのも自由です。玄米ご飯の残りやウォーターチェスナッツ（くわい）なども合います。

35. サツマイモのライムサラダ♥

サツマイモはいつも食べきれないほど焼くことにしています。冷めてもとてもおいしく食べられますし、ほかの料理に使ってもおいしいからです。残り物のサツマイモから生まれたのがこの料理です。

材料（4人分）：

- ●サツマイモ（中）…3本（約4カップ。一口大の角切り)
- ●青ネギ…1束（約1カップ。小口切り)
- ●赤パプリカ…1個（約1カップ。種をとり除いて角切り)
- ●甘い玉ネギ…1/2個（刻む。新玉ネギか赤玉ネギ、小玉ネギでも可。)
- ●セロリ…4本（乱切り)
- ●バルサミコ酢…大さじ2
- ●ライム…1～2個（ジュースを約大さじ2杯分絞り、皮はすりおろす／オーガニックでないものは229ページの洗い方を参照)
- ●パセリまたはコリアンダーの葉…1/2カップ（刻む)

作り方：

❶サツマイモがやわらかくなるまで10～12分ほど蒸す(型崩れしないように注意する)か、200度のオーブンで焼く。皮をむいて角切りにし、ボウルに入れる。

❷①に残りの材料を加えて混ぜ合わせればできあがり。

<アン夫人のメモ>

これはさっぱりしていて、満足のいく暑い夏の夜にふさわしいサラダです。サツマイモが柔らかすぎても、味に変わりはなく、おいしいです。

36. 本物の野菜のタブーリ♥

「タブーリ」とはレバノンのパセリをたっぷり使ったサラダです。

材料（5人分）：

- ●ブルガー（218ページ）…1/2カップ
- ●熱湯…1/2カップ
- ●トマト（大）…1個（約1&1/4～1&1/2カップ。角切り）
- ●パセリ…1/2カップ（みじん切り、しっかりカップにつめる）
- ●ニンニク（大）…1/2かけ（みじん切り）
- ●青ネギ（やや太めのもの）…2本（細めの場合は3～4本。小口切り）
- ●玉ネギ…1/2個（刻む。新玉ネギ、赤玉ネギ、小玉ネギなどがおすすめ）
- ●キュウリ…1本（角切り）
- ●ミント…大さじ2（刻む）
- ●レモンの皮…1/2～1個分（すりおろす／オーガニックでないものは229ページの洗い方を参照）
- ●レモン汁…1/4カップ
- ●バルサミコ酢…大さじ2
- ●サラダ野菜（ルッコラかサラダホウレンソウ、またはロメインレタス）…適宜

作り方：

❶ブルガーをザルに入れて洗い、水気を切ってボウルに入れる。熱湯をかけて蓋をし、ふやかしておく。その間に、トマトの準備をする。

❷ブルガーの水切りをしっかりしてトマトと混ぜ合わせ、トマトの汁気を含ませる。

❸パセリ、ニンニク、青ネギ、玉ネギ、キュウリを②に加える。

❹③にレモンの皮と絞り汁、バルサミコ酢を加えてよく混ぜる。

❺④をできれば一晩、少なくとも数時間、冷蔵庫で冷やし、サラダ野菜の上に盛りつける。

バリエーション：

1. 盛りつけるとき、好みで上に、おろし器で細かくおろしたニンジン、ラディッシュのスライス、小さく刻んだ好みの色のパプリカ、角切りのチンゲンサイ、あるいはそのほかの野菜を散らす。
2. ヒヨコ豆（水煮缶1缶。汁気を切って、水洗いする）、冷凍コーンを解凍したものか、ゆでたコーン、あるいはそのいずれかと赤パプリカを加えると、ボリュームのあるサラダになる。
3. 現在心臓病あるいは高血圧でなければ、バルサミコ酢の代わりに、減塩たまり醤油（小さじ1）とカイエンペッパー（少々）を加えると、「和風タブーリ」になる。

37.クロウ家のヴィデリア玉ネギとマスタードのレリッシュであえたパスタサラダ♥

エッシーの患者ジョー・クロウと妻のメアリー・リンド（23 ページ）が、我が家へランチに来たあと、次のようなメモと一緒に、1瓶のレリッシュと、このレシピの入った包みを届けてくれました。

「食料品店で買える「Videria Sweet Mustard Relish」（『ヴィデリア・スイート・マスタード・レリッシュ』）【注】は、私たちのお気に入りの定番の1つです。私はポテトサラダ、ライスサラダ、パスタサラダなどのドレッシングの材料として使っています。時にはコーンやアーティチョーク、ヤシの実の芯などをエキゾチックな味にするのに使うこともあります。」

【注】ジョージア州ヴィデリア（この玉ネギの産地では「ヴァイデイヤ」と発音される）で産出される甘い玉ネギ（ヴィデリア／ヴァイディーア・オニオン）とマスタードのレリッシュ（薬味）。日本では市販されていませんので、下記のレシピでは、国産の「マスタードレリッシュ」（または「オニオンレリッシュ」か「オニオン風味の野菜レリッシュ」）で代用します。いずれもネット通販が扱っています。

材料（4~6人分）：

- ●全粒粉パスタ…225ｇ
- ●野菜（赤・黄・オレンジ・緑のパプリカ、青ネギ、ズッキーニ、イエロースクワッシュ、ブロッコリー、トマト、カリフラワーなど）…適宜（一口大に切る）
- ●好みの豆類（水煮缶／425ｇ入り）…1缶（汁を捨て、水洗いする／自分でゆでたものを使う場合は260ｇ）
- ●「マスタードレリッシュ」（または「オニオンレリッシュ」か「オニオン風味の野菜レリッシュ」）…適宜

作り方：

❶袋の表示に従ってパスタをゆで、水切りして冷やしておく。
❷野菜を①に加える。
❸豆の水切りをして②に加える。
❹③にレリッシュを加えて味を調え、食べる前にあえる。マスタード味が足りないようであれば、マスタードを少量加える。

38. ゴボウサラダ♥◆

材料（2人分）：

●ゴボウ…1/2 本（たわしでよく洗い、千切りにして酢を少量たらした水に浸す）
●ニンジン（小）…1本（皮はむかずに千切り）
●「フムス・サラダドレッシング」（275 ページ）…大さじ2
●減塩たまり醤油、または減塩醤油…小さじ1〜2
●すりゴマ（白）…小さじ 1/2（生ゴマを軽く炒ってミルサーか小型ブレンダーで粗めの粉末にする）
●炒りゴマ（白）…適宜（飾り用）
●緑のサラダ野菜…8 〜 10 カップ
●キュウリ…1本（スライス）
●ミニトマト…4〜6個（2つに切る）
●ブロッコリー（花の部分）…6〜8房（軽く蒸す）

作り方：

❶ゴボウとひたひたの水を鍋に入れて強火にかけ、沸騰したら弱火にして 1 分ゆで、そこへ、ニンジンを加えてさらに 1 分ゆでる。
❷①をザルにあげ、あら熱がとれたら、「フムス・サラダドレッシング」、醤油、すりゴマを加えてよくあえる。
❸サラダ野菜を敷き詰めた大皿の中央に盛りつけ、周りに残りの野菜を彩り、上から入りゴマを散らせばできあがり。

39. スイカとチェリートマトの完璧な夏のサラダ♥

これは何よりもリフレッシュしてくれる夏のサラダです。どんな食べ物と合わせてもおいしいですし、また、これだけをスナックとしていただくのも GOOD です。

材料 (6 人分)：

●チェリートマト…2 箱（半分に切る）
●コリアンダーの葉…1 束（100g ／刻む）
●青ネギ…3 本（細めなら4〜5本。小口切り）
●スイカ（中）…1/2 個（一口大の角切り、またはメロンボーラー《メロンの果肉のくりぬき器》を利用）
●レモン汁…大さじ3
●レモンの皮…1 個分（すりおろす／オーガニックでないものは 229 ページの洗い方を参照）
●バルサミコ酢、またはシェリー酢…大さじ3

作り方：

❶半分に切ったトマトを大きめのサラダボウルに入れる。
❷刻んだコリアンダーの葉と青ネギをトマトに振りかける。
❸食べる前に、スイカ、レモンの絞り汁と皮、酢を②と合わせる

40. サツマイモと男爵イモのサラダ♥

材料（5 人分）：

- ●サツマイモ（中）…2&1/2 カップ（皮をむいて角切り）
- ●ジャガイモ（きたあかり、または男爵）…2&1/2 カップ（好みで皮をむく）
- ●かためめの絹ごし豆腐（お料理向きタイプ／ 418 ページ）…175g（重石をして 20 分以上、しっかり水切りする）
- ●タヒニ抜きのフムス（267 ページ）…大さじ2
- ●バルサミコ酢、またはアップルサイダービネガー（リンゴ酢）…大さじ2
- ●ライムまたはレモン汁（絞りたて）…1/2 個分（好みで多めに）
- ●ニュートリショナルイースト（413 ページ）…大さじ 1&1/2
- ●赤玉ネギ…1/ 2個(約 1/4 カップ。刻む)
- ●ニンニク…1 かけ（みじん切り）
- ●セロリ…2 本（乱切り）
- ●ケイパー…大さじ 1&1/2（水を切る）
- ●バジル（乾燥）…小さじ 1（生の場合はひとつかみ分を刻む）
- ●サラダ野菜（ルッコラ、レタスなど）…適宜

作り方：

❶サツマイモとジャガイモを別々の鍋に入れ、たっぷりの水を加えて、少しやわらかくなるまで 5 ～ 8 分ゆでる。煮上がったら水切りしておく。

❷豆腐、フムス、酢をクリーム状になるまでフードプロセッサーにかけ、ライムとニュートリショナルイーストを加えて混ぜる。

❸イモ類、玉ネギ、ニンニク、セロリを大きめのボウルに入れる。②とケイパー、半量のバジルを加える。冷蔵庫で 1 時間以上冷やす。サラダ野菜の上に盛りつけ、残りのバジルを振りかければできあがり。

<アン夫人のメモ>

このサラダに加えることができる野菜は無限にあります。好みで青ネギ、赤パプリカ、チェリートマトを半分に切ったもの、コリアンダーの葉、ステキな黄色に色付けするサフラン、レモンなどを加えてください。

41. グリーンポテトサラダ♥◆

日本のみなさんにとって最もおなじみのサラダといえば「ポテトサラダ」でしょう。でもポテトサラダは、たいていコレステロール量が食品中最も多い卵黄入りのマヨネーズであえて作ります。そこでマヨネーズの代わりのコレステロール「ゼロ」のアボカドを使うと、とてもヘルシーでおいしいポテトサラダが作れます。

エセルスティン博士は、現在心臓病のある人は、「アボカド」を「最も大切なルール」(201 ページ) の中で、「食べないこと」としていますので、このレシピはおすすめできませんが、現在心臓病ではない人がポテトサラダを食べたいとき、このレシピに従うと、心臓病のリスクは最小限に抑えることができます。もちろんアボカドは、たとえコレステロール「ゼロ」の食品であっても高脂肪ですので、現在心臓病ではなくても、減量中の人は注意してください。

材料 (2~3人分):

●ジャガイモ (きたあかり、または男爵) (中) …3~4個
●インゲン…10 ~ 12 本 (筋を除き、両端を切り落とす)
●レモン汁 (または玄米酢) …大さじ1
●ディジョンマスタード、または粗挽きマスタード…小さじ2~3 (好みで加減)
●赤玉ネギ (大) …1/2 個 (大きめのみじん切り)
●アボカド (大) …1 個 (縦半分に切り、種を除く)
●無塩のシーズニングミックス【注】(選択自由) …少々

【注】インターネット通販やコストコなどが扱っています。「有機スパイスミックス」と表示されているものもあります。

作り方:

❶ジャガイモは皮ごとよく洗って土を落とし (オーガニックでなければ皮をむく)、半分に切って、湯気の上がっている蒸し器でやわらかく蒸す。
❷インゲンも同時に入れ、4 ~ 5 分したらインゲンだけ先にとり出す。冷水に浸して色止めし、4 ~ 5cmの長さに切っておく。
❸ジャガイモが蒸し上がったら、鍋のお湯を計量カップなどに移し、空いた鍋にジャガイモを入れる。中火で1分ほど加熱して水気を飛ばしながら潰す。ボウルにとってレモン汁、マスタード、玉ネギを加えてよく混ぜ、冷ましておく。蒸し汁はベジタブルストックとして利用できるのでとっておく。
❹ジャガイモが冷めたら、インゲンと残りの材料を加えてあえればできあがり。緑のサラダ野菜をたっぷり敷いたお皿の上に盛りつけていただきます。

42. ゼブのライス&生コーンサラダ♥

カリフォルニアに住む息子のゼブは、夕食によくこのサラダを食べています。とてもおいしいです。あまりにもおいしいので私たちは驚いてしまいました。レーズンは思いがけない甘さを与えてくれ、炒りゴマはちょっとした魔法のように、このサラダの味を高めています。「リップのサラダドレッシング」（276 ページ）または、好みのドレッシングを使います。

材料（6 人分）：

- 玄米ご飯…2 カップ
- 生コーン…2 本（なければ冷凍コーン 250g。粒をこそげとる）
- トマト…中 2 個（約 2 カップ。角切り）
- キュウリ…3本（スライス）
- レーズン…1/4 カップ
- メスクランサラダ（緑葉色サラダ野菜のとりあわせ）【注】…4 カップ
- ゴマ…大さじ 2（なくても可）

【注】ベビーリーフあるいは、ロメインレタス、グリーンリーフ、サニーレタス、ルッコラ（ロケットサラダ）、ケールなどと、バジル、オレガノ、タイム、ミント、ディルなどのフレッシュハーブのとり合わせ。

作り方：

❶ゴマ以外のすべての材料をボウルに入れる。

❷ゴマを炒り、軽く摺る。

❸①を好みのドレッシングでよくあえ、ゴマを振りかければできあがり。

第18章 ディップ・ソース・ドレッシング・グレイビー

●【ディップとソースのレシピ】

まずはフムスについて

脂肪分が多いタヒニ（練りゴマ）が入っていないものは、サンドウィッチ、またはクラッカーのスプレッドから、野菜のディップ、それからお気に入りのサラダドレッシングまで、私たちの食事の多くの基本になっています。

私たちはタヒニ（ゴマペースト）を含まない市販のフムスを二種類見つけました。Sahara Cuisine《サハラ・クイジーン》社とOasis Mediterranean Cuisine《オアシス・メディテラニアン・クイジーン》社のものです。

しかし日本ではこれらが手に入らないと思いますので、手作りしてください。主成分としては、ヒヨコ豆、ニンニク、レモン（レシピは「タヒニ抜きのフムス」267ページ）です。そのほか、コショウ、キュウリ、玉ネギ、カリフラワー、セロリ、ニンジン、ハラペーニョ（または青唐辛子）、コリアンダーの葉、パセリ、酢、カイエンペッパー、スパイスなどの材料も、少量ずつ試してみるといいでしょう。

お気に入りの組み合わせが見つかったら、いつでも使えるように、たくさん作っておきましょう。1週間から10日は保存可能です。この章では、いくつかのフムスをご紹介しています。

●【ドレッシングのレシピ】

自分の好みに合うサラダドレッシング

私たちは大盛りサラダをたくさん食べるべきだということを考えると、本当にお気に入りのサラダドレッシングを探すことがとても大切です。

ドレッシング作りはとても簡単です。オレンジジュース（またはみかんジュース）やレモンかライムの絞り汁、そしてバルサミコ酢を、最初に混ぜ合わせるようなことをしなくても、ただそのまま緑のサラダ野菜の上からかけるだけでもいいのです。

あるいはイチゴやラズベリー、スライスしたオレンジをベビーリーフの上にのせ、ラズベリーワインビネガー（注）で味を調えるだけで、最高の軽い夏のサラダができあがります。

ここではいろいろな種類のドレッシングレシピをご紹介していますが、いろいろ試しながら、自分のオリジナルを作ってみてください。知らぬ間に、オリーブオイルがなくても物足りないとは思わなくなります。

●【グレイビーのレシピ】

グレイビーは、マッシュポテトや「レンズ豆ローフ」（365ページ）、スタッフィング（一般的にはローストターキーやソーセージを作るときの詰め物料理のことですが、プラントベースの食事をおすすめする本書では、カボチャに詰めます）、それからすべての穀物の味をおいしくしてくれます。玉ネギとニンニクをキツネ色に炒めることから始めます。そのあとは、独創的に工夫してみてください。

【注】　ネット通販が扱っています。

43.（シンプルな）「タヒニ抜きのフムス」♥

材料（2カップ分）：

●ヒヨコ豆（水煮缶／425g入り）…1缶（汁を捨て、水洗いする／自分でゆでたものを使う場合は260g）
●ニンニク…2かけ（みじん切り）
●レモンの皮…1個分（すりおろす。オーガニックでないものは229ページの洗い方を参照）
●レモン汁…大さじ2～3
●ベジタブルストック【注】または水…大さじ4（ヒヨコ豆を自分でゆでる場合は、その煮汁）
●減塩たまり醤油、または減塩醤油…小さじ1（なくても可）

【注】自分で作るか（レシピは294ページ）、ベジタブルブイヨン（キューブまたは顆粒）と水を合わせたもの、野菜をゆでたり蒸したりしたときに出る汁、昆布や干ししいたけの戻し汁などでもOK。

作り方：

❶ヒヨコ豆、ニンニク、レモン汁、レモンの皮、ベジタブルストックか水をフードプロセッサー、またはハイパワーブレンダーにかけて滑らかにする。
❷味をみて、好みでたまり醤油を少量足す（レモン汁を大さじ2～3杯使うので、シーズニングなど、ほかの調味料はいらないはず）。

<アン夫人のメモ>

これはサンドウィッチのスプレッドとして、野菜またはクラッカーのディップとして最適です。あるいは酢、または芽キャベツやブロッコリー、カリフラワー、アスパラガスなどの野菜と一緒にフードプロセッサーかミキサーにかけて、サラダドレッシングにしてもおいしいです。

バリエーション：

1. ゆるめの1カップ分のコリアンダーの葉かパセリを加える。
2. ヒヨコ豆の代わりに、カンネッリーニ（小粒の白インゲン豆）を使う。
3. 減塩醤油の代わりに減塩白味噌を使う。

44. 彩り野菜入りフムス♥

材料（3カップ分）：

- ●ヒヨコ豆（水煮缶／425g入り）…1缶（洗って水切りする。煮汁はとっておく／自分でゆでたものを使う場合は260g）
- ●レモン…1個分（ジュースをしぼり、皮はすりおろす／オーガニックでないものは229ページの洗い方を参照）
- ●ヒヨコ豆の煮汁、またはベジタブルストック（267ページ【注】）か水…大さじ3
- ●ベビーキャロット（親指大ほどのニンジン）…3本、またはニンジン（中）…1/6本
- ●赤パプリカ…大さじ山盛り2（刻む）
- ●玉ネギ…大さじ山盛り2（刻む）
- ●セロリ…大さじ2（乱切り）
- ●キュウリ…大さじ3（乱切り）
- ●減塩たまり醤油、または減塩醤油…小さじ1
- ●コリアンダーの葉、またはパセリ…大さじ2（刻む）

作り方：

❶すべての材料をフードプロセッサーかハイパワーブレンダーにかけて滑らかにすればできあがり。
サンドウィッチ・スプレッドとして、ディップとして、またバルサミコ酢、あるいは好みの酢を加えてサラダドレッシングにするのに最適。指でなめても最高！

45. ローリーのフムス♥

患者の一人アル・ペリーの妻ローリーがこのレシピを送ってくれました。

材料（3カップ分）：

- ●ヒヨコ豆（水煮缶／540g入り）…2缶（汁を捨て、水洗いする）
- ●ローストパプリカ（赤パプリカを焼いて皮をむいたもの／瓶詰／340g入り）…1瓶（汁ごと使う。手作りでも可。レシピは「素朴なロースト赤パプリカ」288ページ）
- ●市販のおろしニンニク…小さじ1、またはニンニク2かけ（みじん切り）
- ●レモン汁…小さじ1～3
- ●クミン（粉末）…小さじ1

作り方：

❶すべての材料をフードプロセッサーにかけて滑らかにする。必要なら、水を少量加える。

<アン夫人のメモ>

塩気が足りないようでしたら、減塩醤油少々を加えます。しかしその前にレモンをもう少し加えてみてください。それだけでたいてい、いい味になります。

46.ネギ入りフムス♥

材料（1カップ分）：

●タヒニ抜きのフムス（267ページ）…1/2カップと大さじ2
●青ネギ…1/2カップ（刻む）
●ディジョンマスタード…小さじ2

作り方：

❶すべての材料をボウルに入れて、よく混ぜ合わせればできあがり。
❷スタッフドポテト【注】の材料として、また野菜やクラッカーにも最適。

【注】ゆでたジャガイモの上1/3を切って、中身をスプーンでくり抜き、それをこのフムスとあえ、くり抜いたジャガイモの中に戻したもの。

47.アーティチョークと豆のディップ♥

材料（3カップ分）：

●アーティチョーク（チョウセンアザミの芯／水煮缶／400g）…1缶（汁を捨て、水洗いする）
●ネイビービーンズ（別名「海軍豆」／無塩／425g入り水煮缶／白インゲン豆（417ページ）またはピントビーンズ<うずら豆>で代用可）…1缶（汁を捨て、水洗いする）
●レモン汁…大さじ2
●ニンニク…1かけ（刻む）
●青ネギ…2本（細めなら3〜4本。刻む）
●コショウ…少々（なくても可）
●唐辛子…少々（なくても可）

作り方：

❶すべての材料をフードプロセッサーにかけて滑らかにする。
生野菜、緑の温野菜、クラッカーやパンに、あるいはそのままでも最高。

48.最高のブラックビーンサルサ♥

材料（4カップ分）：

●サルサ（450g入り／416ページ）…1瓶、あるいは「手作りサルサ」（レシピは270ページ）
●ブラックビーンズ（黒インゲン豆／水煮／425g入り）…1缶（汁を捨て水洗いする／自分でゆでたものを使う場合は260g）
●ライム汁…1/2個分
●コリアンダーの葉…たっぷり！（刻む）

作り方：

❶すべての材料を混ぜ合わせ、トーストしたホールウィートのピタブレッド（322ページ）か、クラッカーにつける。ご飯にかけてもよい。我が家では常備しておいても、すぐになくなってしまいます。

49. とびきりおいしいチャツネ♥

チャツネとは、野菜や果物に香辛料を加えて漬けたり、煮込んだりして作るソースです。よくカレーに添えられていますが、イギリスの伝統的な保存食の1つでもあります。

材料（1カップ分）：

- ●玉ネギ（小）…1個（約1/2カップ。みじん切り）
- ●リンゴ（小）…1個（約1/2カップ。みじん切り）
- ●パイナップル…1/3～1/2カップ（小さな角切り）
- ●赤パプリカ…1/4カップ（みじん切り）
- ●レーズン…大さじ1（少し膨らむまでお湯に浸してから水切りして刻む）
- ●マドラスカレーパウダー…小さじ1
- ●米酢（または玄米酢）…1/2カップ
- ●黒コショウ…少々（なくても可）

作り方：

❶玉ネギをテフロン加工の鍋で透き通るまで蒸気炒めする。必要であれば少量の水を加える。

❷リンゴ、パイナップル、パプリカ、レーズン、カレーパウダーを加え、フルーツが少しやわらかくなるまで1～2分煮込む。煮崩れないように注意。

❸米酢（玄米酢）を加え、水分が半分になるまで煮込む。

チャツネは、玄米ご飯にかけたり、カレーライスに添えると最高においしい！

50. 手作りサルサ♥◆

材料（約500g分）：

- ●完熟トマト…3個（約380g。1cmの角切り）
- ●玉ネギ…100g（みじん切り）
- ●ピーマン…1個（みじん切り）
- ●ライム汁またはレモン汁…大さじ1
- ●塩…小さじ1/3～1/2（好みで加減）
- ●ハリペーニョ（缶詰）または青唐か赤唐辛子…1/3～1/2本（種を除いてみじん切り）、またはタバスコ適宜

作り方：

材料を混ぜ合わせ、冷蔵庫で2～3時間寝かせ、味をなじませればできあがり。

好みで赤パプリカ、コリアンダーの葉を加えてもおいしいです。塩は少なめに入れておき、2～3時間味をなじませたあとで調節します。あるいは、材料のすべてを火にかけ、野菜がやわらかくなるまで加熱する方法もあります。冷めたら蓋つきの瓶に入れ、冷蔵庫で保存します。

51. スイートコーンソース♥

このソースはカサ・デ・ルース【注】の『Community Cookbook』からとったものです。とても簡単で、すぐにでき、上にパセリかコリアンダーの葉、またはディルなどを散らすと、彩りもステキです。緑の温野菜や穀物の上にかけて食べます。

【注】テキサス州オースティンにあるヴィーガンレストラン

材料（1&1/2 カップ分）：

●生コーン（できれば）…5 本、または冷凍コーン約 450 g（解凍する）
●玉ネギ(小)…1 個(約 1/2 カップ。刻む)
●ベジタブルストック（267 ページ【注】)、または水…1/2 カップ

作り方：

❶コーン粒をこそげ落とし、軸穂からも液をこすり落とす。冷凍コーンを使う場合は、解凍しておく。
❷すべての材料をフードプロセッサーにかけて滑らかにする。
❸クリーム状のミックスを鍋に移し、炒り卵のようにかき混ぜながら煮込む。必要なら水を少量加えればできあがり。

緑の温野菜にかけるには、薄めのソースがいいです。そのままでもおいしいサラダドレッシングになります。好みで酢、レモンかライムの絞り汁を加えてもよいでしょう。

52. ゴマだれ♣♠

このソースは塩分を含む減塩たまり醤油や、脂肪を含むゴマが材料なので、控えめに使いましょう。でも、「インゲンのゴマあえ」に最高です。

材料（大さじ 2 杯分強）：

●ゴマ…大さじ 2
●ハチミツ…小さじ 1 または、みかん、オレンジほか甘みのある柑橘類の絞り汁大さじ 2 ～ 3（好みで加減）
●減塩たまり醤油…小さじ 2

作り方：

❶ゴマを軽く煎り、グラインダーで粉にする。
❷①を小さなボウルに移し、残りの材料を加える。ボロボロ状になるまで混ぜ合わせる。サヤインゲンやほかの野菜とあえる。

これは少量でも使い出があるので、700 gのサヤインゲンでも、この分量で十分。

53. 基本のホワイトソース♥

材料（1 カップ分）：

●小麦粉（全粒粉の薄力粉／218 ページ）…大さじ 1
●コーンスターチ、または片栗粉…大さじ 1
●減塩たまり醤油…大さじ 1
●コショウ…少々（なくても可）
●ベジタブルストック…1/2 カップ
●プラントミルク（402 ページ）…1/2 カップ

作り方：

❶初めの 4 つの材料（小麦粉からコショウ）を鍋に入れる。
❷①にベジタブルストックとプラントミルクをゆっくり加えながら、ダマができないように混ぜる。
❸②を中火にかけ、クリーム状になるまでかき混ぜながら煮る。

バリエーション：

1. レモンソースにするには、基本のホワイトソースにレモン汁大さじ 2 とレモン 1 個分の皮のすりおろしを加える。
2. ニンニク風味のホワイトソースにするには、ガーリックパウダー小さじ 1/2、オニオンパウダー大さじ 1、刻んだアサツキ大さじ 2 ～ 3 を加える。
3. マッシュルームソースにするには、ガーリック風味のホワイトソースに、スライスして少量のベジタブルストックか水で炒めたマッシュルームを 1 カップ加える。

54. カレーソース♥

このソースは私のお気に入りのクックブックの1つロバート・シーゲルの『Fat Free and Delicious』（ファットフリーでおいしい料理）からとったものです。ブロッコリー、カリフラワー、アスパラガス、あるいはご飯やパスタにかけるとおいしいです。

材料（3カップ分）：

●玄米ご飯…1カップ
●水…2カップ
●ニュートリショナルイースト（413 ページ）…1/4 カップ
●減塩白味噌…大さじ1（なくても可）
●ガーリックパウダー…小さじ1
●カレーパウダー…小さじ 1 ～2

作り方：

❶ご飯と水をフードプロセッサーにかけて滑らかにする。1 ～ 2 分かかる。
❷①に残りの材料を加えて、さらにフードプロセッサーにかける。鍋に移して火にかけ、沸騰寸前まで混ぜながら煮込めばできあがり。

55. グリンピースのワカモレ♥

一見「ワカモレ」（メキシコ料理のアボカドのディップ）のように見えますが、それよりずっと低カロリーです。生野菜のディップとして、またはご飯と豆にかけても、あるいはサンドウィッチのスプレッドとしてもおいしいです。「Finn Crisp Carraway Thin Bread」（フィン・クリスプ・キャラウェイ・シン・ブレッド／キャラウェイ入りクラッカー／ネット通販が扱っている）に塗り、トースターでさらにパリッとするまで焼いたらとてもおいしかったです。

材料（2カップ分）：

●冷凍グリーンピース…2カップ
●レモン汁…大さじ1と小さじ1
●ニンニク…小さじ1/2（みじん切り）
●コリアンダーの葉…ひとつかみ（多めに。刻む）
●赤玉ネギ（小）…1個（約1/4カップ。みじん切り）
●完熟トマト…1/2カップ（刻む）
●コショウ…少々（なくても可）
●レッドペッパーフレーク…少々（なくても可）

作り方：

❶お湯の出ている蛇口の下で冷凍グリーンピースを冷たさが残っている程度に解凍する。水切りをしっかりしたら、レモン汁、ニンニク、コリアンダーの葉とともにフードプロセッサーにかけて滑らかにし、中くらいのボウルに移す。
❷①に残りの材料を混ぜ入れる。10分ほどそのままにしておき、1～2時間以内に食べる。（長くおくと色が悪くなりますが、味は変わりません。）

56. ピーナッツソース♠◆

材料（3/4カップ弱）：

●水…1/2カップ
●ピーナッツバター（無塩）…1/5カップ
●ニンニク…小さじ1/2（みじん切り）
●減塩白味噌…小さじ1/2
●カイエンペッパー…小さじ1/4

作り方：

❶分量の水半量と残りの材料を鍋に入れて沸騰させる。
❷残りの水を①に少しずつ加え、好みの濃さにし、味を調節する。

これは温野菜に添えるとよく合います。パスタサラダやパッタイ（ライスヌードルを炒めたタイ風の焼きそば）のドレッシング（ソース）としてもおいしいです。

【注】ピーナッツは厳密に言うとナッツの仲間ではなく、豆の一種です。ただ脂肪含有量が多く（カロリーの76%で、大豆の2倍余り、アズキやインゲン豆の13倍）、ナッツや種子類とあまり変わりません。そのため現在心臓病の人は、このソースはごくたまにだけ使うようにしてください。

57. とびきりおいしいクルミソース♣♠

<アン夫人のメモ>

このソースは心臓病のある人には向きません。食べる場合は少量にしてください。

息子のリップをテキサス州のオースティンに訪ねると、私たちはいつも大好きなマクロビオティックのレストラン「Casa de Loz」(カサ・デ・ルース)で食事をします。特にこのお店のケールにかけたクルミソースがお気に入りです。それまで私たちは、ケールをあまり食べていませんでした。

シェフにこのソースのレシピを尋ねたところ、2つのことを教わりました。1つは、ケールはたっぷりのお湯でゆでること(このことを教わってからは、私たちは、ケールはソースをかけなくても好きになりました)。そして、このレストランのクルミソースの材料は、クルミとニンニク、そしてたまり醤油のたった3つだけだということです。

この3つの材料を合わせると、びっくりするほどおいしくなり、材料が何かわからないほどの変身ぶりです。

材料(約1カップ分):

- クルミ…1/2カップ
- ニンニク…1かけ(みじん切り)
- 減塩たまり醤油…大さじ1〜2(好みで加減)
- 水…1/2カップ(好みの濃さに応じて増やす)

作り方:

❶材料をミキサーかフードプロセッサーにかける。

❷流れるぐらいになるまで水(約1/2カップ)を足しながら混ぜ続ける。

薄めのソースですが、少量で使い出があり、何にでも合います。ケールはもちろん、小松菜やチンゲンサイ、タアサイ、ナバナ、おいしい菜ほか、手に入る青菜をあえる「タレ」として、また温野菜(蒸したブロッコリー、アスパラガス、芽キャベツ、カリフラワー、サヤインゲン、ニンジンなどや、焼きナスなど)にかける「ソース」として最適です。

バリエーション:

1. ニンニク、醤油、水を使わず、クルミの粉末を「蕎麦つゆ」(254ページ)とあえると、風味豊かな和風の「クルミだれ」ができる。サラダドレッシングや蕎麦つゆとして最高。
2. ニンニクは使わず、水の代わりにみかんかオレンジ(または甘みのある柑橘類)の絞り汁を使ってもおいしい。

58. フムス・サラダドレッシング♥

　私たちは、サラダを時にはドレッシングなしで食べたり、バルサミコ酢だけで食べることがよくあったりしたのですが、そんなことを何年もしていたあと、とうとう私たちのお気に入りのドレッシングを1つ見つけました。

　そのベーシックな材料は、「タヒニ抜きのフムス」とバルサミコ酢、そしてマスタードを少々です。「タヒニ抜きのフムス」がなかったら、同量のニュートリショナルイーストとバルサミコ酢を使って試してみてください。

　ここでご紹介するレシピは基本的なオススメです。これにライムやレモン、みかん、オレンジなどの絞り汁、ニンニク、あるいはショウガなどを加えることで、変化をもたせることができます。

材料（1/4 カップ分）：

●タヒニ抜きのフムス（267ページ）…大さじ山盛り2
●バルサミコ酢、または好みの酢…大さじ2
●好みのマスタード…小さじ1/2

作り方：

❶すべての材料をよく混ぜ合わせ、緑の野菜にかける。

<アン夫人のメモ>

薄い色のドレッシングが好みの場合には、ホワイトバルサミコ酢を使います。

59. 酢味噌ドレッシング♥◆

材料（約 3/4 カップ分）：

●みかんかオレンジの絞り汁…大さじ3
●玄米酢…大さじ2
●レモン汁…1/2 個分（絞り立て）
●白味噌（減塩タイプ）…小さじ1
●生フラックスシード（403 ページ）…大さじ1/2（一晩水に浸す）
●おろしショウガ…小さじ1

作り方

❶材料をミキサーにかけて滑らかにすればできあがり。

60. リップのサラダドレッシング♥

息子のリップのオリジナルレシピです。私たちがオイルを使うのをやめたあと、これは私たちにサラダを大好きにさせてくれた最初のドレッシングでした。ニュートリショナルイーストのおかげで、ドレッシングが特別おいしくなるのです。

材料（約 1/2 カップ分）:

- レモンかライム、またはオレンジジュースかみかんジュース…1 個分
- 減塩たまり醤油、または減塩醤油…小さじ 1（なくても可）
- ニュートリショナルイースト（413 ページ）…大さじ 1
- 好みのマスタード…小さじ 1
- バルサミコ酢、または好みの酢…大さじ 1 ～ 2（好みで多めに）
- ミント・シロップ…数滴、または糖蜜、あるいはデーツシロップかデーツペースト（226 ページ）…小さじ 1（ネット通販で扱っていますが、なくても可）

作り方:

❶すべての材料をよく混ぜ合わせ、緑野菜にかける。

61. かんたん豆腐マヨネーズ♥◆

材料（約1カップ分強）:

- 豆腐（固めの絹ごし）…400 g
- 米酢またはレモン汁（絞り立て）…大さじ 1
- ディジョンマスタード、または粗挽きマスタード…大さじ1&1/2
- 海塩…小さじ 1/4（なくても可）
- メープルシロップか「デーツペースト（226 ページ）」…大さじ 1 弱（なくても可）

作り方:

❶豆腐を布巾かペーパータオルでしっかり包み、ギュ～ッと握ってよく水切りする。潰れてもかまわない。

❷①と残りの材料をミキサーかフードプロセッサーにかけて滑らかにすればできあがり。冷蔵庫で 1 週間保存可能です。

62. ジェーンの3・2・1 サラダドレッシング♥

娘ジェーンのサラダを食べるたびに私たちは、「このおいしいドレッシングは何なの?」と聞いてしまいます。このドレッシングは、こしらえるのも、自分の好みに調節するのも簡単です。

材料（約 1/3 カップ分）：

●バルサミコ酢…大さじ 3
●好みのマスタード…大さじ 2
●メープルシロップ…大さじ 1

作り方：

❶すべての材料を小さなボウルに入れて、滑らかになるまでよくかき混ぜるだけ。

63. 梅・フラックスシード・ドレッシング♥◆

材料（1~1&1/2 カップ）：

●生フラックスシード…大さじ3（一晩水に浸して洗い、水切りする）
●ニュートリショナルイースト（413 ページ）…大さじ3
●みかん…1 個（小さめのものなら 2 個。皮をむき小房に分ける）
●水…1カップ（好みで加減）
●梅干…1個（タネを除く）
●ニンニク…1かけ（みじん切り）

作り方：

1 すべての材料をミルサーかフードプロセッサーで滑らかにすればできあがり。
ひじきやワカメなどの海藻サラダやグリーンサラダに合います。梅干を少なめにして、白味噌（減塩タイプ）を加えてもおいしいです。

64. ブラウングレイビー♥

材料（2 カップ分）：

●小麦粉（全粒粉の薄力粉）…大さじ 3
●水…カップ 2
●減塩たまり醤油…大さじ 1（好みで加減）
●オニオンパウダー…小さじ 1
●ガーリックパウダー…小さじ 1
●マジョラム（乾燥）…小さじ 1/8
●ターメリック（粉末）…小さじ 1/4
●パセリフレーク（乾燥）…小さじ 1

作り方：

❶小麦粉をテフロン加工の鍋で少し乾煎りする。焦がしすぎないように注意。
❷①に水をゆっくり注ぐ。
❸②に残りの材料を加え、混ぜながら 15 分ほど煮る。

65. かんたんマッシュルームグレイビー♥

これはマッシュポテトやベークドポテト、玄米やキヌア（221 ページ【注 16】）、粟などのご飯、「ポレンタ」【注】、「レンズ豆ローフ」にかけるとおいしいです。トーストにかけても、GOOD です。

【注】コーンミール（粗挽きのトウモロコシ粉）を沸騰した湯やだし汁に振り入れて粥状に煮たイタリア料理。作り方は、「ロースト野菜とホウレンソウのポレンタピザ」参照（324 ページ）

材料（約 4 カップ分）：

●玉ネギ…1 個（みじん切り）
●ニンニク…2 ～ 3 かけ（みじん切り）
●マッシュルーム（生しいたけ、舞茸、しめじでも可）…280 g（スライス）
●ベジタブルストック（267 ページ【注】）、またはワインか水など…適宜
●水…2 カップ
●小麦粉（全粒粉の薄力粉）…大さじ 2
●減塩白味噌、または減塩たまり醤油…大さじ 1
●シェリー酒（または酒）…大さじ 2（なくても可）
●黒コショウ…適宜

作り方：

❶玉ネギを厚手の鍋に入れて中火にかけ、ベジタブルストック、または酒か水をごく少量入れて炒める。やや色づいてきたら、ニンニク、マッシュルームを加え、焦げすぎないように。
❷必要であればさらにベジタブルストック、またはワイン（または酒か水）を足しながらマッシュルームがやわらかくなるまで炒める。
❸①に水 1 カップを加えて煮続ける。
❹残りの水 1 カップと小麦粉、味噌を混ぜ合わせ、②に加える。好みでシェリー酒を加える。
❺グレイビーが濃くなるまで煮つめる。コショウで味を調え、使うまで弱火で温めておく。

<アン夫人のメモ>

さらに味噌、または減塩たまり醤油を足してもよいですが、①の工程で水の代わりにベジタブルストックを使うと、風味がさらによくなるので、味噌は少なめでもおいしいです。

66.しいたけのグレイビー♠

このレシピは、ベス・ギンズバーグとマイク・ミルケンの『The Taste for Living Cookbook』（生命力を与えてくれるクックブックの味わい）からとったものです。

材料（そのままで3カップ分、濾して2&1/4カップ分）：

●玉ネギ(中)…1個(約1カップ。スライス)
●生しいたけ…1カップ（石づき＜軸の先端部の黒くて触るとかたい部分＞をとり、軸は切り落とさずに、笠と一緒にスライス）
●水…3&1/4カップ
●減塩たまり醤油、または減塩醤油…1/4カップ
●玄米粉、または小麦粉（全粒粉の薄力粉）…1/4カップと大さじ1
●タイム（生）…大さじ1（みじん切り）、または乾燥タイム…小さじ1/4カップ
●セージ（生）…小さじ2（みじん切り）、または乾燥セージ…小さじ1/2
●ラベンダー（乾燥）…大さじ1（みじん切り）（なくても可）

作り方：

❶中くらいの鍋に玉ネギとしいたけを入れて弱火にかけ、蓋をして時々混ぜながら、水分が出てくるまで10分ほど煮る。
❷①に水とたまり醤油を加えて、10分ほど煮続ける。
❸②に米粉を加え、ダマにならないようによく混ぜる。
❹③を時々かき混ぜながら10分ほど煮る。
❺④を濾して玉ネギとマッシュルームをとり除く。あるいは除かずにおいしいカントリー風のグレイビーにする。
❻ハーブを加え、温めて使う。

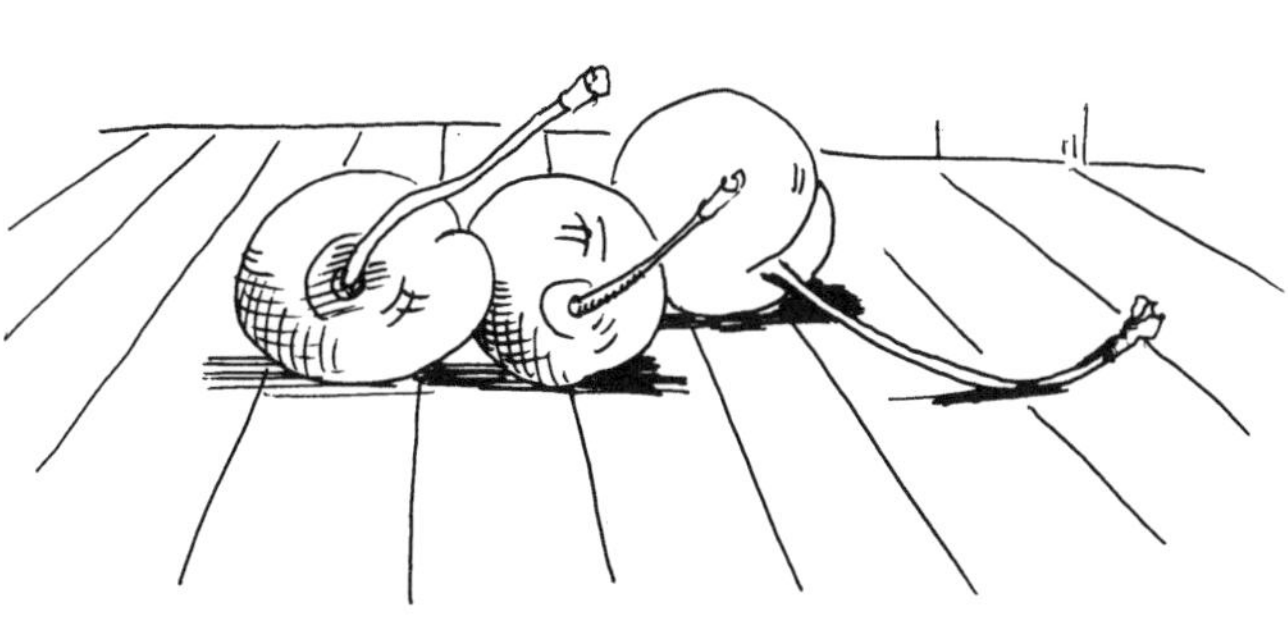

第19章　野菜（簡単なものから手の込んだものまで）

毎晩夕食には蒸した野菜をいくつか用意するようにしましょう。ブロッコリーやカリフラワー、サヤインゲン、スナップエンドウ、ズッキーニ、芽キャベツなどと一緒に、季節の野菜、たとえば春にはアスパラガス、夏の終わりにはコーンやバジルをのせたスライストマト、そして秋にはカボチャなどでお皿をいっぱいにします。

これらの野菜はそのままでも、あるいはまた、レモン汁、少量のバルサミコ酢か米酢、あるいは「Mrs.《ミセス》 Dash《ダッシュ》」（注）のような無塩のシーズニングミックスを上からかけるとおいしいです。

野菜を蒸したときに出る汁はとっておき、スープあるいはほかのレシピで野菜を炒めるとき使います。野菜が残ったら、翌日サラダの中に入れましょう。

以前使っていた野菜を、本書でご紹介する新しいやり方（「ローストカリフラワー」284ページ）で試してみたり、あるいは新しい野菜を昔ながらのやり方でこしらえてみたりするのも楽しいものです（レシピ例：「ビーツに囲まれたビーツの葉」281ページ）。

そんなときに役立つヒントがあります。冷凍のグリーンピースやコーンなどを手早く「料理する」ときは、ただお湯の出ている蛇口の下で、解凍するだけでOKです。

【注】　ネット通販が扱っていますが、ほかにも無塩のシーズニングやハーブミックスがあります（415ページ※以下同）。

67.ビーツに囲まれたビーツの葉♥

新鮮なビーツを食べたことがなかった人でも、これはご馳走だとわかるでしょう。最近では日本のスーパーでもビーツを見かけるようになりましたし、ネット通販でまとめて購入すると割安ですので、ぜひこのレシピを試してみてください。多めに作って冷凍しておくと便利です。なお、缶詰（水煮）のビーツでしたら、缶を開けるだけで食べられます。

材料（6人分）：

●ビーツ…2束（葉つき）
●レモン…1個（ジュースを絞り、皮はすりおろす／オーガニックでないものは229ページの洗い方を参照）

作り方：

❶ビーツの茎を切りとり（葉はとっておく）。水を入れた大きめの鍋にビーツを入れて火にかけ、沸騰したら弱火にしてビーツがやわらかくなるまで30分ほどゆでる。
❷葉と茎を洗い、黄ばんだ葉は捨てて、4～5cmに切る（茎の部分は使わなくてもよい）。湯気の上がった蒸し器で5分ほど、好みのやわらかさになるまで蒸す。
❸ビーツを鍋からとり出し、蛇口の下で水を流しながら皮をむく。これは実に楽しい作業で、やみつきになってしまいます。
❹ビーツを薄切りにしてお皿の縁に沿って並べる。ビーツの葉と茎をレモン汁であえ、中央に盛りつける。

子供たちはゆで上がったビーツをぎゅっと握って皮から中身を押し出すのがお気に入り。この作業は、彼らに、「もっと新しいことを試してみよう」という気持ちをいっそう掻きたてます。

「スイートコーンソース」（271ページ）、あるいは現在心臓病ではなく、クルミを食べても大丈夫でしたら「とびきりおいしいクルミソース」（274ページ）は、いずれもビーツの葉とあえると、すばらしいご馳走になります。

<アン夫人のメモ>

缶詰のビーツを使う場合、ビーツは「作り方」の工程④で用意します。ビーツの葉の代用はホウレンソウです。工程②の要領で用意します。

68. ビーツのバルサミコ酢とハーブあえ♥

これはすばらしくおいしいです。私たちが初めてこの方法でこしらえたビーツを食べたのは、2004年のボストン・ベジタリアン協会の会合でのことです。周りの人たちに気づかれないように何度もこっそりお代わりしていました。すぐになくなってしまいますので、たっぷり作るようにしましょう。

材料（6人分）：

- ●ビーツ…2束（生ビーツが手に入らなければ、水煮缶で代用可能。425g入り2缶）
- ●バルサミコ酢…大さじ1 & 1/2
- ●赤玉ネギ…1/4個（みじん切り）
- ●チャイブ…大さじ1（なければ青ネギ。小口切り）
- ●パセリ…大さじ2（みじん切り）

作り方：

❶「ビーツに囲まれたビーツの葉」（281ページ）のやり方でビーツをゆでて皮をむき、薄切りにしてボウルに入れる。
❷酢と玉ネギを①に混ぜ合わせる。
❸②にチャイブとパセリを加える。

69. ローストビーツ♥

材料（2～3人分）：

- ●ビーツ…1束
  （葉を切り離す。缶詰でもOK）

作り方：

❶オーブンを180度に温めておく。
❷クッキングホイルに1束分のビーツを包み、フォークで簡単に皮がむけるまで焼く。中くらいの大きさで約1時間。
❸皮をむいて食べる。缶詰の場合はスライスビーツを使い、缶を開けて食卓へ。

<アン夫人のメモ>

ローストにしたビーツは切るときは、汁気がそれほど出ませんので、周りをピンクに染めてしまうようなことになりません。多めに作って冷凍しておくと便利です。

70. オレンジとニンニク風味のブロッコリー炒め♥

ブロッコリーの調理法としては、レモンと一緒に蒸すやり方ほど簡単でおいしいものはありませんが、時間があるときは、このレシピで。気分が変わってまたおいしいです。

材料（6人分）：

- ●ブロッコリー…1個（約 400g）
- ●オレンジジュースかみかんジュース（あるいはオレンジかみかんの絞り汁）…1/2 カップ
- ●ニンニク…大さじ3（スライス）
- ●レッドペッパーフレーク…小さじ 1/4
- ●オレンジ（またはみかん）の皮…1個分（すりおろす。オーガニックでないものは 229 ページの洗い方を参照）

作り方：

❶ブロッコリーを小房に分ける。硬い茎の部分の皮はむき、5mm くらいの輪切りにする。約 7 カップ分になる。

❷オレンジかみかんの絞り汁、または水大さじ2～ 4 を入れた中華鍋を中火にかけ、ニンニクが色づき始めるまで 5 分ほど炒める。レッドペッパーフレークを加えてさらに炒める。小さなボウルに移す。

❸オレンジジュース(みかんジュース)1/4 カップとブロッコリーを同じ中華なべに入れて強火にかける。蓋をしてブロッコリーがやわらかくなり、オレンジジュースがなくなるまで、時々混ぜながら煮る。

❹③に②とオレンジ（みかん）の皮を加えればできあがり。

71. 芽キャベツ♥

このお料理は、「何て早くなくなってしまうのか」と驚いてしまうこと請け合いです。私たちの一番年上の孫フリンは、この芽キャベツ料理が大好きなので、幼稚園のお誕生日会に持って行きました。みなさんもきっとフリンのように、このお料理にやみつきになることでしょう。

材料：

- ●芽キャベツ…適宜
- ●タヒニ抜きのフムス（267 ページ）…適宜

作り方：

❶芽キャベツの下の部分を切りとり、枯れた部分をとり除いて縦半分に切る。沸騰している蒸し器に入れる。

❷芽キャベツがやわらかくなるまで、7 ～ 9 分蒸す。

❸タヒニ抜きのフムスにつけて食べる。

72. ローストカリフラワー♥

テキサス州オースティンで消防士をしていた私たちの息子リップは、消防署でこのローストカリフラワーをこしらえ、レシピを署員たちに教えてあげていたと言います。驚くほどナッツの味がするこの野菜のご馳走を初めてこしらえたとき、エッシー（エセルスティン博士の愛称）と私は全部食べてしまいました。

材料（4人分）：

- ●カリフラワー…1個
- ●コショウ…少々
- ●ミセスダッシュ、または好みのシーズニングミックス…少々
- ●バルサミコ酢…少々
- ●減塩醤油、または減塩たまり醤油…少々（なくても可）

作り方：

❶オーブンを230度に温めておく。

❷カリフラワーの房の部分を小分けにし、平らな面ができるように切る。

❸カリフラワーを洗ってボウルに入れ、コショウ、シーズニングミックス、バルサミコ酢、好みで減塩醤油をかけて混ぜ合わせる。

❹ベーキングシート（213ページ【注6】）を敷いた天板にカリフラワーの平らな面を下にして敷き詰め、③を軽く焦げ目がつくまで25～35分ほど焼く。一度裏返す。

73. タジン鍋で作るニンニク風味の小松菜♥◆

材料（2～3人分）：

- ●ニンニク…1～2かけ（お好みで。みじん切り。なくても可）
- ●小松菜…1束（4～5cmのざく切り）
- ●水…大さじ1～1&1/2

作り方：

❶タジン鍋に材料を順番に入れ、蓋をして中火にかける。タジン鍋がない場合はステンレスかホーローの鍋でもOK（ただし焦げつかないように注意し、焦げつきそうだったらさらに水を加える）。

❷鍋が沸騰してきたら火をごく弱火にして2分おき、火を止めてよく混ぜればできあがり。

<訳・監修者メモ>

小松菜に含まれる塩分で十分なので、調味料は不要です。レモンやユズの絞り汁を使うと、さらにおいしくなります。

バリエーション：

1. 小松菜の代わりにホウレンソウほか、どんな青菜でもおいしく作れる。
2. ニンニクの代わりに長ネギ1本か玉ネギ1/2個のスライスでもよい。さらにマッシュルームかしいたけのスライスを1カップ加えると、ボリュームのあるおかずになる。

74.トロリと溶けるナスとトマトの重ね焼き♥

夏のある日、うちの冷蔵庫にたまたまナスが1本（大サイズの米ナス）ありました。エッシーがサハラ・クィジーン社（265ページ）のタヒニ抜きの「オーガニック・ロースト・レッド・ペッパー・フムス」を買って帰って来ました。そこへ私が大きな籠いっぱいのトマトを抱えて戻って来たのです。このレシピはそんな偶然から生まれました。

フムスはチーズのように溶けます。その日、この料理が残ったので、翌日の夕食に食べ、その翌日のランチには、これをトーストの上にのせました。何度食べても毎回気に入っています。

材料（3～4人分）：

●米ナス、または丸ナス…1個（300g前後／皮をむいて薄切り1.5cmの輪切り）
●ガーリックパウダー…少々
●オニオンフレーク（乾燥オニオン）…少々
●タヒニ抜きのフムス（267ページ）…1カップ…適宜
●トマト…2個（薄切り）
●コリアンダーの葉、またはパセリ…適宜（刻む）

作り方：

❶オーブンを230度に熱しておく。
❷ナスをベーキングシート（213ページ【注6】）を敷いた天板の上に敷き詰める。
❸ガーリックパウダーとオニオンフレークをナスに振りかける。
❹小さじで山盛りにしたフムスを薄切りにしたナスにのせる。気前よく！
❺ナスとほぼ同じ大きさと厚さに切ったトマトを、フムスの上にのせる。
❻フムスが泡立ち、ナスがやわらかくなるまで、13～15分ほど焼く。器に盛りつけ、上にコリアンダーの葉かパセリを彩りよく散らせばできあがり。

75.サヤインゲン♥

材料（4人分）

●サヤインゲン…750g（筋をとり除く）
●レモン汁…1個分（なくても可）

作り方：

❶サヤインゲンをそのまま、またはレモンジュースをかけてから蒸す。レモン汁をかけるのが我が家流。
❷おもてなしの一品にするときは、「ゴマだれ」（271ページ）であえて、「ゴマあえ」にする。ワァー…おいしぃー!!

76.リンゴとフェンネルのオーブン焼き♥

「フェンネル」—日本では「ウイキョウ」の名で知られる野菜です【注】。このお料理を試すまで、私たちはあまりフェンネルを食べることはありませんでした。ところがこのレシピで、私たちはフェンネルが驚くほどおいしいことを発見したのです。

【注】成城石井ほか大手スーパーマーケットにありますが、近所のお店で手に入らないときは、産地直送や楽天などネット通販が扱っています。

材料（4人分）：

- ●フェンネル…1個（約6ミリの輪切りにする）
- ●リンゴ（紅玉、なければどんなリンゴでも可）…1個（約2.5cmのくさび形に切る）
- ●メープルシロップ、アガベシロップ、デーツシロップ（またはデーツペースト／226ページ）…小さじ1
- ●ベジタブルストック（267ページ【注】）…大さじ2
- ●コショウ…適宜
- ●減塩たまり醤油…少々

作り方：

❶オーブンを200度に温めておく。

❷すべての材料をボウルで混ぜ合わせ、ベーキングシート（213ページ【注6】）を敷いた天板に敷き詰める。

❸20分ほど焼いて裏返し、キツネ色になるまで焼く。

77.夕食定番のケール♥

ケールはみなさんが食べる緑野菜の中でも一番栄養価の高いものの1つです。レモンか酢と合わせる単純な食べ方や、スープ煮、あるいは好みのソースであえるなどすると、驚くほどおいしいです。

材料（4人分）：

- ●ケール…2束（小松菜・タカナ・からし菜・ナバナ・おいしい菜・タアサイでも可）

作り方（4人分）：

❶ケールの根に近い部分は硬いので切り落とす。茎をとり除き、2.5cm長さに切って洗う。茎はスープや野菜炒めに使うためにとっておきます。

❷好みの柔らかさになるまで、10分ほどゆでる。このままでとびきりおいしいです！

バリエーション：

上記の要領で用意したケールを「スイートコーンソース」（271ページ）、あるいは心臓病でなければ、「とびきりおいしいクルミソース」（274ページ）であえる。

【訳・監修者補足】　ケールは栄養価NO. 1

最近日本でも自然食のお店や大手スーパー、あるいはネット通販が扱うようになってきたケールですが、まだまだどこのお店でも買える野菜ではないようです。アメリカでもスーパーに並ぶようになったのは 1990 年代になってからでした。

それまではパーティーテーブルを飾る装飾野菜としてしか扱われていなかったケールが、食品中もっとも栄養スコアの高い食品で、カロリーあたりで見ると、最も多くの微量《マイクロ》栄養素（ファイトケミカル・ビタミン・ミネラル）を含んでいることが明らかにされたことから、にわかに「NO.1 健康食品」に浮上したのです。

ファイトケミカルは免疫機能をヘルシーに保つために、そして体が解毒や細胞の修復を行ない、ガンや心臓病ほかの病気から私たちを守るために、絶対欠かせない栄養です。

特にアブラナ科の野菜には、「グルコシノレート」というファイトケミカルが豊富です。グルコシノレートはその野菜の繊維が、「切る」「噛む」などの方法で壊されたときに放出される酵素「ミロシナーゼ」の働きによって、「イソチオシアネート」に変わります。

この物質はガン細胞の形成を阻止するばかりか、ガン細胞の成長阻止、さらにガン細胞を死滅に追い込むなどの作用のある強力なファイトケミカルです。

特にケールはアブラナ科の野菜（右記参照）の中でも、このファイトケミカルをダントツに多く含んでいるのです。

そのほかのファイトケミカル（カロテノイドやルテインなど）やビタミン、ミネラルなども豊富なため、アメリカでは食品中の栄養ランキング「NO. 1」と言われています。

とは言え日本ではケールが手に入らない方もいらっしゃいますので、その場合はほかのアブラナ科の野菜を使ってください。これらはケールに次いで二番目におすすめです。

<アブラナ科の野菜>

ケール・カラードグリーン・からし菜・野沢菜・クレソン・カブの葉・大根葉・小松菜・タカナ・ナバナ・おいしい菜・タアサイ・チンゲンサイ（青梗菜）・パクチョイ（白梗菜）・ルッコラ・スイスチャード（フダンソウ）・コルラビ・ラディッシュ・キャベツ・芽キャベツ・ブロッコリー・カリフラワー・白菜・ミズナ。

なお、ここで言うケールは葉の部分が縮れた形の「カーリー・ケール」です。日本ではうちわのような葉が大きいものが、「ケール」と呼ばれているようですが、アメリカではこれは「カラードグリーン」と呼ばれています（日本では「コラードグリーン」と表記されているものもある）。

78. 素朴なロースト赤パプリカ♥

赤パプリカはどんな方法で用意されたとしても、ここでご紹介するレシピほどおいしいものはありません。本当にそうなんです。私はこれをこしらえるときは、いつも分量を2倍にします。赤パプリカを2倍使うときは、ハーブの分量も2倍にします

材料（2人分）:

●赤パプリカ（大）…2個
●赤ワインビネガー、またはバルサミコ酢…大さじ1
●ニンニク…小さじ1/2強（みじん切り）
●バジル（乾燥）…小さじ1/3
●タイム（乾燥）…小さじ1/3
●ローズマリー（乾燥）…小さじ1/3
●マジョラム（乾燥）…小さじ1/3
●オレガノ（乾燥）…小さじ1/3

作り方:

❶オーブンを直火にする。ベーキングシート（213ページ【注6】）を敷いた天板にパプリカをのせ、両面を黒くなるまで焼く。水道の水を流しながら、パプリカの皮をむく。残りの材料とパプリカを混ぜ合わせ、30分以上漬け込む。

<アン夫人のメモ>

このまま食べても、トーストにのせても、あるいはサラダにしても絶品です。パプリカを焼いたときに出る汁はとっておき、サラダドレッシングを作るときに使うと、オイルを加えるような感じになります。パプリカの汁をとるには、パプリカの粗熱をとったら、皮をむく前に竹串などで皮に穴をあけ、ボウルにとるのが一番簡単です。

79. かんたん・ホクホク栗カボチャ♥◆

カボチャはおいしくてお腹をいっぱいに満たしてくれ、用意するのも簡単です。カボチャにはいろいろな種類がありますが、日本で最も多く出回っているのは、皮が濃緑色で、身はホクホクして甘い西洋カボチャです。

日本の一般的な食べ方は「カボチャの煮つけ」ですが、もっとずっと簡単でヘルシーな、しかもすばらしくおいしい食べ方は、蒸し焼きです。砂糖や醤油、油を使いませんから、心臓や血管に優しいレシピです。

材料（2人分）:

●カボチャ…1/2個（4～5cm角に切る）

作り方:

❶多重層鍋を中火にかけて空焚きし、水少々を垂らしたときに玉になって広がるまで熱する。
❷火をごく弱火にしてカボチャの皮を下にして①の鍋に並べる。カボチャは重なってもかまわない。
❸カボチャがやわらかくなるまで、およそ25～30分蒸し焼きにすればできあがり。

80.お祝いの日のご馳走カボチャ♥

ホクホクした栗カボチャをメープルシロップでお料理すると、お祝いの日の特別なご馳走になります。

材料（6～8人分）：

●カボチャ…1個

●メープルシロップ…小さじ1～2

作り方：

❶オーブンを180度に温めておく。

❷カボチャを半分に割り、種をとり除いて、約2.5cm深さに水を張った天板に切り口を下にして置き、約45分焼く（カボチャをそのまま焼いてから、半分に割って種をとり除いてもよい）。

❸カボチャがやわらかくなったらオーブンからとり出す。天板に切り口を上にして置き、メープルシロップ小さじ1～2をかけてオーブンに戻し、メープルシロップが泡立ちカボチャに焦げ目がつき始めるまで、5～10分ほど焼く。

バリエーション：

くり抜いたカボチャにタヒニ抜きのフムス（267ページ）を塗り、冷凍グリーンピース、またはパール・オニオン【注】を詰めて、①と同様にオーブンで焼く。

【注】真珠のような光沢のある小さな白玉ネギ。カクテルの入ったグラスに沈めたりするのに用いられるほか、普通の玉ねぎよりも辛味が少ないため、料理にも用いられます。

81.焼きズッキーニ♥

材料（2～4人分）：

●ズッキーニ…中2個

●減塩たまり醤油…少々

●ガーリックパウダー…少々

●オニオンパウダー…少々

●コショウ…少々

作り方：

❶ズッキーニの端を切り落とし、縦長に4～6枚ぐらいに切る。

❷テフロン加工のフライパンに醤油を数滴ふりかけ、ズッキーニを並べて軽くこすり、両面に醤油がつくようにする。

❸中火で5分ほど焼き、丁寧に裏返す。フライパンに水分が必要なら、水か醤油を数滴加える。

❹焼き面にガーリックパウダー、オニオンパウダー、コショウを振り、両面に焦げ目がつくまでさらに5分ほど焼く。

こうするとズッキーニがとてもおいしいので、簡単にたくさん食べることができます。

82.カボチャとコーンのキャセロール♥

このおいしいコンビネーションは、『Taste for Living Cookbook』(生命力を与えてくれるクックブックの味わい)からとったものです。

フレッシュコーンを使うのがこの料理をおいしく作るコツですが、冷凍コーンを使っても大丈夫です。

材料(6人分):

●カボチャ(中)…1個
●コーン(缶詰/425g入り)…1缶
●コーン(生)…4本(蒸して粒をこそげとる)、または冷凍コーン…450g
●無塩のシーズニング…小さじ1(「ミセスダッシュガーリック&ハーブ調味料ブレンド無塩」【注】など)
●コリアンダーの葉、またはパセリ…適量
【注】ネット通販が扱っています。

作り方:

❶オーブンを180度に温めておく。
❷包丁の先端でいくつか切り口をつけたカボチャを天板にのせ、1時間30分ほどオーブンで焼く。30分ほどおいて冷ます。(前日に焼いておいてもよい)
❸②を半分に割り、種をとり除いて果肉をミキサーに入れる。
❹缶詰のコーンの水気を切って洗い、③のカボチャとともにミキサーにかけてクリーム状にする。
❺④をキャセロール皿に移し、フレッシュコーンとシーズニングを加えて混ぜ、蓋をする(なければアルミ箔で覆う)。
❻⑤を火が通るまで30分ほど焼く。コリアンダーの葉かパセリを飾る。「しいたけの照り焼き」(343ページ)、蒸したサヤインゲン、そしてサラダを添えて食卓へ。

83.カボチャとアズキとサラダホウレンソウのごちそう♥◆

材料(2~3人分):

●カボチャ…1/2個
●アズキの水煮…2カップ(昆布と一緒に煮ておくか、無塩・無糖の缶詰か真空パック。「豆の煮方」は245ページ参照)
●サラダホウレンソウ(ベビーホウレンソウ/または一口大に切った普通のホウレンソウ)…100g

【作り方】

❶カボチャは調味料不要でおいしい「かんたん・ホクホク栗カボチャ(288ページ)」の要領で用意する。
❷①をとり出し、皮の焦げたところを除いて、別の鍋に移す。
❸アズキを②に加え、ゴムベラで混ぜながら中火で温めます。焦げつくようでしたら、アズキのゆで汁を少量加えます。カボチャは多少崩れてもかまいません。
❹③にホウレンソウを加えて混ぜ、火を止めて蓋をし、ホウレンソウがしんなりするまで余熱で温めればできあがり。

84. 焼き芋♥

サツマイモは焼くととてもおいしくなります。皮をこすってよく洗い、天板にのせ、200度のオーブンで1時間、あるいはやわらかくなるまで焼きます。そのままでおいしいです。食べられる量よりたくさん焼いておきます。冷めても、おやつとしておいしく楽しめますし、スープやキャセロールにも使えます。

バリエーション：

1. 「サツマイモ・フライ」…サツマイモを薄切りか、千切りにし、ベーキングシート（213ページ【注6】）を敷いた天板に敷き詰め、200度に温めたオーブンで25分焼き、裏返して好みの焼き具合になるまでさらに25分ほど焼く。
2. 「ジンジャー風味のサツマイモ」…サツマイモ大2個か、中3個を200度に温めたオーブンで、やわらかくなるまで1〜1時間30分焼き、皮をむいて潰す。おろしショウガ小さじ1、ライム汁大さじ1、カレー粉小さじ1/2を加える。
3. 「サツマイモとブラックビーンズのマンゴーデライト」…焼いたサツマイモを半分に割り（切り口が長い面になるように）、汁を捨てて水洗いした缶詰のブラックビーンズ（黒インゲン豆）、角切りにしたマンゴー（多めに）、コリアンダーの葉、サルサをのせる。

85. スイスチャード（フダンソウ）のお浸し♥

スイスチャード（フダンソウ）になじみがない人は、その味を知りません。ホウレンソウに似ていておいしいです。私は食料品を買いにいくと、必ずスイスチャード、ケール、そして葉つきのビーツを買うようにしています。

材料（2人分）：

●スイスチャード…2束（約500g。なければホウレンソウで代用可能）
●レモン汁…1個分

作り方：

❶スイスチャードの茎と硬い芯をとり除く。よく洗って、細切りにする。
❷熱湯に①を入れ少しやわらかくなるまで、5分ほど入れておく。そのまま、またはレモン汁、あるいは「スイートコーンソース」（271ページ）、あるいは「とびきりおいしいクルミソース」（274ページ）（現在心臓病ではなく、ナッツを食べても大丈夫な人の場合）をかけて食べる。

86.玉ネギのオーブン焼き♥

この特別な甘いご馳走は、ただ、玉ネギの皮をむき、厚切りにしてベーキングシート（213ページ【注6】）を敷いた天板の上にのせ、200度に温めたオーブンで20分ほど、ほんのりキツネ色になるまで焼くだけです。

パスタやベークドポテトの上にのせたり、ほかの野菜と混ぜたり、カボチャのスタッフィングにしたり、あるいはそのまま食べてもおいしいです。生のニンニクをスライスし、この玉ネギと一緒に焼くと、さらにおいしくなります。あるいは次のようなバリエーションもあります。

バリエーション

材料：（2～4人分）

●甘い玉ネギ（新玉ネギか赤玉ネギ、小玉ネギでも可）…2個（皮をむいて半分に縦切り）
●バルサミコ酢…少々
●減塩たまり醤油…少々（なくても可）

作り方：

❶オーブンを150度に温めておく。
❷キャセロール皿に玉ネギを入れ、バルサミコ酢と減塩たまり醤油（お好みで）を振りかける。
❸蓋をして数時間焼く。もし時間があれば、オーブンを120度にセットし、午後いっぱいかけて焼くと、もっとおいしくなります。いい匂いの食卓になります。玉ネギは、時間をかけて焼くほど甘みが増します。そのまま、または玄米ご飯かベークドポテトの上にのせていただきます。

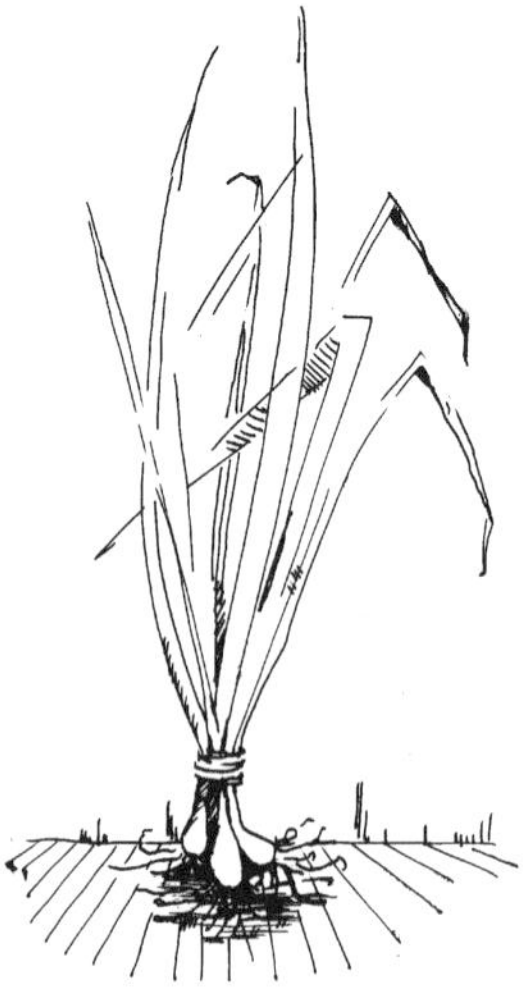

第20章　濃くておいしいスープ

私たちはスープが大好きです。特に寒い季節のお気に入り料理です。スープの決め手はおいしいスープストックです。アメリカでは最近、パック入りのおいしいベジタブルスープストック（液体）がありますが、日本では一部の通販が扱っているもののかなり高額なので、顆粒かキューブタイプ、あるいはペースト状のベジタブルブイヨンで代用してください。選ぶときにいくら繰り返してもしすぎることがないルールは、「成分表示をよく読むこと」です。無塩か低塩で、できればノンオイルのものが理想です（詳細は【パントリー：そろえておくと便利な食材】の「スープ類」の項目／416ページを参照してください）。

乾燥の野菜スープミックスに用いられている野菜は、油やたくさんの塩が含まれていることが多く、ペースト状のものにはたいてい油が含まれていますので、自分で作るのが一番です（レシピ後述）。

なお日本のみなさんにとっては、究極のスープは野菜たっぷりのお味噌汁です。これは具だくさんのため、汁を飲むというよりも、豊富な野菜の具を食べるというものです。汁が主流で具の少ないお味噌汁の概念にとらわれている人は、パラダイムシフト（考え方や価値観を180度変えること）が求められますが、体をさまざまな病気から守ってくれる抗酸化栄養やファイトケミカルが豊富な多種多様な野菜を、無理なくたくさん食べることができるすばらしい方法です。

お味噌汁は減塩味噌を使い、1杯分の塩分が1g以上にならないよう気をつけてください。薄味を心がけても、何杯もお代わりすると塩分のとりすぎとなり、心臓病のリスクを高めてしまいます。

ホームメード・ベジタブルスープストックの作り方：

ノンオイルで無塩のベジタブルストックが欲しい人は、自分で作るのが一番です。レシピは次の3通りあります。

1. 豆をゆでるとき、水を多めにし、玉ネギ、セロリ、ニンジンの葉の部分、ニンニク、リーキ（長ネギで代用可能）、ベイリーフなどを加えて煮込む。豆の煮汁をとっておき、冷凍庫または冷蔵庫に保存して、必要なときにスープストックとして利用する。
2. 玉ネギ、ニンジン、セロリ、ニンニク、リーキなどを厚手のロースト用の天板にのせ、230度のオーブンで1時間焼く。ローストした野菜を8カップの水とともに鍋に入れて強火にかけ、沸騰したらとろ火で1時間煮込む。金網で野菜を濾せば、おいしいベジタブルスープストックができあがる。このストックは、スープから野菜を炒めることまで、どんな料理に使ってもいい味を出すことができる。
3. 最も簡単な方法は、蒸した野菜の水をとっておき、これをスープやソースに使う。

スープにはできるだけたくさんの緑葉野菜でいっぱいにするようにします。一番好きなものを使ってください。コリアンダーの葉が好きでなければ、パセリやローズマリー、あるいはミントなどを使います。

少量のケールをゆで、色を鮮やかに保っておくために、スープの仕上げの段階で加えます。あるいはホウレンソウでもいいでしょう。ホウレンソウはすぐにしんなりするため、食べる直前に加えます。

これからご紹介するのは、私たちがエンジョイしているレシピのいくつかです。

【訳・監修者補足】昆布と干ししいたけのだし汁は、究極のベジタブルスープストック

昆布と干ししいたけでとった和風だしは、最高のベジタブルスープストックになります。昆布と干ししいたけ（軸ごと）は水に浸して冷蔵庫で２日かけて戻し、汁ごと鍋に入れて弱火にかけ、沸騰させればできあがりです。お味噌汁や和風の野菜の煮物に使います。しいたけや昆布はお料理に使います。なお、しいたけの軸の部分は固いので、食べられませんが、よいだしが出ますので、戻すときは軸ごと戻します。

週に何回かお味噌汁や和風の煮物を作るのであれば、蓋つきのガラス瓶に昆布と干ししいたけと水を入れ、常時冷蔵庫に保存しておくと重宝します。

時間がないときは、市販の「和風だし」（オーガニック・無添加の昆布と椎茸の合わせだし）が便利です。詳細は【パントリー：そろえておくと便利な食材】（417ページ）をご覧ください。

洋風のスープストックにする場合は、冷蔵庫で戻した昆布と干ししいたけを戻し汁ごと鍋に入れ、野菜の切りくず、野菜の皮、野菜を蒸し煮にしたときに出る汁（いずれも調理するたびに出るものを冷蔵庫、または冷凍庫で保存しておく）、好みのスパイスやハーブと一緒に煮込みます。冷蔵庫に保存しておくと重宝します。

洋風のスープストックも、時間がないときは、市販のベジタブルブイヨンを利用するといいでしょう。

なお、今日市販の干ししいたけのほとんどは天日干しではなく、機械乾燥なので、買ってきたらまず裏を上にして1時間ほど日光浴をさせてから保存しておくことをおすすめします。しいたけに含まれているエリゴステロール(ビタミンＤの前駆物質)をビタミンＤに変えるのに役立つのです。ビタミンD含有量が、日に当てる前の10倍にもなると言います。

最後に、「プラントベースのだし汁では、お味噌汁の味が物足りない」と思う人にひと言。お味噌汁を毎日ではなく、たまにするのであれば、鰹節や煮干を使っても、心臓にそれほど大きなダメージはありません。

それよりもたくさんのプラントベースの食事をエンジョイする中で、時々鰹節や煮干でだしを利かせたおいしいお味噌汁の一品があることで、「好きなものをすべて奪われている」といった気持ちを回避できるという人も少なくありません。こうすれば途中で挫折して元の食生活に戻ってしまうようなことにはならないでしょう。

87.オレンジ色のおいしい野菜スープ♥

このスープはすばらしくボリュームがあり、ランチやディナーとして、お腹を満たしてくれます。朝食として食べても、満たされます。ホールウィートのパンを添えて出しましょう。そうすればすばらしいご馳走です。たくさん作って冷凍しておくと便利です。

材料（8～10人分）：

- 昆布…15cm
- 水…8カップ
- カボチャ（大）…1個
- サツマイモ（中）…2本
- 玉ネギ（大）…1個（約1カップ。刻む）
- ニンジン（小）…3本（小さな角切り）
- セロリ…3本（小さめの角切り）
- ニンニク…6かけ（みじん切り）
- 赤レンズ豆…2カップ
- ローズマリー（乾燥）…小さじ1
- レッドペッパーフレーク（クラッシュペッパー／粗挽き赤唐辛子フレーク）…小さじ1/4
- ホウレンソウ、または刻んだケール…3～4つかみ（好みで増やす）
- ズッキーニ…3本（小さな角切り）
- 赤パプリカ（大）…（約1カップ。小さな角切り）またはミニパプリカ2～3個…1個
- コリアンダーの葉…1束（刻む）
- 青ネギ（葉の直径が7～10mmのもの）…3本（細めなら4～5本。小口切り）

作り方：

❶昆布を分量の水に一晩浸しておく。

❷オーブンを180度に温めておく。

❸カボチャとサツマイモがやわらかくなるまで、1時間ほど焼く。少し冷めたら、カボチャは2つに切って種をとり出し、角切りにし、サツマイモは皮をむき、角切りにする。

❹大きめの鍋を中火にかけて、玉ネギ、ニンジン、セロリ、ニンニクを、玉ネギとニンジンがやわらかくなり始めるまで炒める。焦げつきそうなら、水（分量外）を少し加える。（時間を節約するために、炒めるのを省略して⑤に進んでもよい）。

❺赤レンズ豆、①の昆布を浸しておいた水（昆布ごと）、ローズマリー、クラッシュペッパーを④に加えて強火にし、沸騰したら弱火にして、レンズ豆が崩れるぐらいにやわらかくなるまで20分ほど蓋をして煮込む。

❻カボチャとサツマイモを⑤に加え、潰す。さらに10分ほど煮続ける。

❼ホウレンソウ（またはケールか小松菜）を加え、ホウレンソウがしんなりするまで混ぜる（ケールは、ホウレンソウより煮えるまで時間がかかる）。

❽テフロン加工のフライパンを強火にかけて、ズッキーニに焼き色がつき始めるまで炒める。赤パプリカを加えて1～2分炒める。食べる数分前に炒めたズッキーニとパプリカを⑦の鍋に加える。（急いでいる場合は、炒めないで直接⑥に加える）

❾食べるときに、コリアンダーの葉と青ネギを加える。

88. ビーツの冷製スープ♥

これもCSA（251ページ）から教わったレシピです。すばらしい栄養価のあるビーツの葉を無駄にしないように気をつけてください。蒸すか蒸気炒めにし、レモン汁、または「スイートコーンソース」（271ページ）をかけるとおいしいです。

材料（3～4人分）：

- ビーツ…2束（生ビーツが手に入らなければ、水煮缶で代用可能。425g入り2缶）
- みかんジュースかオレンジジュース（あるいはみかんかオレンジの絞り汁）…1/2～1カップ
- レモンの皮…1個分（すりおろす。オーガニックでないものは229ページの洗い方参照）
- レモン汁…大さじ2～3
- ミントの葉…6枚（お好みで）
- コショウ…適宜

作り方：

❶ビーツがやわらかくなるまで40分以上ゆでる（缶詰のビーツを使う場合は不要）。

❷ビーツの皮をむき（缶詰の場合は不要）、オレンジジュース、レモン汁、レモンの皮、ミント、コショウとともにフードプロセッサーにかける。味をみて必要であればさらにみかんジュースかオレンジジュース、またはレモン汁を加えて冷やしておく。

❸ミントの葉をスープの上に添えてできあがり。

89. ブロッコリースープ白味噌仕立て♥

材料（6人分）：

- 玉ネギ（大）…2個（約2カップ。刻む）
- ニンニク…4かけ（刻む）
- ブロッコリー…12カップ（5～6cmの角切り）
- ベジタブルストック（267ページ【注】）…4カップ
- 減塩白味噌…適宜
- コショウ…適宜

作り方：

❶玉ネギ、ブロッコリー、ベジタブルストックを鍋に入れ、強火で沸騰させる。火を弱火にして蓋をし、ブロッコリーがやわらかくなるまで10～15分ほど煮込む。

❷鮮やかな緑色のクリーム状になるまで何回かに分けてミキサーにかけるか、ハンドブレンダーで、鍋の中身を直接滑らかにする。

❸味噌とコショウで味を調えればできあがり。

バリエーション：

食べる前に、数つかみのホウレンソウか、刻んだ赤パプリカと冷凍コーンを色よく加えると、より栄養たっぷりのスープになる。

90.最高のブラックビーンスープ♥

3日間連続でブラックビーンスープを作ったことがあります。ここでご紹介するのはそれらの3つのスープのコンビネーションです。でも元々のアイディアは『Moosewood Cookbook』（ムースウッド・クックブック／アメリカで有名なベジタリアン・クックブックの1つ）からとりました。

材料（7～9人分）：

- ●ブラックビーンズ（黒インゲン豆／乾燥）…2カップ、または水煮缶（425g入り）…3缶（汁を捨てて水洗いする／自分でゆでたものを使う場合は780g）
- ●水、またはベジタブルストック（267ページ【注】）…4カップ（自分でゆでた豆を使う場合は、豆の煮汁を使ってもよい）
- ●玉ネギ（大）…1個（約1カップ。刻む）
- ●ニンニク（中）…10かけ（みじん切り）
- ●クミン（粉末）…小さじ2
- ●ニンジン（小）…2本（角切り）
- ●チンゲンサイ…1カップ（ザク切り）
- ●ピーマン…1カップ（刻む）
- ●みかんジュースかオレンジジュース（あるいはみかんかオレンジの絞り汁）…1& 1/2カップ
- ●トマト（中）…2個（約2カップ。角切り）
- ●サツマイモ（中）…1個（約1カップ。蒸して角切りにする。皮はむかなくてよい）
- ●黒コショウ（なくても可）
- ●カイエンペッパー…少々
- ●青ネギ…適宜（刻む）
- ●コリアンダーの葉…たっぷり！
- ●サルサ（416ページ、または「手作りサルサ」270ページ）…適宜

作り方：

❶ブラックビーンズ（黒インゲン豆／乾燥）を一晩、少なくとも4時間以上たっぷりの水に浸しておく。ふやかした豆を4カップの水、またはベジタブルストックと一緒に厚手の鍋に入れて強火にかけ、沸騰したら蓋をして豆がやわらかくなるまで弱火で1時間15分ほど煮る。（缶詰を使う場合は、次の②の段階から始める）

❷玉ネギ、ニンニク半分、クミン、ニンジンを中華鍋に入れ、少量の水かベジタブルストックを加えて炒める。チンゲンサイ、残りのニンニク、ピーマンを加える。野菜がやわらかくなるまでさらに10～15分ほど炒める。

❸②をみかんジュースかオレンジジュース、トマト、サツマイモと一緒に①の鍋に加え、黒コショウ、カイエンペッパーで味を調節する。

❹全部、または半量のスープをミキサーかフードプロセッサーにかけ、①の鍋に戻す。

❺弱火で10～15分ほどに煮込む。スープに青ネギ、コリアンダーの葉、サルサを添えてできあがり。サルサが味を引き立ててくれます！　残りは冷凍します。

91.ブライアンの大麦のスープ味噌仕立て♥

これは娘婿ブライアンのレシピです。私たちのお気に入りです。

材料（10人分）：

●水…6カップ
●もち麦（304ページ）…1&1/2カップ
●玉ネギ（大）…1個（約1カップ。刻む）
●セロリ…2本（刻む）
●マッシュルーム（生しいたけ、舞茸、しめじでも可）…約230g（刻む）
●赤パプリカ（大）…2個（約2カップ。種をとって刻む）
●ズッキーニ…2本（刻む。キュウリで代用可能）
●サツマイモ（中）…1本（角切り。好みで皮をむく）
●赤ジャガイモ（レッドムーンなど／中）…4個（角切り）
●小松菜、またはナバナ、ケール、タカナ、ターサイなど…1束（筋をとり除いて刻む）
●酒またはシェリー酒…大さじ2（なくても可）
●ガーリックパウダー…小さじ1
●ベジタブルストック（267ページ【注】）…4カップ
●減塩白味噌…大さじ2～4
●コショウ…少々

作り方：

❶麦を洗って大鍋に入れ、分量の水にひと晩浸しておく。
❷①を強火にかけ、沸騰したら弱火にして、麦がやわらかくなるまでおよそ30～60分煮る。水切りし、煮汁は捨てずにとっておき、別のレシピで使う。
❸テフロン加工のフライパンに玉ネギを入れ、やわらかくなり始めるまで数分炒める。焦げつくようなら少量の水を加える。セロリ、マッシュルーム、赤パプリカ、ズッキーニを加えさらに数分炒める。
❹サツマイモと赤ジャガイモを蒸すかゆでる。
❺小松菜（またはその代用の緑葉野菜）を蒸すかゆでる。
❻大鍋に②③④⑤とガーリックパウダー、ベジタブルストック3カップを加えて中火にかけ、沸騰したら弱火にして蓋をし、スープが濃くなるまで煮込む。
❼残りの1カップの温かいベジタブルストックに味噌を溶かし、酒と一緒に⑥に混ぜ合わせ、さらにスープが温まるまで数分弱火で煮込んだら、コショウで味を調える。

92. ガスパチョ♥

「サラダ・スープ」を意味するガスパチョは、暑いときに一番リフレッシュしてくれる夏のご馳走です。

材料 (4 人分):

- ●トマト（中）…3 個（約 450 ～ 600g）
- ●キュウリ…1 本
- ●パプリカ（色は自由）…1/2 個（種をとり除く）、またはミニパプリカ…1個
- ●セロリ…大 1 本
- ●ハラペーニョ、または青唐辛子（大）…1/2 本（種をとり除く）、あるいはタバスコ適宜
- ●玉ネギ（小）…1/2 個
- ●ニンニク…2かけ
- ●ダイストマト（缶詰／ 411g ／無塩）…1 缶（無塩のホールトマトをカットしてもよい）
- ●パセリ、またはコリアンダーの葉…1/2 カップ（みじん切り）
- ●バルサミコ酢…大さじ 2 ～ 3
- ●ライム…1 個（ジュースを絞り、皮は少なくとも大さじ 1 すりおろす／オーガニックでないものは 229 ページの洗い方を参照）
- ●コショウ…適宜
- ●青ネギまたは、アサツキ…適宜（小口切り）

作り方：

❶はじめの 4 種類の材料を別々に角切りにする（フードプロセッサーにかけてもよい）。ハラペーニョ（または青唐辛子、あるいはタバスコ）、玉ネギ、ニンニクは、一緒にみじん切りにするか、フードプロセッサーにかける。

❷大きなボウルに①を入れ、トマトの缶詰、コリアンダーの葉、酢、ライムジュースと皮、コショウを混ぜ合わせる。冷やして食べる直前に、青ネギかアサツキを散らす。

<アン夫人のメモ>

ここで使用していない野菜、例えばスライスしたマッシュルームを少量のベジタブルストックかワインで軽く炒めたもの、瓶詰のパルミット（「ハート・オブ・パーム」と呼ばれる椰子の新芽）を水切りして刻んだもの、軽く炒めたズッキーニ、あるいはチンゲンサイかターサイ、千切りニンジン、ルッコラなどを刻んだものなどを②に加えてもよいでしょう。自分の想像力を働かせてみてください。

93. ギリシャ風レンズ豆のスープ♥

このレシピは、患者の一人ビル・コリスの妻コニーが、次のようなメモをつけて送ってくれました。

「夫ビルのお気に入りの最初のレシピをご紹介します。オリーブオイルや塩は使っていませんが、とてもギリシャ風のスープです。

2歳になる私たちの孫娘に、私の食べているボウルからこのスープを何口か食べさせてみたところ、もっと欲しがって手を伸ばしてきました。そこで私はすぐ、分け与えるのを止めたほどです。作り始めから、終わりまでに30分しかかかりません」

材料（6人分）：

- ●茶色のレンズ豆（乾燥）…460g
- ●水…6カップ
- ●玉ネギ（大）…2個（約2カップ。刻む）、または冷凍刻み玉ネギ…1袋（340 g）
- ●ニンニク…5～6かけ（みじん切り）
- ●トマトソース、またはパスタソース（ノンオイル／瓶詰かパック詰 415 ページ）…411 g
- ●コショウとオレガノ（乾燥）…多めに
- ●シェリー酒…大さじ3
- ●デーツシュガーか黒砂糖、甜菜糖をミルサーにかけてきめ細やかな粉末状にしたもの、あるいはデーツペースト（226 ページ）…大さじ1（マジョールデーツ1粒で代用可能。なくても可）

作り方：

❶レンズ豆と多めの水（分量外）を鍋に入れて強火にかける。沸騰したら、ゆで汁を捨てて豆をよく洗い、水切りする。沸騰するまでの段階で、豆がやわらかくなりすぎないように注意する。

❷レンズ豆、水6カップ、玉ネギ、ニンニク、トマトソース、コショウ、オレガノを鍋に混ぜ合わせ、強火で沸騰させる。

❸弱火にして蓋をし、スープが濃くなるまで10分ほど煮込む。
好みでシェリー酒とデーツシュガー（黒砂糖、甜菜糖、デーツペースト。なくても可）を加え、さらに20分ほど煮る。

94. マラケッシュ風赤レンズ豆のスープ♥

ある日のこと、自称ヴィーガン暦30年というすごい男性が、息子のリップが勤務するテキサス州オースティンの消防署に突然やって来ました。「料理人として、またカウンセラーとしての才能がある、元旅するホームレスだ」と彼は自己紹介し、リップにこのレシピをくれたといいます。

この人はこの料理をヴィーガンのクックブックからとったということでしたが、私はこの人の話のおかげで、そのクックブックから彼がとり入れたもの以上のものを学びました。

どういうことかというと、この人がリップにした次の話が最もよく表現しています。

「この一品でモロッコの香りを完全に運んでくれる食事になります。このスープを食べると、モロッコのテントの中で刺繍を施したクッションの上に横たわって、スパイスの芳香で満たされた暖かい微風が、あなたの周りにある薄手のカーテンを波立たせているところが想像できるでしょう。近くには色鮮やかな花が咲いていて、温かくてリラックスした感じがしてきます」

この料理はキッチンをいい匂いにしてくれ、味も抜群です。

材料（6人分）：

- 玉ネギ（大）…1個
- セロリ…4本（刻む）
- 水または、ベジタブルストック（267ページ【注】）…適宜
- ベイリーフ…1枚
- ジンジャーパウダー（しょうが粉末）…小さじ1/2
- シナモン（粉末）…小さじ1/2
- ターメリック（粉末）…小さじ1/2
- ベジタブルストック（267ページ【注】）…6カップ
- プラムトマト【注】…4カップ（刻む。なければどんなトマトでも可）
- 赤レンズ豆（乾燥）…1カップ
- ヒヨコ豆（水煮缶／425g入り）…1缶（汁を捨て水洗いする／自分でゆでたものを使う場合は260g）
- レモン汁…大さじ2
- コリアンダーの葉…1束（刻む）

【注】中玉のトマトで、加熱調理することでさらにおいしさが増すタイプ。原産は南アメリカのアンデス山脈高原地帯（ペルー、エクアドル）。今では世界各地で作られている。大きさはミニトマトとミディの中間程で1個30～40g。形は綺麗な卵型をしています。ミニトマトを大きくしたような果肉とゼリー質で、味も程よい甘味があり、酸味は穏やかで、ミニトマトに近い感じです。日本ではほとんど見かけないと思います。代わりにプラム型ミニトマト、あるいはどんなトマトでも代用できます。酸味が強いようでしたら、煮込むときにデーツ、またはメープルシロップなどを少量加えると酸味がマイルドになります。

次ページへ

94. つづき

作り方：

❶大きめの鍋に玉ネギとセロリ、水かベジタブルストック少量（分量外）を入れ、中強火で炒める。

❷ベイリーフ、ショウガ、シナモン、ターメリック、ベジタブルストック、トマト、レンズ豆、ヒヨコ豆を加える。

❸沸騰させ、弱火にして蓋をし、レンズ豆がやわらかくなるまで 45 分ほど煮込む。時々混ぜる。

❹食べる直前にコリアンダーの葉とレモン汁を加える。

95. アントニア・ディマス博士のカラフルなレンズ豆のスープ♥

材料（6 人分）：

- 玉ネギ（中）…1 個（刻む）
- ニンニク…3 かけ（みじん切り）
- 赤パプリカ（大）…1個、あるいは赤ミニパプリカかピーマン…2〜3個
- クラッシュトマト、またはダイストマト（缶詰／340 g／無塩）…約 2 カップ
- レンズ豆（乾燥）…2 カップ（好みの色）
- ニンジン（小）…3 本（薄切り）
- セロリ…2本（刻む）
- イタリアンパセリかコリアンダーの葉…1/2 カップ
- レッドペッパーフレーク…小さじ 1/8
- 水…4 カップ
- 減塩たまり醤油、または減塩醤油（なくても可）…適宜（なくても可。ベジタブルブイヨンを使う場合は加減する）
- サラダホウレンソウ（ベビーホウレンソウ）…たっぷり

作り方：

❶テフロン加工の鍋に玉ネギと少量の水を加えて中強火にかけ、玉ネギがやわらかくなるまで炒め、ニンニク、パプリカ（ピーマン）、ニンジン、セロリ、トマトを加えてさらに数分炒める。

❷①に残りの材料を加え、沸騰したら弱火にして蓋をし、野菜がやわらかくなるまで 30 分ほど煮込む。

<アン夫人のメモ>

これはおいしい料理です。そして赤レンズ豆を選ぶとカラフルです（どんな色のレンズ豆を使っても味に変わりはありませんが）。緑の野菜を多く加えれば加えるほど、スープはヘルシーになります（サラダホウレンソウはすぐに煮えてカサが減りますので、気前よくたっぷり使ってください）。

圧力鍋を持っていたら、玉ネギを最初にキツネ色に炒め、そこへ残りの材料を入れ、5 分強火で煮ればできあがりです。おいしいメインコースにするには、このレンズ豆のスープを玄米ご飯の上からかけ、その周りにホウレンソウをあしらいます。

96. きのこ三種ともち麦のスープ♥

ポルチーニ・マッシュルーム【注】がこのスープにおいしい風味をつけてくれます。健康食品の店が扱っているもち麦は最も栄養を多く含み、最小限の精製しかされていない大麦です。炊けるのにおよそ1時間かかりますが、一晩水に浸しておくと、もっと早く炊けます。精白丸麦（ハトムギ）のほうが広く出回っていますが、精製度が高いです。とは言え、栄養は豊富です。炊くのに30～40分かかります。

【注】料理に使うきのこの中では世界一おいしいといわれるイタリア産のきのこ。ネット通販が扱っていますが、日本の干ししいたけで代用可能です。

材料（5～6人分）：

- 乾燥ポルチーニ…14g（干ししいたけで代用可）
- 黄玉ネギ（大）…1/2個（約1/2カップ。刻む）
- ニンジン（小）…1/2本（小さめの角切り）
- セロリ…1/2本（刻む）
- マッシュルーム（生しいたけ、舞茸、しめじでも可）…170g（薄切り）
- 生しいたけ（大）…3個（100g。茎をとり除いて千切り／日本のみなさんには「舞茸」または「しめじ」1パック、あるいはその組み合わせで約100gがおすすめ）
- ベジタブルストック（267ページ【注】）…6カップ
- ポルチーニ（または干ししいたけ）の戻し汁
- もち麦、または精白丸麦（ハトムギ）…1カップ
- ベイリーフ…1/2枚
- バルサミコ酢…大さじ2（好みで加減）
- コショウ…適宜
- パセリまたは、コリアンダーの葉…適宜（刻む）
- サラダホウレンソウ（ベビーホウレンソウ）…2つかみ以上（多ければ多いほどよい）

作り方：

❶ポルチーニをぬるま湯に30分ほど浸してやわらかくする（日本の干ししいたけを使う場合は、しいたけがかぶる程度の水に浸し、冷蔵庫で一晩かけて戻す）。水切りして刻む。戻し汁はとっておく。

❷スープ鍋に玉ネギを入れやわらかくなるまで、少量のベジタブルストックか水を加えて炒める。ニンジン、セロリ、きのこ類の全部を加え、マッシュルームと生しいたけがやわらかくなるまでさらに炒め煮にする。

❸ベジタブルストック、麦、ベイリーフ、ポルチーニ（干ししいたけ）の戻し汁を加える。沸騰させたら弱火にし、蓋をして1時間ほど煮込む。必要なら、さらに水または、ベジタブルストックを足す。

❹酢とコショウで味を調える。食べる直前に、パセリかコリアンダーの葉とホウレンソウを加える。

<訳・監修者メモ>

きのこは記載されている分量以上使ったほうが、スープのうまみがずっと濃厚でおいしくなります。

97.スパイシーポテトスープ♥

材料（8 人分）：

●玉ネギ（大）…1 個（約 1 カップ。角切り）
●ニンニク…4 かけ（潰す）
●ベイリーフ…2枚
●ニンジン（小）…1 本（薄切り）
●セロリ…2 本（1/2 カップ。角切り）
●赤か黄色のパプリカ（大）…1 個（種をとり除いて角切り）
●赤ジャガイモ、またはサツマイモと半々（小～中）…10 ～ 12 個（皮をむいて 2cm の角切り）
●水…8 カップ
●黒コショウ…小さじ 1
●ローズマリー（乾燥）…小さじ 1
●レッドペッパーフレーク（赤唐辛子フレーク）…小さじ 1/4 ～ 1/2
●ホウレンソウ、またはケール（小松菜、ナバナなど）…できるだけたくさん
●青ネギ…適宜（小口切り）
●コリアンダーの葉…適宜（刻む）
●減塩たまり醤油または減塩醤油…適宜（なくても可）

作り方：

❶スープ鍋を強火にかけ、玉ネギ、ニンニク、ベイリーフ、ニンジン、セロリ、パプリカと少量の水（分量外）を入れ、野菜がやわらかくなるまで、5 分ほど炒める。焦げつかないように、必要なら少量の水を時々加える。
❷ジャガイモと水を加えて蓋をし、沸騰したら弱火にしてジャガイモがやわらかくなるまで 30 分ほど煮込む。
❸②の中のスープの半量をミキサーにかけて滑らかにし、鍋に戻し、香辛料を加えてさらに 15 分ほど煮込む（鍋に直接スティックミキサーを使ってもよい）。
❹ホウレンソウまたは、ケールをたっぷり加え、しんなりするまでさらに煮込む（ケールは煮えるまでに、ホウレンソウより時間がかかる）。
❺青ネギと（または）コリアンダーの葉をスープボールの上に散らしてできあがり。減塩たまり醤油で味を調える。

<訳・監修者メモ>

このスープは、材料の水 8 カップにベジタブルブイヨンを加えるとさらにおいしくなります。

98.スプリットピーのスープ♥

これは私のお気に入りの一つです。『Moosewood Cookbook』(ムースウッド・クックブック)からとったものです。朝食でも、お昼でも、また夕食でもおいしいです。私はこのスープの濃いところが好きですが、ただ水を加えるだけで、好きな濃さに調節することができます。すぐに食べると、特にカラフルな色がエンジョイできます。

材料(8〜10人分):

- スプリットピー(皮をむき、乾燥して挽き割りにしたエンドウ豆)…3カップ
- 水…8カップ
- ベイリーフ…1枚
- マスタードパウダー(粉末マスタード)【注】…小さじ1
- 玉ネギ(大)…1個(1カップ。刻む)
- ニンニク(中)…4〜5かけ(潰す)
- セロリ…3本(刻む)
- ニンジン(小)…3本(薄切りか、さいの目切り)
- ジャガイモ(小)…5個(フライドポテトのようなスティック状に切る)
- 黒コショウ…少々
- 赤ワインビネガーまたは、バルサミコ酢…大さじ3〜4
- 完熟トマト(大)…1個(約1カップ。角切り)
- コリアンダーの葉、またはパセリ…たっぷり

【注】「からし」と「マスタード」は別物なので、「マスタードパウダー(粉マスタード)」を使ってください。からしの原料は主にツーンと鼻に抜けるような強い辛みがある「オリエンタルマスタード」の種です。一方「マスタード」は「イエローマスタード」などの粒から作られ、マスタードの種類によって原料が異なります。オリエンタルマスタードと比べて穏やかな辛みで刺激が少ないのが特徴です。

作り方:

❶スプリットピー、水、ベイリーフ、粉末マスタードを鍋に入れて強火にかける。沸騰したら弱火にし、蓋を少しずらした状態で20分ほど煮る。

❷玉ネギ、ニンニク、セロリ、ニンジン、ジャガイモを加える。蓋をしてさらに40分ほど煮込む。時々かき混ぜる。スープが濃すぎるようだったら水を足す。

❸黒コショウと酢で味を調え、スープの上に、トマトとコリアンダーの葉かパセリをのせて食卓へ。トマトとコリアンダーの葉は、スープに混ぜ込んでしまうほうがおいしい。

次ページへ

98. つづき

<アン夫人のメモ>

このスープを急いで作る場合のヒント：圧力鍋を使います。圧力鍋の中で、玉ネギと少量のベジタブルストックか水を加えてキツネ色になるまで炒め、残りの材料を加え、強火で８分煮ます。驚くほどおいしいスープにするには、材料のニンジンまでのすべてを加え、ジャガイモは除くことです。

乾燥のスプリットピーの形がなくなるまでよく煮込んだら、スープの一部をミキサーに移し、冷凍のグリーンピース1袋（約 450g）をゆっくり加えながら攪拌し、クリーム状にして鍋に戻します（スティックミキサーがある場合は、冷凍のグリーンピースを鍋に直接入れ、スティックミキサーでクリーム状にします）。

コショウを加えて味を調え、必要であればさらに水を加えて好みの濃さに調節すればできあがりです。残りは冷凍します。

99. カボチャとレンズ豆のスープ♥

このレシピは、私の親友が送ってくれたもので、我が家では何年もの間、このレシピを楽しく使っています。

材料（8 ～ 10 人分）：

- ●玉ネギ（大）…１個（約１カップ。刻む）
- ●ニンニク…２～６かけ（さいの目切り）
- ●セロリ…３本（刻む）
- ●ニンジン（小）…３本（刻む）
- ●赤レンズ豆…２カップ
- ●ベジタブルストック（267ページ【注】）、または水…7～８カップ
- ●カボチャのペースト（パンプキンペースト、缶詰またはレトルト／無糖／ネット通販が扱っている）…900ｇ
- ●マジョラム（乾燥）…小さじ 1/4
- ●タイム（乾燥）…小さじ 1/4
- ●タバスコ…多めに

作り方：

❶玉ネギ、ニンニク、セロリ、ニンジン、レンズ豆、ベジタブルストックまたは、水を鍋に入れ、強火で沸騰させる。

❷弱火にして蓋をし、野菜がやわらかくなりレンズ豆が潰れるまで、30 分ほど煮込む。

❸カボチャと香辛料を加えて、よく混ざるまで煮込む。

❹タバスコを好みの量加える。タバスコの味を強調するとおいしくなります。振りかける量を聞くと少し驚くかもしれませんが 15 ～ 20 滴は必要です！恐れないで入れましょう！

100.カラダに安全なスープ♥

エッシー（エセルスティン博士の愛称）のところで働いている研修医のリチャード・クレインは、「安全な食べもの」という言葉をよく耳にするようになったあとで、このレシピを考案しました。エッシーお気に入りのスープの1つです。

材料（8人分）：

- ●ミックスベジタブル（冷凍）…500 g
- ●刻みオクラ（冷凍）…500 g
- ●ライマメ（リママメ。冷凍）…500 g（白インゲン豆、そらまめで代用可）
- ●玉ネギ（特大）…1 個（刻む）
- ●ケール、または小松菜かナバナ（生）…340g（蒸して茎を除き、刻む）
- ●ジャガイモ（男爵）（大）…4個（角切り）
- ●マッシュルーム（生しいたけ、舞茸、しめじでも可）…450 g（薄切り）
- ●水…約4カップ（950ml）
- ●クラッシュトマト（缶詰／ 400 g入り／無塩）…2缶
- ●ノンオイルのトマトソース（瓶詰・パック詰）…800 g
- ●ホールトマト（缶詰／ 450 g入り／無塩）…2 缶（スライス）
- ●オレガノ…適宜
- ●黒コショウ…適宜
- ●レッドペッパー（粉末）…適宜
- ●マジョラム（乾燥）…適宜
- ●ガーリックパウダー…適宜
- ●ベイリーフ…適宜
- ●バジル…適宜
- ●タイム（乾燥）…適宜
- ●シナモン（粉末）…適宜

作り方：

❶すべての材料を鍋に入れて強火にかけ、沸騰したら、弱火にして蓋をし、2 時間ほど煮込む。残りは冷凍する。

101.しいたけ入りサツマイモとレンズ豆のスープ♥

このスープはあまりにもおいしいので、これを初めて作ったとき、エッシーと私はすっかり気に入って、残らず全部食べてしまいました。プラントベースの食事をすることをためらっている人は、これを食べると考え方が変わると思います。

材料（約4~6人分）：

- ●リーキ（ポロネギ）…1本（白い部分だけを使う。小口切り。長ネギ<太く茎の白い部分が長い根深ネギ>3本で代用可能）
- ●ニンニク…6かけ（みじん切り）
- ●生しいたけ…2カップ（約100g。スライス）、または干ししいたけ…4枚（2日かけて冷蔵庫で戻す。使う前にスライスする）
- ●ベジタブルストック（267ページ【注】）…4カップ
- ●水…2カップ
- ●レンズ豆（乾燥）…1&1/2カップ
- ●サツマイモ（中／約180g）…1本（よく洗って角切り、皮付きでOK）
- ●ベイリーフ…1枚
- ●フレッシュバジル…1/4カップ以上（多ければ多いほどよい／切らなくてよい）
- ●コショウ…適宜

作り方：

❶大きめのスープ鍋にリーキ（長ネギ）、ニンニク、しいたけを入れ、水かベジタブルストック（分量外）少々を加えて3～4分ほど、ネギがしんなりするまで中強火で炒める。

❷ベジタブルストック、水、レンズ豆、サツマイモ、ベイリーフを加えて沸騰させる。

❸弱火にして蓋をせずに、レンズ豆とサツマイモがやわらかくなるまで30～40分ほど煮込む。

❹ベイリーフをとり除いて、スープ2カップ分をミキサーにかけるか、スティックミキサーで滑らかにし、バジルとコショウ少々を加えてできあがり。濃いスープなので好みで水を足してもよい。バジルが多ければ多いほど、おいしくなります。

❺そのまま、またはご飯にかけ、サラダを添えて食卓に出す。

102. バジルと野菜入りトマトスープ♥

材料（6人分）：

●玉ネギ（大）…1個（刻む）
●ニンニク…5かけ（みじん切り）
●フレッシュバジル…ぎっしり詰めて1カップ（刻む）
●マッシュルーム（生しいたけ、舞茸、しめじでも可）…230g（薄切り、なくても可）
●ダイストマト（缶詰／400g入り／無塩）…4缶
●水…1/2カップ
●トマトジュース、またはV8低塩野菜ジュース…1&1/2カップ（オーガニック/無塩）
●コショウ…適宜
●冷凍コーンと生ホウレンソウ…（好みで追加）

作り方：

❶コショウ、コーン、ホウレンソウ以外のすべての材料を鍋に入れて沸騰させる。
❷弱火にして蓋をし、1時間半煮込む。
❸最後にコショウで味を調え、冷凍コーンとホウレンソウを好きなだけ混ぜ合わせる。さらに好きな野菜をすべて加えると、すばらしく健康的なスープになる。ご飯やパスタの上にかけてもおいしい。

103. ヴィシソワーズ♥

材料（6人分）：

●ジャガイモ（大）…3カップ（角切り）
●リーキ（白い部分のみ）…3本（2カップ。刻む。または太く白い茎の部分が長い根深ネギか玉ネギで代用可）
●ベジタブルストック（267ページ【注】）…2カップ
●フレッシュバジル…1/4カップ（ゆるく詰めて量った場合）
●コショウ…適宜
●プラントミルク（402ページ）…1カップ
●チャイブ、またはアサツキ…適宜（小口切り）

作り方：

❶ジャガイモ、リーキ（長ネギか玉ネギ）、ベジタブルストック、バジルを鍋に入れて沸騰させる。弱火にして蓋をし、ジャガイモとリーキがやわらかくなるまで20分ほど煮込む。
❷滑らかになるまでミキサーにかけるか、スティックミキサーにかける。ボウルに移して好みのプラントミルクを混ぜ合わせる。熱いうちに出すか、あるいは蓋をして冷やす。食べる前にスープの上にチャイブかアサツキを散らす。

<訳・監修者メモ>

ジャガイモにはいろいろな種類がありますが、できあがりがさらっとしたスープにするなら、男爵を、そして甘みが強いスープにするならメイクイーンがおすすめです。

104. ワイルドライス入り野菜スープ♥

このスープは、最初私の読書グループのホステスが特別に私のために作ってくれたものです。とても気に入ったので、レシピをいただき、早速その日の夜に、私流にアレンジしてこしらえてみました。それ以来私たちは、このスープをエンジョイしています。作るのがとっても簡単で、コリアンダーの葉とホウレンソウを加えると、このスープの中には、これらの緑野菜の生命力あふれる栄養がたっぷり含まれています。

材料（6 人分）:

●ワイルドライス（219 ページの【注 15】／生）…2/3 カップ（水洗いする）
●玉ネギ…1 個
●セロリ…3 本（刻む）
●ニンジン（小）…3 本（2 カップ。千切り）
●マッシュルーム（生しいたけ、舞茸、しめじでも可）…240g（スライス）
●ベジタブルストック（267 ページ【注】）…4 カップ
●水…2 カップ
●コーンスターチ、または片栗粉…大さじ 1&1/2（水大さじ 3 で溶く）
●有機ウスターソース（416 ページ）…大さじ 1
●ホットペッパーソース（タバスコなど）…適宜
●コショウ…適宜
●コリアンダーの葉または、パセリ…適宜(飾り用)
●ホウレンソウ…少なくとも数つかみ

作り方:

❶鍋に玉ネギ、セロリ、ニンジン、マッシュルーム、ワイルドライスを入れ、すべての材料がやわらかくなり始めるまで、少量のベジタブルストックか水（分量外）を加えながら中強火で炒める。
❷ベジタブルストックと水を加え、かき混ぜながら沸騰させる。弱火にして蓋をし、ワイルドライスの外皮が破裂してやわらかくなるまで 40 分ほど煮込む。
❸小さなカップにコーンスターチ（片栗粉）を水溶きして、スープに加える。スープにとろみがつくまでさらに煮込む。
❹ウスターソース、ホットペッパーソース、コショウを加えて味を調え、さらに数分煮込む。タバスコを使う場合は、軽く 10 振り程度。
❺緑野菜をしっかりとることができるように、食べる直前に、コリアンダーの葉かパセリとホウレンソウを加える。

105.ズッキーニとホウレンソウのスープ白味噌仕立て♥

この緑色がすばらしく濃いスープを最初に紹介してくれたのは、我が家の嫁、アン・ビンガムでした。

材料（4～6人分）

●ズッキーニ（中）…9本（約1.5kgまたは好きなだけ。ザク切り）
●玉ネギ（大）…1個（約1カップ。ザク切り）
●ニンニク…大3かけ（刻む）
●ベジタブルストック（267ページ【注】）、または水…3カップ、あるいは白ワイン入りのベジタブルストックか、白ワイン入りの水3カップ【注】
●減塩白味噌または、減塩たまり醤油か減塩醤油…適宜（なくても可）…大さじ2
●ホウレンソウ（生）…230g（粗く刻む。好みで多めに）、または冷凍ホウレンソウ…1袋
●冷凍コーン…2カップ
●コショウ…適宜

【注】ワインを入れすぎると、スープを口にしたとき、渋みや酸味が口に残りますので、まずベジタブルストックか水を2カップとワインを1/4カップ入れ、スープを煮込んでいる段階で、味を見ながら残り3/4カップのワインを少しずつ足していくことをおすすめします。渋みや酸味が強くなりすぎるようでしたら、もうワインは加えず残っているワインと同量の水を加えるようにします。

作り方：

❶ズッキーニ、玉ネギ、ニンニク、ベジタブルストックを鍋に入れ、強火にかける。
❷沸騰したら弱火にして蓋をし、ズッキーニがやわらかくなるまで10分ほど煮込む。
❸きれいな緑の滑らかなスープになるまでミキサーにかける。
❹鍋に戻し、味噌（醤油）で味を調える。
❺コーンとホウレンソウ、ほかの好みの野菜を加える。コーンとホウレンソウが温まるまで加熱する（ホウレンソウがやわらかくなりすぎないように注意する）。コショウで味を調える。

第21章　どんなときにも役立つサンドウィッチ

私たちが最初にプラントベースの食事をとり入れ始めたとき、マヨネーズのおいしい代用品を探すのに苦労しました。それから「タヒニ抜きのフムス」（267ページ）を見つけ、マヨネーズなしで味気なかったサンドウィッチが、また以前のようにおいしくなりました。

私たちはサンドウィッチにマスタードを塗るのも好きです。オイルを含まないマスタードは多数ありますので探してみてください。

市販のベジバーガーには気をつけましょう。ほとんどのブランドのものが、オイルを使用しています。ですが安全なものを見つけました。ホールフーズ・マーケットのオーガニック・ヴィーガン・ベジバーガーです。

何年もの間、エッシー（エセルスティン博士の愛称）のランチは前の晩の夕食の残り物を詰めたホールウィートのピタブレッド（322ページ）でした。いつもピタブレッドの中身が何かを見るのが、彼の楽しみでした。

みなさんもきっと、大好きな材料で、自分だけの奇跡的なサンドウィッチをこしらえることができると思います。パンは軽くトーストすると、サンドウィッチをいつも格別なものにしてくれます。もちろんステキな全粒粉のパンを使います。

106.完璧なトルティーヤラップサンドウィッチ♥

「ラップサンドウィッチ」とは、トルティーヤで巻いたサンドウィッチのこと。今アメリカでは、ランチメニューのホットアイテムとなっています。

「トルティーヤ」とは、メキシコ、アメリカ合衆国南西部および中央アメリカの伝統的な薄焼きパンで、古くはすり潰したコーンから作られていましたが、今日では小麦粉からも作られています。最近は日本のスーパーでも見かけるようになりました。

ここでご紹介するレシピは、完全に満足のいくランチを食べるための、我が家のお気に入りのやり方です。そしてこのラップはエッシーが誇らしげに言うように、「非常に栄養価が高い」です。そしてこのことこそ、私たちがすべての食事で気を配るように努力していることなのです。

材料（必要な人数分）：

- ●ホールウィート（全粒粉）トルティーヤ【注】または、チャパティ（レシピは316ページ「ホームメードのチャパティ」に）などのフラットブレッド（イーストの入らない平たいパン）…直径25cmのものなら1人1枚ずつ、それより小さいサイズのものなら1人2枚ずつ。
- ●タヒニ抜きのフムス（267ページ）…適宜
- ●コリアンダーの葉、またはパセリ…適宜（刻む）
- ●青ネギ（葉の直径が7～10mmのもの）…適宜（小口切り）
- ●ニンジン…適宜（千切り）
- ●冷凍コーン…適宜（お湯の出ている蛇口の下で解凍する）または、蒸したコーン1本（粒を削りとる）
- ●トマト…適宜（さいの目切り）
- ●パプリカ……適宜（刻む）
- ●キュウリ…適宜（薄切り）
- ●豆（水煮）…適宜
- ●ご飯…適宜
- ●軽く蒸したブロッコリー…適宜（縦にスライス）
- ●マッシュルーム…適宜（縦にスライス）
- ●生ホウレンソウ…適宜（粗く刻む）
- ●その他好みの野菜…適宜

【注】ホールウィートのトルティーヤは、大手食料品店や、多数の業者がネット通販で扱っています。市販のホールウィートのトルティーヤには油が含まれていますが、コーントルティーヤはたいてい油を使っていませんので、コーントルティーヤが手に入るようでしたら、オススメです。トルティーヤが手に入らない場合は、チャパティを作るといいです。

次ページへ

106. つづき

作り方：

❶オーブンを 230 度に温めておく。

❷トルティーヤにフムスをたっぷり塗り、好みの野菜をおき、ホウレンソウをのせる。

❸②をソーセージ形になるようにきつく巻いて半分に切り、オーブンに入れ、10 分ほど焼く。焦げすぎないように注意する。とってもおいしい！

<訳・監修者メモ>

トルティーヤに巻くフィリングは、プラントベースである限り、どんなものでもかまいません。私が試したところでは、納豆（ネギとあえたもの）、豆腐のマリネ、残り物のカレー、ポテトサラダ、ひじきとニンジンの煮物、キンピラゴボウ、ゼンマイの炊いたもの、おからの炒り煮、高野豆腐の含め煮、野菜炒めなどと、緑のサラダ野菜ほか、さまざまな千切り生野菜との組み合わせは抜群です。

107. 焼きしいたけ・ホウレンソウ・ロースト赤パプリカのサンドウィッチ♥

私たちの息子のゼブは、カリフォルニアへのフライトに搭乗するとき、手荷物の抜き打ち検査を受けた乗客の1人でした。このときの検査官は、ゼブが持っていたこのサンドウィッチにすっかり魅了され、なんとヘルシーでおいしそうに見えるか、本当に驚いていたと言います。

材料（必要な人数分）：

- 生しいたけ（大）【注】…1人 3 個ずつ（中サイズのしいたけなら4～ 5 個ずつ）
- 全粒粉食パンまたは、ロールパン…適宜
- タヒニ抜きのフムス（267ページ）…適宜
- コリアンダーの葉…適宜（刻む）
- 「素朴なロースト赤パプリカ」（288ページ）…適宜
- サラダホウレンソウ（ベビーホウレンソウ）または、レタス…適宜

【注】原書ではポートベローマッシュルームを使っていますが、日本ではとても高額なので、大ぶりの生しいたけで代用可。

作り方：

❶しいたけの石づきを包丁で切り落とし、汚れをふきとり、傘の内側を上にして焼き網で焼く。トースターで焼いてもよい。しいたけのひだに汗のような水滴が浮いてきて、しっとりしてきたら食べ頃。おいしいエキスがこぼれるので、裏返さない。好みでスダチかレモン汁をかける。血圧が高くなければ、醤油少量を落としてもよい。

❷食パンかロールパンをトーストして、フムスをたっぷり塗る。

❸フムスを塗ったパンの上に、コリアンダーの葉、ロースト赤パプリカ、焼いたしいたけを重ねる。

❹②の上にホウレンソウかレタスをのせ、もう 1 枚のパンをかぶせてしっかりおさえる。

108. ホームメードのチャパティ♥◆

材料（2人分）：

- ●小麦粉（全粒粉の強力粉／218ページ）…3カップ
- ●塩…小さじ1/2
- ●ぬるま湯…1/2カップ

作り方

❶小麦粉に塩とぬるま湯をボウルに入れ、手でよく混ぜ、ひとまとまりになり、ツヤが出てくるまで、よく捏ねる。

❷①にラップをかけて常温で1時間寝かす。

❸②を6等分し、ボール状に丸める。

❹まな板、または調理用下敷きの上に打ち粉（分量外）をし、それぞれを麺棒で直径15cmほどの円形に伸ばす。

❺テフロン加工のフライパンを熱し、④を入れ、中火で時々上下を返しながら、両面に焼き色がつくまで焼けばできあがり（油は使いません。セラミック、ホウロウ、ステンレスのフライパンを使う場合は、中火以下で温めたフライパンをココナッツオイルを含ませたキッチンペーパーでよく拭き、火を弱めて種を入れ、ごく弱火で焦げつかないように焼きます。1枚焼くごとに、オイルを含ませたキッチンペーパーでフライパンをふきます）。

109. キュウリのオープンサンドウィッチ♥

Mestemacher《メステマッハー》社はおいしいプンパーニッケル（ライ麦パン／黒パン）を作っています。いずれもオープンサンドウィッチに向いています。ネット通販が扱っています。ほかのメーカーの有機ライ麦黒パンでかまいません。

材料：

- ●全粒粉食パン…適宜
- ●タヒニ抜きのフムス（267ページ）…適宜
- ●青ネギ…適宜（小口切り）
- ●コリアンダーの葉…適宜（刻む）
- ●キュウリ…適宜（薄切り）
- ●好みの香辛料（コショウ、パプリカなど）…適宜

作り方：

❶食パンをトーストして、フムスをたっぷり塗る。

❷青ネギとコリアンダーの葉をフムスの上に散らす。

❸キュウリの薄切りを重ねて敷き詰める。

❹コショウかパプリカ、あるいはほかの香辛料を振りかける。

110.ヒヨコ豆のバーガー♥◆

材料（4～6人分）：

●ヒヨコ豆（水煮）…1カップ
●玄米ご飯…1カップ
●オートミール…1/2カップ
●セロリ…1本（みじん切り）
●玉ネギ（小）…1個（みじん切り）
●ニンニク…1かけ（みじん切り）
●減塩たまり醤油か減塩醤油…大さじ2
●黒コショウ…小さじ1/4
●全粒粉のバーガーバンズ、または食パン…6人分
●好みの種類のマスタード（または「タヒニ抜きのフムス」267ページ、両方使っても可）…適宜
●レタス（丸いレタス以外のもの）…適宜
●トマト…適宜（スライス）
●キュウリ…適宜（スライス）
●赤玉ネギ…適宜（スライス）

作り方：

❶オーブンを200度に温めておく。
❷豆を粗めのペースト状になるまでフォークで潰す。
❸②をご飯、オートミール、セロリ、玉ネギ、ニンニク、醤油、黒コショウと合わせてよく混ぜて4～6等分し、手を使って小判状に形を調える。
❹③をベーキングシート（213ページ【注6】）を敷いた天板にのせ、オーブンに入れて8分ほど焼いたら、温度を上げ、焦げ目がつくまでさらに2分ほど焼く（オーブンの代わりにテフロン加工のフライパンで焼くか、バーベキューグリルで焼いてもよい）。
❺バーガーバンズか食パンに好みのマスタードかタヒニ抜きのフムスを塗り、レタスを広げ、その上に④とトマト、キュウリ、玉ネギなどをのせ、もう一枚のバンズをかぶせてしっかりおさえればできあがり。

111.ルッコラ（ロケットサラダ）・トマト・青ネギのサンドウィッチ♥

材料：

●全粒粉食パン…適宜
●タヒニ抜きのフムス（267ページ）…適宜
●青ネギ…適宜（小口切り）、または赤玉ネギか甘い玉ネギ…適宜（薄切り）
●ルッコラ（ロケットサラダ）、または好みのレタス…適宜

作り方：

❶食パン2枚をトーストして、それぞれフムスをたっぷり塗る。
❷1枚目のパンのフムスの上に玉ネギを散らし、トマトをおいてルッコラか、好みのレタスをのせる。
❸2枚目のトーストを重ねて、中身が一緒にまとまるようにしっかりおさえる。

112. グリルドチーズよりおいしい“チーズ”もどきサンドウィッチ♥

　このサンドウィッチはチーズのような味はしませんが、チーズ入りのように見え、そしてほとんどやみつきになってしまいそうにおいしいです。ニール・バーナード医学博士の『Breaking the Food Seduction』（食べ物の誘惑を打ち破る）からとりました。

材料（4〜6個分。パンの大きさによる）:

●水…2/3 カップ
●ニュートリショナルイースト（413 ページ）…1/4 カップ
●小麦粉（全粒粉の薄力粉）…大さじ 2
●レモンジュース…大さじ 2
●タヒニ抜きのフムス（267 ページ）…大さじ 2
●ケチャップまたはトマトソース（416 ページ）…大さじ1&1/2
●コーンスターチ、または片栗粉…小さじ 2
●オニオンパウダー…小さじ 1
●ガーリックパウダー…小さじ 1/4（好みで多めに）
●ターメリック…小さじ 1/4
●粉マスタード…小さじ 1/4　または、普通のマスタード…小さじ 1
●全粒粉食パン…8 枚
●トマト…適宜（薄切り）
●コリアンダーの葉…適宜（刻む）
●ニンジン…適宜（千切り）

作り方:

❶中鍋に食パンと野菜以外のすべての材料をよく混ぜ合わせる
❷泡立て器でかき混ぜながら沸騰させ、弱火にして滑らかな濃いめのソース（「チーズソースもどき」）になるまで時々かき混ぜながら煮詰めて、火からおろす。
❸食パン4枚をグリル皿に置き、「チーズソースもどき」をまんべんなく塗り、トマト、コリアンダーの葉、ニンジンを重ねてほかの4枚の食パンをかぶせる。
❹③をグリルで数分焼いてひっくり返し、反対側も焼く（時間を節約したければ、先に食パンをトーストしておく）。
このサンドウィッチは簡単に押しつぶれるので、切るときに注意してください。食欲をそそるので、毎日でも食べたくなります。

113. 厚切りトマトのオープンサンドウィッチ♥

材料:

●全粒粉食パン…適宜
●タヒニ抜きのフムス（267 ページ）…適宜
●トマト…適宜（厚めの薄切り）
●バジルの葉…多めに

作り方:

❶食パンをトーストして、フムスをたっぷり塗る。
❷トマトをのせて、バジルの葉を飾る。

114. ブラックビーンとオートミールのハンバーガー♥

このバーガーは患者の1人、ジーン・ブラウンの妻ベッツィの創作です。ベッツィは「私はずっとぐしゃっとならないベジバーガーを考えてきました。メインとなる材料はしっかりとした形のあるものでなければならないと決めていました」というメモを添えてこのレシピをくれました。

このおいしいバーガーは少しぐしゃっとしますが、口の中でとろけるおいしさです。バーガーは一度にたくさん作って冷凍しておくと便利です。

材料（6～10人分）：

- ●ブラックビーンズ（黒インゲン豆／水煮缶／425g入り）…1缶（水切りして洗う／自分でゆでたものを使う場合は260g）
- ●トマト缶詰（無塩／411g入り）…1缶（400g缶でもOK）
- ●チリペッパー…小さじ1（好みで加減）
- ●ニンニク…1かけ(みじん切り)、または、ガーリックパウダー…小さじ1
- ●オニオンパウダー…小さじ1
- ●青ネギ（太めのもの）…2本（細めなら3～4本）
- ●ニンジン…1カップ（さいの目切り）
- ●コリアンダーの葉かパセリ…1カップ
- ●オートミール（乾燥）…2カップ
- ●全粒粉バーガーバンズ（なければ全粒粉食パン）…6～10個
- ●レタス…適宜
- ●トマト…適宜（スライス）
- ●マスタード…適宜
- ●ケチャップ…適宜
- ●タヒニ抜きのフムス（267ページ）…適宜

作り方：

❶オーブンを200度に温めておく。
❷初めの7種類の材料をフードプロセッサーにかける。
❸②をオートミールの入ったボウルに入れて混ぜ合わせる。
❹③を6～10等分して小判型に形を調え、ベーキングシート（213ページ【注6】）を敷いたオーブン用天板にのせ、オーブンで8分ほど焼く。
❺温度を上げて焦げ目がつくまでさらに2分ほど焼く（テフロン加工のフライパンで焼くか、グリルで焼いてもよい）。
❻バーガーバンズにのせてレタス、トマト、マスタード、ケチャップまたは、タヒニ抜きのフムスを添える。

<アン夫人のメモ>

バラエティーを持たせるには、好みのバーベキューソースをつけて焼くといいでしょう。ブラックビーンズの代わりに、レンズ豆、アズキ、インゲン豆などでもおいしく作れます。残りは、電子レンジで温め、バンズにはさむか、あるいはサラダと一緒にいただきます。

115.ジンジャー・ライム風味のセイタンバーガー♥

「セイタン」は小麦グルテンで作られていて、驚くほどお肉のように見えます。日本のみなさんには「グルテンミート」といったほうがおなじみかもしれませんが、日本では古くから使われてきた「お麩」のことです。瓶詰のセイタン（グルテンミート）を使う場合は、オイルを加えていないものを探すようにしてください（419ページ）。

材料(4個分)：

- ●市販のジンジャーソースかバーベキューソース、あるいは「自家製バーベキューソース」（342ページ）…適宜
- ●ライム汁…1個分
- ●ライムの皮…1個分（すりおろす。オーガニックでないものは229ページの洗い方を参照）
- ●セイタン（グルテンミート）…250g（瓶詰のものはたいてい味付けされているため、水かお湯で30分ほど塩抜きする。お麩を使う場合はパッケージに従って戻し、水気を切った状態で250g分）
- ●全粒粉のハンバーガーバンズ…4個、または全粒粉食パン…8枚
- ●トマト…4個（薄切り）
- ●甘い玉ネギの輪切り…4切れ（薄切り）
- ●レタス、またはホウレンソウ…適宜

作り方：

❶好みのジンジャーソースかバーベキューソース、あるいは「自家製バーベキューソース」、ライム汁とライムの皮をボウルに入れてよく混ぜる。

❷水気を切ったセイタン（グルテンミート／お麩）を①に数分浸す。

❸テフロン加工のフライパンで、グルテンミートに軽く焦げ目がつくまで炒め焼きする。フライパンの底にくっつきすぎるようなら少量の水を加える。

❺グルテンミートをハンバーガーバンズの上にのせ、トマト、玉ネギ、レタスまたは、ホウレンソウを添えて、もう半分のハンバーガーバンズをかぶせておさえる。（マスタードかフムスを塗ってもよいが、セイタンだけでもとってもおいしい）

<訳・監修者メモ>

セイタン（グルテンミート）はすでにお醤油などで味付けされているため、塩抜きしてもできあがりが高塩分になってしまいます。私個人としては、小麦タンパクだけでできているプレーンのお麩を使うことをおすすめします。薄味に仕上げることができるからです。
ただし国産小麦使用で、無添加のお麩を使います。「国産小麦」にこだわる理由は、輸入小麦のおよそ84%を占める米国産とカナダ産の小麦のほぼ100%に含まれている残留農薬「グリホサート」が、国内産の小麦からは検出されていないからです。

次ページへ

115. つづき

「グリホサート」は商品名「ラウンドアップ」という除草剤の主成分で、1970 年にモンサントが開発して以来、世界中に普及していますが、発ガン性ばかりか、遺伝毒性や神経毒性、免疫毒性、内分泌系の撹乱、生殖毒性などもあることが明らかになり、欧米では訴訟問題も発生しています。

そのため近年ではヨーロッパ諸国やベトナムなどが、ラウンドアップとその関連商品の販売、あるいは使用、輸入などの禁止に踏み切っていますが、アメリカと日本の政府は、この農薬への規制には寛大です。

ですから、国産の無農薬小麦を使用したものを選ぶことで、自分自身やご家族の健康を守ることが賢明かと思います。

ついでですが、最近グルテンを避けている人が少なくありません。グルテンを避けるべき人は、遺伝的にセリアック病遺伝子のある人に限ります。それはアメリカ人の場合、人口のわずか1%程度にすぎません。日本での罹患率は明らかにされていませんが、グルテンを避けることで体調がよくなったという人は、遺伝的なセリアック病ではなく、「グルテン過敏症」と見られています。

「グルテン過敏症」はグルテンに対して免疫組織が過剰反応を起こしてしまう自己免疫疾患で、グルテンを含む食べ物を摂取すると、腹部膨満感、腹痛、慢性の下痢、便秘、悪臭を放つガス、貧血、炎症性腸疾患、過敏性腸症候群、花粉症、湿疹、食物アレルギー、関節の痛み、疲労感、体重増加、うつや不安ほかの統合失調症などの症状が表れます。

幸いなことに、「グルテン過敏症」は、本書で強調されている動物性食品を含まない、低脂肪で未精製未加工の「プラントベース」の食事をすることと、小麦、大麦、オート麦などのグルテンを含む穀物は、無農薬の全粒穀物を利用することで改善可能です。

116. ロースト赤パプリカとコリアンダー&ホウレンソウのサンドウィッチ♥

材料：

- ●全粒粉食パン…適宜
- ●タヒニ抜きのフムス（267 ページ）…適宜
- ●コリアンダーの葉…適宜（刻む）
- ●ロースト赤パプリカ（「素朴な焼き赤パプリカ」288 ページ）…適宜
- ●サラダホウレンソウ（ベビーホウレンソウ）…適宜

作り方：

❶食パン2枚をトーストして、それぞれフムスをたっぷり塗る。

❷ 1 枚目のフムスの上にコリアンダーの葉を散らし、ロースト赤パプリカをのせる。

❸②の上にひとつかみのホウレンソウをのせて 2 枚目のトーストを重ね、中身が一緒にまとまるようにしっかりおさえる。

117.ロースト赤パプリカとマッシュルームのピタブレッドピザ♥

ニュートリショナルイーストはチーズのように見え、このおいしいピザの味を変えるようなこともありません。

材料（4個分）：

●ピタブレッド（ピタパン）【注】…大4枚
●玉ネギ(大)…1個(半分に切って薄切り)
●ベジタブルストック（267ページ【注】）、水またはワイン…少々
●マッシュルーム（生しいたけ、舞茸、しめじでも可）…280g（薄切り）
●パスタソース（ノンオイル／瓶詰かパック詰／415ページ）…2カップ
●ロースト赤パプリカ（「素朴な焼き赤パプリカ」288ページ）…3個
●ニュートリショナルイースト（413ページ）…適宜

好みで次の材料も追加：

●コーン（冷凍、または生＜実を軸からこそげとる＞）…適宜
●ブロッコリー…適宜（小さく切って軽く蒸す）
●アーティチョーク（チョウセンアザミの芯／缶詰）…適宜（汁を捨て、水洗いして薄切り）
●トマト…適宜（角目切り）
●パイナップル…適宜（角切り）

【注】小麦粉に水・塩・砂糖・イーストを加えて、1時間ほど発酵させ、高温のオーブンで一気に焼き上げた直径20㎝くらいの平たい円形のパンです。地中海沿岸、中東、北アフリカで広く食べられています。中が空洞のポケット状になっているところから、英語では「Pocket Bread」（ポケットパン）とも呼ばれます。全粒粉のものがおすすめですが、日本では市販されていないようですので、全粒粉ミックス＜全粒粉と小麦粉の混合＞の「ピタブレッド グラハム」がおすすめです（418ページ）。あるいはBob's Red Mill社の「ピザクラスター全粒ミックス」を使って自分で作ってもよいでしょう。詳細はhttps://item.rakuten.co.jp/vitaclub/039978003942/をご覧ください。

作り方：

❶オーブンを180度に熱しておく。
❷ピタブレッドを半分に切り、周りがカリッとするまで3～5分ほどオーブンで焼く。(少し焼きすぎても、それはそれでおいしい！)
❸フライパンで玉ネギを炒め（必要なら、ベジタブルストック、水または、ワインを少量加える)、皿にとる。
❹同じフライパンでマッシュルームを炒める（必要なら、ベジタブルストック、水または、ワインを少量加える)。
❺ピタブレッドの上にパスタソースをたっぷり塗り、玉ネギ、マッシュルーム、ロースト赤パプリカを均等にのせる。
❻ ニュートリショナルイーストを振りかけ、野菜が温まる程度にオーブンで焼く。焼きすぎに注意！

もう少しピリッとしたソースにしたいときは、

次ページへ

117.つづき

パスタソースにサルサを適宜加えます。

<訳・監修者メモ>

ピタブレッドの代わりに、玄米餅もオススメです。玄米餅は厚さを半分に切ります。テフロン加工のフライパンに好みの量を隙間がないように入れて蓋をし、中火よりやや弱火で上面が少し盛り上がってくるまで焼きます。耐熱皿に並べ、ソースを塗り、トッピングをのせてオーブンで焼きます。

118.ガーリックブレッド♥

すばらしいガーリックブレッドの味にするには、Food For Life《フード・フォー・ライフ》社の「Ezekiel《エゼキエル》 4：9 発芽穀物バーガーバンズ」がオススメですが、日本では販売されていませんので、全粒粉のパンを使うといいでしょう。このガーリックブレッドはスープ、またはサラダと合わせると最高です。

材料（1/2～3/4 カップ、約 6 人分）：

- ●エレファントガーリック（ジャンボにんにく）【注】（大）…4かけ（4片）、またはニンニク…丸ごと 2 個
- ●ベジタブルストック（267 ページ【注】）…大さじ 4 ～ 6
- ●パセリまたは、コリアンダーの葉…大さじ2（刻む）

【注】普通のニンニクより匂いが少なく、日本では一般に「ジャンボにんにく」と呼ばれています。

作り方：

❶オーブンを 200 度に熱しておく。

❷エレファントガーリック（ジャンボにんにく）の頭部を切りとり、外皮をむく。ベーキングシート（213 ページ【注6】）で包み、ベジタブルストック大さじ 2 を振りかけて、さらにクッキングフォイルで包んで、45 分ほど焼く。少し冷ます。

❸小さいボウルの中で②のニンニクを潰し、ベジタブルストックを少しずつ加え、さらにパセリを加えてやわらかいバター状になるまでよく混ぜ合わせる。

❹トーストしたロールパンか全粒粉食パンに③を塗ればできあがり。トーストした全粒粉の食パンに③を塗ったあと、さらに表面がこんがりするまで焼くと、もっとおいしい。

<アン夫人のメモ>：

急いでいるときのヒント

❶ニンニク絞り器でニンニクをつぶして小さなボウルに入れる。

❷好みの酢、レモン、ライムほかのフルーツジュース、あるいは、ベジタブルストックと混ぜ合わせてペースト状にする。

❸②をパンに塗り、トースターかグリルでこんがり焼く。

119. ロースト野菜とホウレンソウのポレンタピザ♥

娘婿のブライアン・ハートがクリスマス・ディナーにポレンタのピザをこしらえました。ここでご紹介するのは、それを少し変えたものですが、驚くほどお腹を満たしてくれ、こしらえるのが本当に楽しいばかりか、見ていて美しいピザです。

材料（4～6 人分）：

<「ポレンタピザ」の材料>：

- 水…3&1/3 カップ
- コーンミール…1 カップ
- ガーリックパウダー…小さじ 1
- オレガノ（乾燥）…小さじ 1
- バジル（乾燥）…小さじ 1

<トッピングの材料>：

- 赤パプリカ…1 個（またはミニパプリカ…赤パプリカ 1 個分相当の量）
- 玉ネギ（大）…1 個（横半分に切って、縦に厚めにスライス）
- 大ぶりの生しいたけ…8枚
  またはポートベローマッシュルーム…2枚（石づきを切り落として細切り）
- ブロッコリー（花の部分）…1&1/2 カップ（2cm ほどの小房に分ける）
- ホウレンソウ（冷凍）…450 g（解凍する。生のホウレンソウでも可）
- ニンニク…4 かけ（みじん切り）
- パスタソース（415 ページ）…2 カップ
- パイナップル…1 カップ（角切り）

バリエーション：

心臓疾患がなければ、クルミをポレンタの上に散らしてもかまわない。とにかく思いっきり独創的にトッピングを選ぶこと！

作り方：

❶オーブンを 200 度に熱しておく。
❷中鍋に水 3 カップを沸騰させる。
❸コーンミールと残りの水 1/3 カップを小さめのボウルに軽く混ぜ合わせ、②に加えてよく混ぜ合わせる。
❹③を弱火にして、十分に濃くなるまで、時々かき混ぜながら 15 分ほど煮詰める。
❺④にガーリックパウダー、オレガノ、バジルを混ぜ入れ、ピザ用皿か天板にのせて好みの厚さのピザ形に作る。ポレンタは冷めると薄くなるので、周りをしっかり作り上げ、15 分ほどオーブンで焼く（残ったポレンタは、スティック状に切って、テフロン加工のフライパンで焼いてもおいしい）
❻丸ごとのパプリカ、スライスした玉ネギ、しいたけ（またはポートベローマッシュルーム）を天板にのせ、グリルで焼く。パプリカは均等に焼けるように、上下左右に動かす。しいたけ（またはポートベローマッシュルーム）が一番先に焼けるので、小皿にとる。玉ネギはひっくり返す。

次ページへ

119. つづき

❼パプリカの黒い焦げ目をとり除き、蛇口の下で、水を流しながら種をとり除き、皮を剥いて細長く切る。

❽ブロッコリーを軽く蒸す。

❾ホウレンソウを解凍しておく。テフロン加工のフライパンにニンニクと少量のベジタブルストックか水、またはワインを加え、ホウレンソウの水分がなくなるまで炒める。

❿さて、これからがお楽しみです。ポレンタの上にホウレンソウを広げ、その上に、パスタソースを塗り、しいたけ、玉ネギ、ブロッコリー、パイナップル、最後に焼き赤パプリカを飾り付ける。

120. キュウリとロースト赤パプリカのオープンサンドウィッチ♥

このサンドウィッチは汁が垂れるので、食べるときに指が汚れますが、指を汚す価値があります。ローストパプリカだけで食べてもまた、おいしいです。

材料：

●全粒粉食パン…適宜

●タヒニ抜きのフムス（267 ページ）…適宜

●キュウリ…適宜（薄切り）

●パセリまたは、コリアンダーの葉…適宜（刻む）

●ロースト赤パプリカ（「素朴なロースト赤パプリカ」288 ページ）…適宜

作り方：

❶食パンをトーストして、フムスをたっぷり塗る。

❷フムスの上にキュウリを重ねて敷き詰める。

❸キュウリの上にパセリかコリアンダーの葉を散らす。

❹ロースト赤パプリカをのせてできあがり。

第22章 メインコース

あなたが好きな食べ物は何であれ、メインコースになります。第19章と同じように、この章にもたくさんの提案があります。ここのレシピを元に、お気に入りのバージョンを開発してみてください。

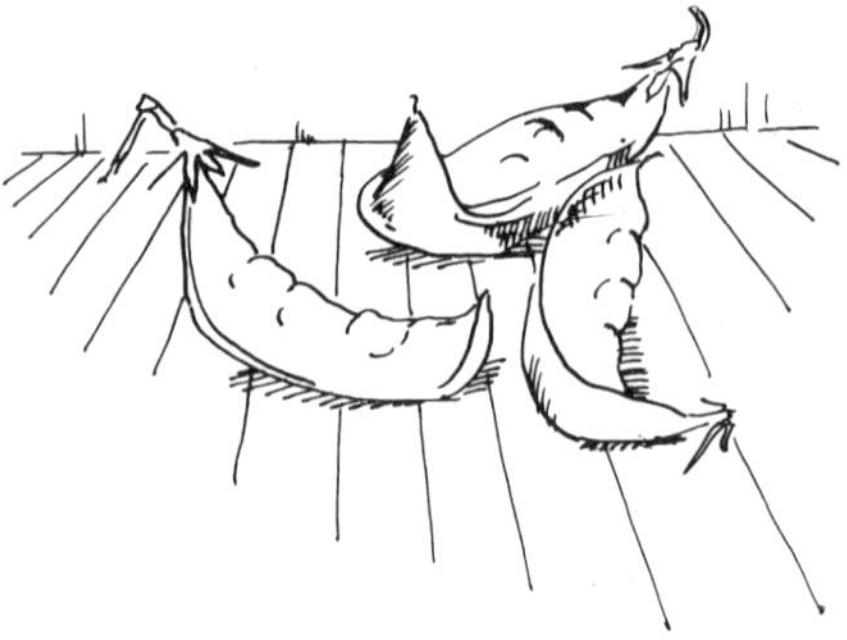

121. ブラジル風ブラックビーンズ♥

これはとても早く用意でき、しかもおいしいです。

材料（6人分）：

●玉ネギ（大）…1個（刻む）
●ベジタブルストック（267ページ【注】）、または水、野菜ジュース、酒など…少々
●ニンニク…2～4かけ（みじん切り）
●ショウガ…大さじ1（皮をむき、すりおろすか、またはみじん切り）
●ブラックビーンズ（黒インゲン豆／水煮缶／425g入り）…2缶（汁気を切り水洗いする／自分でゆでたものを使う場合は520g）
●ダイストマト（無塩／缶詰／411g入り）…2缶（400g入り2缶でもOK）
●レッドペッパーフレーク…小さじ1/8～1/2
●コリアンダーの葉、またはパセリ…適宜

作り方：

❶テフロン加工の鍋に玉ネギと少量のベジタブルストック（またはその代用品）を入れ、玉ネギが透明になるまで、蒸し炒めにする。ニンニク、ショウガを加えてさらに数分炒める。

❷①に豆、トマト、レッドペッパーフレークを加え、温まるまで5～10分煮込めばできあがり。

手早く、そしてカラフルな食事にするためには、これを玄米の上にかけ、冷凍のグリーンピース（お湯で洗ったもの）を飾りつけます。あるいは、グリーンピースの代わりに蒸したケール（または小松菜かナバナ）と「スイートコーンソース」（271ページ）を添えるのもいいでしょう。

バリエーション：

コーン、刻んだチンゲンサイ、そのほか好みの野菜を②の段階で加える。

122. マンゴーサルサ♥

材料（4～6人分）：

●完熟マンゴー（中）…2個（皮をむき、刻む）
●キュウリ…2本（角切り）
●完熟トマト…1個（1カップ。角切り）
●ライム…1個（ジュースを絞り、皮はすりおろす。オーガニックでないものは229ページの洗い方を参照）
●生唐辛子（ハラペーニョ、赤唐辛子、青唐辛子など）…1/2～1本（種を出し、刻む） なければタバスコなどのチリペッパーソース…適宜
●コリアンダーの葉…大さじ1（刻む）

作り方：

❶すべての材料を合わせ、10分ほどおき、それぞれの材料のフレーバーをブレンドさせる。

123. ブラックビーンズと野菜の玄米ご飯丼♥

これは私たちが最初に試した、そして、とても気に入っているノンファットの食事で、おもてなしにも最適です。レシピを見れば加えるとよいオススメの野菜がわかると思いますが、独創性を生かして、好きなものを使ってください。

<アン夫人のメモ>:

1. 米について

日本ではご飯といえば白米が主流ですが、米はいつも必ず玄米を使ってください。外皮が除かれているだけなので、白米よりずっと栄養が豊富で、心臓にも優しいからです。玄米の水加減は通常米1カップに対して、水2～2&1/5カップが目安です。これでおよそ2～4人分のご飯が炊けます【注】。

米には黒米や、赤米、それからワイルドライスなど、いろいろな種類があります。好みのものが見つかるまでいろいろ試してみてください。また、手に入るようでしたら、短粒種のジャポニカ種（日本で一般に食べられているもの）のほかにも、長粒種のバスマティ米（インディカ米／インドやパキスタンでよく使われている）も使ってみてください。ナッツのような香りがすばらしいです。

【注】<玄米ご飯の炊き方>

玄米にはアブシジン酸（酵素抑制物質／酵素阻害剤）が含まれており、体内にとり込まれると、顆粒球（白血球の一種）が活性化され、活性酸素を多量に産生させてしまうことが最近判明したことから（「The Faseb Journal」2012 March;26(3):1261-71）、炊く前に、少なくとも12時間以上浸水させて発芽状態にしてアブシジン酸の毒性を除去し、米を洗い、さらに水を変えて新しい水で炊くことが望ましいといわれています。

私は玄米を浸水させている間、蓋付の広口瓶に昆布と水を入れた「昆布水」を作っておき、ご飯を炊くとき、浸水させた米の水をボウルに空けて量を測り、それと同じだけの量の「昆布水」を昆布ごと入れて炊いています。こうするとご飯に昆布のミネラルが吸収され、おいしくなります。昆布の量は、米1カップに対して5～7cmほどです。

なお、炊き方ですが、ご飯の入った鍋を強火にかけ、沸騰したら火をごく弱火にして40～42分炊き、火を止めて10分ほど蒸らします。土鍋で炊くと一層おいしくなりますが、玄米対応の炊飯器でもかまいません。一度にたくさん炊いて小分けし、冷凍しておくと便利です。

2. 豆について

豆の食べ方にはいろいろあります。缶詰は缶から出し、汁ごと温めるだけでおいしいです。塩分摂取量を減らしたかったら、調理する前に、汁を捨てて水洗いし、それから水を加えて温めます。また、乾燥豆を一度にたくさん煮て冷凍

次ページへ

123. つづき

しておくと、使いたいときいつでも使えるうえに、経済的です。煮方は245ページをご覧ください。

材料（6人分）：

●玄米（生）…2カップ（前の晩に洗い、水1000～1100mlの水に浸しておく）
● 水…1000～1100ml（昆布10～15cmを加えて一晩おく）
●ブラックビーンズ（黒インゲン豆／水煮缶／425g入り）…3缶（汁を捨て、水洗いする／自分でゆでたものを使う場合は780g）
●トマト…2～3個（刻む）
●甘い玉ネギ（大）…1個（大きめのみじん切り）または青ネギ（葉の直径が7～10mmのもの）ほか好みのネギ…1束
●冷凍コーン…450g（お湯の出ている蛇口の下で解凍する）
●パプリカ（大）（赤、黄色、緑など）…1～2個（1cmの角切り）
●ニンジン…1カップ（千切り）
●ウォーターチェスナッツ／くわい（缶詰／246ページの【注】参照）…約230g
●コリアンダーの葉…1束（100g。刻む）
●ルッコラ…180～200g（刻む。小松菜、またはサニーレタスかグリーンリーフで代用可）
●サルサ（市販のもの／416ページか、「手作りサルサ」270ページ）…適宜または、減塩たまり醤油か減塩醤油…少々

作り方：

❶玄米を＜玄米の炊き方＞（328ページ）の要領に従って炊きます。
❷缶詰の豆を汁ごと、または汁を捨て、水洗いし、少量の水を加えて温める。
❸野菜を刻み、別々の器に入れる。
❹ご飯をお皿に入れ、その上に豆をのせ、さらに好みの野菜をその上に盛りつけ、サルサまたは減塩たまり醤油少々をかければできあがり。

残ったときは、翌日これにバルサミコ酢を加えてサラダにします。あるいは、スライスしたトマトやレタスと一緒にサンドウィッチにしたり、タヒニ抜きのフムス（267ページ）を塗ったラップ（トルティーヤ）で巻いたりします。

バリエーション：

我が家ではこのベーシックレシピに、いくつかのバリエーションを開発しています。

1. 次男のテッドが開発したレシピは、ブラックビーンズ（黒インゲン豆）の缶詰（汁ごと）に、クミン（粉末）小さじ1、シナモン小さじ1/2、レーズンひとつかみ、濃縮オレンジジュース（冷凍／403ページ）大さじ2を加えてよく混ぜるというもの。
2. 娘婿のブライアン・ハートのレシピは、まず、刻んだ玉ネギ1個、クミン（粉末）とチリパウダーをそれぞれ大さじ1ずつ、ガーリックパウダー小さじ1、および少量のオレンジジュースまたは水をテフロン加工の鍋に入れて火にかけ、玉ネギがやわらかくなるまで炒め、ここへ汁を捨てた豆の缶詰（425g入り）3缶、サルサ（450g入り）1/2瓶、ライム汁1/2個分、バルサミコ酢大さじ2を加えて煮込むというもの。

124. カリブ風ブラックビーンズとマンゴーサルサ丼♥

このブラックビーンズ料理は手早く用意できます。マンゴーサルサ（327ページ）は野菜を刻むのにちょっと時間がかかりますが、できあがりがとてもさわやかでおいしいので、サルサ作りのすべてに手間をかける価値があります。

材料（4人分）：

- ●玉ネギ(大)…1個(1&1/2カップ。刻む)
- ●ニンニク…3かけ(みじん切り、または潰す)
- ●ベジタブルストック（267ページ【注】)、または水、酒など…少々
- ●ショウガ…大さじ1～2（皮をむき、すりおろす、またはみじん切り)
- ●タイム（生）…小さじ1　または乾燥タイム…小さじ1/2
- ●オールスパイス（粉末）…小さじ1/2
- ●ブラックビーンズ（黒インゲン豆／水煮缶／425g入り）…3缶（汁を捨て水で洗う／自分でゆでたものを使う場合は780g)
- ●みかんジュースかオレンジジュース（あるいはみかんかオレンジの絞り汁）…1カップ
- ●カイエンペッパー…少々
- ●玄米ご飯…適宜
- ●「マンゴーサルサ」…適宜

作り方：

❶テフロン加工の鍋に玉ネギ、ニンニク、少量のベジタブルストック（またはその代用品）を入れ、玉ネギがやわらかくなり始めるまで中火で5分ほど炒める。

❷ショウガ、タイム、オールスパイスを加え、玉ネギがとてもやわらかくなるまで、5分ほどさらに炒める。

❸豆とみかんジュースかオレンジジュースを加え、とろみがつくまで弱火で15分ほど煮る。スプーンの背で豆のいくらかを潰し、カイエンペッパーで味を調え、玄米ご飯の上からかける。「マンゴーサルサ」とパリッとしたコーントルティーヤを添えて出す。

125. ノンファット・リフライドビーンズ♥◆

リフライドビーンズは自宅でも簡単に作れます。しかも「ノンオイル／ノンファット」ですから安心です。

材料（2〜4人分）：

●玉ネギ（大）…1/2 個（みじん切り）
●ピントビーンズ（うずら豆）またはブラックビーンズ（黒インゲン豆）の水煮…2カップ
●豆の煮汁…1/4 カップ
●ニンニク…1かけ（みじん切り）
●クミン（粉末）…小さじ1
●スモーク パプリカパウダー【注】…小さじ 1/2
●コショウ…小さじ 1/2
●海塩…小さじ 1/2（好みで減らす）

【注】「パプリカパウダー」ではなく、「スモークパプリカパウダー」を使ってください。香りが全く違いますので、できあがりに格段の差が出ます。スモークすることによってかもし出されるパプリカのフレーバーがこのレシピには必要です（ネット通販が扱っています）。

作り方：

❶玉ネギを鍋に入れて中火にかけ、2分ほど炒める。焦げつくようなら水少量を加える。

❷①の鍋にほかの材料を加えて中火にかけ、豆をポテトマッシャーかスプーンの背で潰し、煮立ってきたら弱火にして頻繁にかき混ぜながら水気がなくなるまで加熱すればできあがり。タコスのフィリングとしても抜群です。

バリエーション

❶の工程のあと、豆の煮汁、サルサ（1/4〜1/3 カップほど。好みで加減）を加え、豆を潰しながら水気がなくなるまで加熱する。

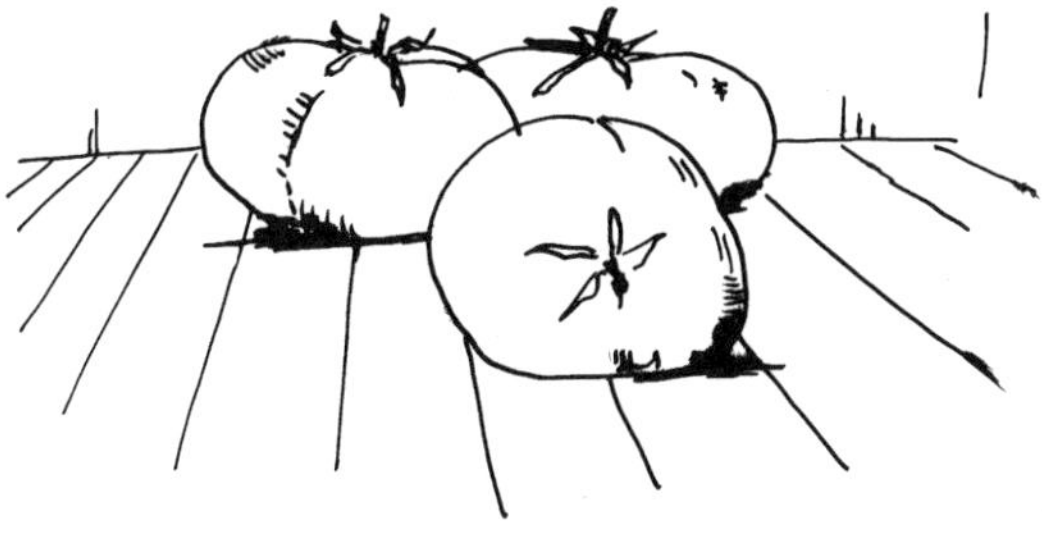

126.最高のブラックビーンバーガーパテ♥

娘婿のブライアン・ハートがこのおいしい料理を作り、私たち家族は、これを作るのを手伝った2歳と4歳になる孫たちまでさえも、この料理を大いに楽しみました。

材料(8人分):

<ブラックビーンバーガーパテの材料>

●ブラックビーンズ(黒インゲン豆/水煮缶/425g入り)…6缶(汁を捨て、水で洗う/自分でゆでたものを使う場合は1560g)
●赤パプリカ…1個(種を捨て、刻む)
●青ネギ(太めのもの)…3本(細めなら4〜5本。刻む)
●ニンジン(中)…1本(おろし器で細かくおろす)
●ガーリックパウダー…小さじ1
●オニオンパウダー…小さじ1
●チリパウダー…小さじ1
●クミン(粉末)…小さじ2
●サルサ(市販のものか「手作りサルサ」270ページ)…1/2カップ

<トッピングの材料>

●冷凍コーン…1袋(約450g)、または生コーン6本から実をこそげとる
●甘い玉ネギ…3個(1cm幅に輪切りし、さらにそれを半分に切る)(新玉ネギか赤玉ネギ、小玉ネギでも可)
●サルサ(454g入り)…1瓶(416ページ)、または「手作りサルサ」(270ページ)450g
●サラダホウレンソウ(ベビーホウレンソウ)…2〜3袋
●コリアンダーの葉…1/2カップ(刻む)

作り方:

❶オーブンを180度に温めておく。大きなボウルに「ブラックビーンバーガーパテ」の材料を入れ、よく混ぜ、ポテトマッシャー、または手で潰す。
❷プラスティックのまな板、またはベーキングシート(213ページ【注6】)を濡れたペーパータオルで拭き、①を1.2cm厚さに広げる。8等分して小判型に形作り、ベーキングシートを敷いた天板の上に並べる。
❸②をアルミホイルで覆い、オーブンに入れて20分焼く。ホイルをはずし、表面に焼き色がつくまで、さらに10分ほど焼いてとり出し、大皿に移す。
❹ベーキングシートを敷いた天板にコーンを広げ、色づくまで焼き、器に移す。
❺玉ネギをベーキングシートに広げ、しんなりするまで焼き、器に移す。
❻ コーン、玉ネギ、ブラックビーンバーガーパテ、サルサ、ホウレンソウ、コリアンダーの葉の入った器を食卓に並べる。銘々のお皿の上にホウレンソウを敷き、バーガーパテをのせ、その上に焼いたコーンと玉ネギをのせ、上からサルサとコリアンダーの葉をかければできあがり。心臓病ではない人は、これにアボカドを添えてもよい。

127.ヒヨコ豆のコロッケ♥◆

材料（3人分）：

- ●ジャガイモ（きたあかり、または男爵）（大）…1 個（角切りにしてやわらかくなるまで蒸す。皮はむかなくてもよい）
- ●ヒヨコ豆（水煮缶／ 425g 入り）…1 缶（汁を捨て、水で洗う／自分でゆでたものを使う場合は 260 g）
- ●玉ネギ…1 個（みじん切り）
- ●パセリ…1/2 カップ（粗めのみじん切り）
- ●ニンニク…1 かけ（みじん切り）
- ●生フラックスシード、または「つぶつぶ発芽フラックス」(404 ページ)…大さじ 2(粉末にする)
- ●レモン汁…小さじ 2（絞りたて）
- ●減塩たまり醤油、または減塩醤油…小さじ 1 ～2（好みで加減）
- ●ターメリック…小さじ 1/2
- ●コリアンダー（粉末）…小さじ 1/2
- ●クミン（粉末）…小さじ1
- ●白コショウ…少々
- ●ブロッコリー 1 株（茎を5cm ほどつけたままの状態で茎の皮をむき、小房に分けて軽く蒸す）
- ●ミニトマト…6 個
- ●有機ウスターソース（416 ページ）…適宜

作り方

❶ジャガイモを蒸している間に残りの材料をそろえておく。

❷①がやわらかくなったら、ヒヨコ豆と一緒にボウルに入れ、ポテトマッシャーで潰しながらよく混ぜる。

❸オーブンを 200 度に温めておく。

❹②にブロッコリーとミニトマト、ウスターソース以外の材料を加えてよく混ぜ、6等分して小判型に形を調える。

❺ベーキングシート（213 ページ【注6】）を敷いた天板に並べ、「ヒヨコ豆のバーガー」（317 ページ）の要領で焼く。

❻⑤を 2 枚ずつ皿に盛りつけ、蒸したブロッコリー、ミニトマトを飾る。ウスターソースを添えて食卓へ出し、大盛りのサラダ、玄米か雑穀のご飯と一緒にいただきます。

128.信じられないほどおいしいブリート♥

「ブリート」とはトルティーヤに肉、豆、チーズ、野菜などを包んだ、代表的なメキシコ料理のこと。最近アメリカでは、豆と野菜たっぷりの、動物性食品を使わない「ブリート」が健康志向意識の高い人々の間で大人気です。

ある夜のこと、長男のリップと三男のゼブが、この料理を作って私たちをアッと言わせました。それ以来、この料理は私たちのお気に入りとなりました。これにサラダを添えると、とても満足のいく食事になります。

<アン夫人のメモ>

このレシピで使うトルティーヤですが、Food For Life《フード・フォー・ライフ》社 の「Ezekiel 4:9 Sprouted grain Tortilla」（エゼキエル 4:9 発芽穀物のトルティーヤ）【注】を使うと特においしく、温めたときにパリッとします。

【注】日本ではこのメーカーのトルティーヤを扱っている業者がありません。ホールウィートのトルティーヤは市販されていますので、それで代用します。なお、この章では、「トルティーヤ」を使用するレシピがたくさんありますので、いずれも同様です。またホールウィートを使った「ホームメードのチャパティ」（316 ページ）でもいいでしょう。

材料（4人分）：

- 玉ネギ（大）…1個（1カップ。刻む）
- ニンニク…2かけ（みじん切り）
- ベジタブルストック（267 ページ【注】）、または水…少々
- ピントビーンズ（うずら豆／水煮缶／425g 入り）…1～2缶（汁を捨て、水洗いする／自分でゆでたものを使う場合は 260 ～ 520 g）
- サルサ（マイルド 454 g入り／ 416 ページ）…1 ～2瓶、またはノンオイルのパスタソース（415 ページ）か、これらの2つのコンビネーションで 450 ～ 900 g
- ホールウィートのフラットブレッド（チャパティなど、イーストの入らない平たいパン）か、トルティーヤ（いずれもノンオイルのものが理想的）…4 枚
- トマト（大）…2 ～ 3 個（スライス）、またはプラムトマト（302 ページの【注】）6 ～ 8 個
- コリアンダーの葉かパセリ…適宜（刻む）

次ページへ

128. つづき

作り方：

❶オーブンを180度に温めておく。

❷テフロン加工の鍋に玉ネギ、ニンニクを入れ、少量のベジタブルストックか水を加えて、やわらかくなるまで中火で蒸し炒めする。

❸豆とサルサ（またはパスタソース）の分量の2/3を②に加え、豆を潰し（ポテトマッシャーを使うと楽）、数分煮る。（この分量でたくさん作りたいときは、ご飯の残り、コーン、そのほかの野菜を加えると増える）

❹残りのサルサ（またはパスタソース）をオーブン皿（グラタン皿）の底が見えなくなる程度に敷く。まな板の上にフラットブレッドまたはトルティーヤを広げ、③をのせ、ソーセージのように巻く。これをオーブン皿にぎっしり並べ、上から残りのサルサ（またはパスタソース、あるいはその両方）をかけて覆う。

❺④の上にトマトのスライスをのせる。

❻オーブンに入れ30分ほど、あるいはパリッとしたブリートが好きな人は、もう少し長く焼く。オーブンからとり出し、コリアンダーの葉かパセリを散らして食卓へ。

129. ニンニク風味のスイスチャード（フダンソウ）入りチャーハン♥

このレシピは近所の人からいただきました。彼女とご主人はこれを毎週1度は食べると言います。それで私たちもそうなりました。

材料（2人分）：

●ベジタブルストック（267ページ【注】）、または酒、水など…適宜

●ニンニク…4かけ（みじん切り）

●フダンソウ（スイスチャード）…1〜2株（ホウレンソウで代用可能。洗って茎も一緒に2.5〜5cm長さに切る）

●レモン…1個（ジュースを絞り、皮をすりおろす／オーガニックでないものは229ページの洗い方を参照）

●玄米ご飯…2〜3カップ

作り方：

❶テフロン加工の鍋にベジタブルストック（または水か酒）を入れて中火にかけ、ニンニクを1分炒め、フダンソウを加え、必要であればさらにベジタブルストック（または水か酒）を足し、フダンソウがしんなりして、カサが少なくなるまで、絶えず混ぜながら炒める。

❷①にレモン汁とレモンの皮を加え、さらに1分加熱し、そこへ玄米ご飯を入れてよく混ぜる。サラダを添えて食卓へ。

<アン夫人のメモ>

これは実に簡単に用意できます。特に茎が赤いフダンソウを使うと、ご飯がピンクに染まってきれいです。

130. ジェーンのブリート♥

娘のジェーンはこの料理をよく作ります。いつも多めに作り、後日の食事のために冷凍しています。私たちは彼女のブリートが大好きです。冷凍する場合、まずオーブンで焼いてから冷凍します。冷凍しておいたブリートを食べるときは、180度のオーブンで10分、または十分に温まるまで、加熱します。

材料（4~6人分）：

- ●玉ネギ（大）…1個（1カップ。刻む）
- ●ベジタブルストック（267ページ【注】）、または水…適宜
- ●ズッキーニ…小2本または中1本（刻む）
- ●ニンジン（小）…2本（刻む）
- ●赤パプリカ(大)…1個(1カップ。種をとり、刻む)
- ●ブロッコリー(花の部分)…1/2カップ(小さく切る)
- ●チンゲンサイ…2株（刻む）
- ●リフライドビーンズ（ベジタリアン・ノンオイル／425g入り／417ページ)…2缶)【注】
- ●ピントビーンズ(うずら豆／水煮缶／425g入り）…1缶（汁を捨て、水洗いする／自分でゆでたものを使う場合は260g)
- ●玄米ご飯…2カップ
- ●コリアンダーの葉…100g（刻む）
- ●ホールウィートのトルティーヤ（ノンオイルのものが理想）…6枚
- ●サルサ（416ページ)、または「手作りサルサ」(270ページ）…適宜

【注】ベジタリアン・ノンオイルのリフライドビーンズはネット通販各社が扱っていますが、自分で簡単に作れます（331ページ)。

作り方：

❶オーブンを180度に温めておく。

❷玉ネギをテフロン加工の鍋に入れ、ベジタブルストックか水を加えて玉ネギがやわらかくなるまで中火で蒸し炒めにする。ここへズッキーニ、ニンジン、赤パプリカ、ブロッコリー、チンゲンサイを加え、やわらかくなるまで3～4分炒める。

❸リフライドビーンズとピントビーンズを加え、1分煮る。

❹好きなだけの玄米ご飯とコリアンダーの葉の半量を加える。

❺まな板かベーキングシート(213ページ【注6】)の上に広げたトルティーヤ（またはチャパティ）の中央よりやや手前に、④をスプーンで数杯すくって置き、トルティーヤを手前、そして左右の順に折り込んで豆のフィリングを包み、ブリートを完成させる。

❻天板に⑤のブリートを少し傾ける感じに、互いに少し重なるように並べてオーブンに入れ、12分、またはトルティーヤ（またはチャパティ）がパリッとなるまで焼く。オーブンからとり出し、たっぷりのサルサと残りのコリアンダーの葉をかけて食卓へ。

次ページへ

130. つづき

<アン夫人のメモ>

冷蔵庫にあるどんな野菜でも使ってください。どれもみんなおいしくなります。この料理で一番難しいところは、全粒穀物で脂肪を含まないトルティーヤを探すことです。見つかったら冷凍庫にたくさん保存するか、1ケースまとめて注文するか、あるいは近所の健康食品の店に扱ってくれるように頼むといいでしょう。

131. 即席ブラックビーンチリ♥

このレシピはすぐに用意できるばかりか、食べ方も簡単です。

材料（4人分）：

- ●玉ネギ大1個…（1カップ。刻む）
- ●ベジタブルストック（267ページ【注】）か水…少々
- ●ニンニク…2〜3かけ（刻む）、またはガーリック顆粒…小さじ1
- ●ブラックビーンズ（黒インゲン豆／水煮缶／425g入り）…2缶（汁を捨て、水洗いする／自分でゆでたものを使う場合は520g）
- ●サルサ（450g入り）、または「手作りサルサ」（270ページ）…1瓶
- ●青ネギ…1束（刻む）
- ●冷凍コーン…450g（約2カップ）
- ●コリアンダーの葉…1/2〜1カップ

作り方：

❶玉ネギを大きなテフロン加工の鍋に入れ、ベジタブルストックか水少量を加え、キツネ色になりかけるまで中火で蒸し炒めにする。ニンニク（またはガーリック顆粒）を加えてさらに1分炒める。

❷豆、サルサ、青ネギを加えて蓋をし、時々かき混ぜながら中火で10分ほど煮る。

❸②にコーンを加え、コーンが温まるまでかき混ぜながら煮ればできあがり。

❹コリアンダーの葉は緑の色が変わらないように、食べるときに散らす。

<アン夫人のメモ>

特においしい食事にするには、蒸したホウレンソウの上にこのチリを盛りつけ、その上に、刻んだ青ネギ、そしてオーブンに入れてパリッとさせたコーントルティーヤを砕いて散らします。急いでいるときは、青ネギは使わず、ガーリック顆粒を使ってもいいでしょう。ホウレンソウは蒸さずに電子レンジでしんなりさせると早いです。

また、できあがったチリを玄米ご飯の上に盛りつけ、トッピングに刻んだ青ネギとコリアンダーの葉を散らすと、「ブラックビーンチリ丼」になります。

132.簡単なライスチリ♥

これは患者の妻ローリー・ペリーが送ってくれたものです。ローリーのお気に入りレシピです。

材料（6人分）：

- ●黄玉ネギ（大）…1個（1カップ。刻む）
- ●セロリ…2本（刻む）
- ●ハラペーニョ、または青唐辛子…1本（種を除き、刻む）、あるいはタバスコなどのチリペッパーソース…適宜
- ●ニンニク…大さじ1（みじん切り）
- ●ダイストマト（缶詰／411g入り／無塩）…1缶（400g入りでもOK）
- ●ブラックビーンズ（黒インゲン豆／水煮缶／425g入り）…1缶（汁を捨て、水洗いする／自分でゆでたものを使う場合は260g）
- ●キドニービーンズ（水煮缶／425g入り）…1缶（汁を捨て、水洗いする／自分でゆでたものを使う場合は260g）
- ●パスタソース（415ページ）…720g
- ●水…1カップ
- ●玄米（生）……3/4カップ
- ●チリパウダー…大さじ1
- ●コリアンダーの葉、またはパセリ…適宜

作り方：

❶テフロン加工の鍋で玉ネギ、セロリ、ハラペーニョ（または青唐辛子）、ニンニクを少量の水を加えてしんなりするまで中火で蒸し炒めする。

❷コリアンダーの葉を除く残りの材料を加え、沸騰したら弱火にし、蓋をしておよそ1時間、時々かき混ぜながら煮込む。

❸食卓へ出す前にコリアンダーの葉またはパセリを②に加える。大きなボウルにサラダグリーンをいっぱいにのせ、その上にこのチリを盛りつける。あるいはチリを器に盛りつけ、大盛りのサラダを別に用意する。

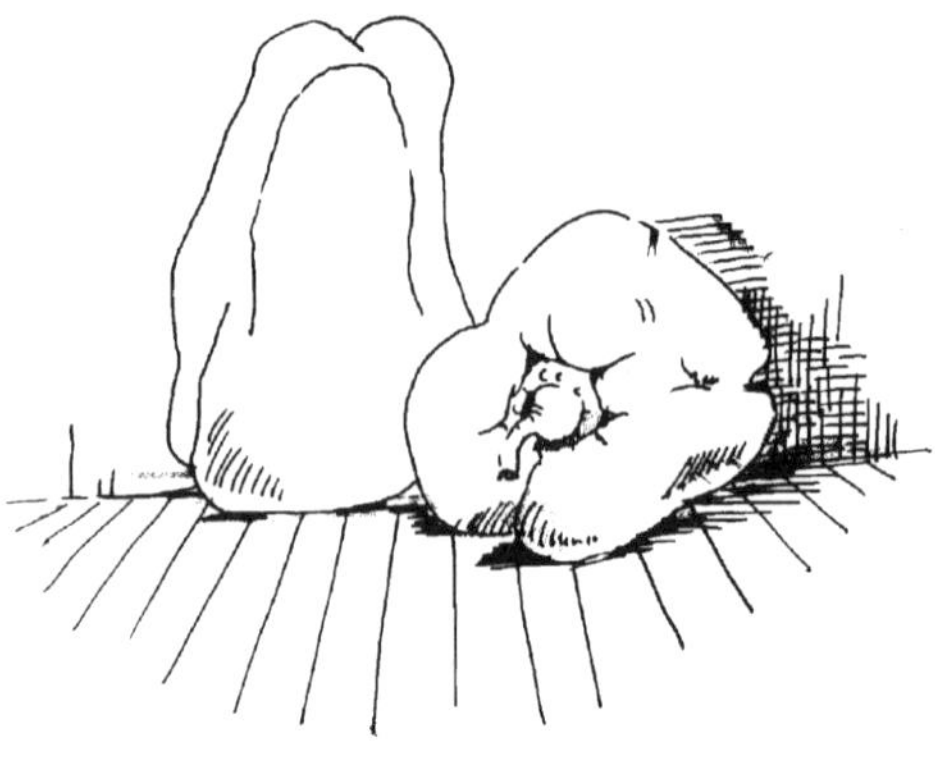

133. ブロッコリーとマッシュルームのグラタン♥

材料（3～5人分）：

●ガーリック顆粒…小さじ1
●ミセスダッシュのレモンペッパー（シーズニング／415ページ）…小さじ1
●玄米ご飯…2カップ
●トマト（大）…1個（薄くスライス）
●青ネギ…1束（刻む）
●マッシュルーム（生しいたけ、または舞茸かしめじでも可）…280g
●減塩白味噌…大さじ1
●「レモン風味のホワイトソース」（340ページ）…1カップ
●ブロッコリー（花の部分）…3カップ（小房に分け、軽く蒸す）
●小松菜（またはケール、タカナ、ターサイ、ホウレンソウなど）…1束（一口大に切る。ケールやタカナを使う場合は茎の部分は除く）
●コショウ…少々

作り方：

❶オーブンを180度に温めておく。
❷ガーリック顆粒とレモンペッパーを玄米ご飯に混ぜる。
❸大きなパイ皿に②を押さえつけるようにして敷き詰める。
❹トマトのスライスを③の上に並べ、その上に青ネギをひとつかみ散らす。
❺マッシュルームと残りの青ネギをテフロン加工の鍋に入れ、少量のベジタブルストックか水で、ほんの少し中火で炒める。
❻味噌をベジタブルストックか水大さじ2で溶き、⑤に加える。
❼「レモン風味のホワイトソース」を用意する。
❽ブロッコリーと小松菜（あるいはこれに代わる緑葉野菜）、そして⑦を⑤に入れ、コショウで味を調える。
❾⑧を④の上からかけ、オーブンに入れて20～30分焼く。焼く前にニュートリショナルイースト（413ページ）少量を上に振りかけてもよい。

134. レモン風味のホワイトソース♥

材料（1カップ強）：

- 小麦粉（全粒粉の薄力粉）…大さじ1
- コーンスターチ、または片栗粉…大さじ1
- 減塩たまり醤油…大さじ1
- レモン汁…大さじ1〜2
- レモンの皮…1個分（すりおろす／オーガニックでないものは229ページの洗い方を参照）
- コショウ…少々
- ベジタブルストック…1/2カップ
- プラントミルク（402ページ）…1/2カップ

作り方：

❶小麦粉からレモンの皮までの材料を鍋に入れる。

❷ベジタブルストックとプラントミルクを少しずつ①に注ぎ、かたまりがなくなるまでよくかき混ぜながら、ソースが滑らかでねっとりしてくるまで、中火で煮詰める。

<訳・監修者メモ>

このソースは野菜にかけてもおいしいです。

135. 豆と野菜のグリーンピースかけご飯♥

リトアニアでプラントベースの食事で育ったアナが、このちょっと変わったレシピをくれました。アナは「この料理はおいしくヘルシーに食べるのにうってつけ」と言っています。私たちも同感です。

材料（6人分）：

- 玉ネギ（大）…1個（1カップ。スライス）
- ベジタブルストック（267ページ【注】）、または水か酒…少々
- セロリ…4本（斜めにスライス）
- ニンジン（中）…2本（千切り）
- ヒヨコ豆（水煮缶／425g入り）…1缶（汁を捨て、水洗いする／自分でゆでたものを使う場合は260g）
- グリーンピース（冷凍）…450g（お湯の出ている蛇口の下で解凍する）
- 玄米か雑穀ご飯…適宜

作り方：

❶テフロン加工の鍋に玉ネギとベジタブルストック（または水か酒）を入れ、玉ネギがやわらかくなるまで中火で炒めたら、セロリとニンジンを加え、3〜4分さらに炒める。

❷グリーンピースをミキサーかフードプロセッサーにかけてピューレ状にする。

ヒヨコ豆と②を①に加えてよく混ぜ、火を通す。血圧が高くなければ、ここで白味噌（減塩タイプ）を少量加えると和風になる。

❸玄米か雑穀ご飯にかければできあがり。

<アン夫人のメモ>

どんなレシピでも、とろみや濃さが必要なとき、ミキサーかフードプロセッサーにかけてピューレ状にしたグリーンピースが役立ちます。グリーンピースは魔法のような食材です。

136. マッシュルーム・ラタトゥイユ♥

これは玄米ご飯にかけると、とびきりおいしいご馳走です。しかも何よりうれしいのは、とっても簡単にできることです。

材料（6～８人分）：

●玉ネギ（大）…2個（刻む）
●ニンニク…3かけ（みじん切り。ニンニクが好きな人はさらに増やしてもよい）
●マッシュルーム（生しいたけ、舞茸、しめじでも可）…約 450 g（大きめのものは半分に切る）
●生しいたけ…200 g（石づきを除き、厚めにスライス）
●ナス（中）…3 ～4本（約 550g ／皮をむき 2.5cm 角に切る）
●トマト…3 個（刻む）
●タイム（乾燥）…小さじ 1
●バジル（乾燥）…小さじ 1
●コショウ…小さじ 1
●ベジタブルストック（267 ページ【注】）、または水…1/2 カップ
●コリアンダーの葉、またはパセリ…少々

作り方：

❶オーブンを 190 度に温めておく。
❷コリアンダーの葉を除くすべての材料をロースト鍋、または蓋付きの深めのオーブン皿（グラタン皿）に入れてよく混ぜる。蓋をせずにオーブンに入れて 50 分煮込む。さらにもう少し煮込むともっとおいしくなる。野菜がいくらか乾いてくるようであれば、さらにベジタブルストックか水を加える。オーブンからとり出し、食卓へ出す前に、コリアンダーの葉かパセリを好きなだけ散らす。

137.おからの炒り煮♠◆

材料（3～4人分）：

●おから…3カップ
●干ししいたけ…3～4枚（冷蔵庫で2日かけて戻し、千切り）
●ニンジン…大1本（千切り）
●ひじき…5g（戻して、適当な大きさに切る）
●長ネギ（根深ネギ）…2～3本（斜め切り）
●だし汁…1カップ強（しいたけの戻し汁でも可）
●酒…大さじ1
●メープルシロップ…大さじ1&1/2、または「デーツペースト」（226ページ）大さじ2
●減塩たまり醤油、または減塩醤油…大さじ1&1/2（好みで加減。ただし血圧の高い人は要注意）
●サラダ野菜…たっぷり

作り方：

❶だし汁と野菜（長ネギの緑の部分の1/4は残しておく）を加えてひと煮立ちさせ、酒、メープルシロップ（または「デーツペースト」）を加えて2～3分したら、醤油を加える。
❷ニンジンがやわらかくなったら、おからと残しておいたネギの緑の部分を加えて水分を蒸発させるようによくかき混ぜながら、おからに味を染み込ませる。この時点で調味料が足りないようであれば加える。ただし薄味を心がけること。大皿にたっぷり敷き詰めた緑のサラダ野菜の上に、この「おからの炒り煮」を盛りつければできあがり。玄米ご飯かキヌアご飯に添えていただきます。

138.自家製バーベキューソース♠◆

材料（約5カップ分）：

●減塩たまり醤油、減塩醤油…2カップ
●酒（または白ワイン）…1カップ
●水…1カップ（煮込んでいる段階で味を見て、濃いようならさらに追加）
●セロリ…1/2本
●玉ネギ…1/2個
●ニンジン…1/3本
●リンゴ…1/2個
●炒りゴマ…大さじ2（粉末にする）
●ニンニク…5～6かけ
●ショウガ…5×2cm
●唐辛子…少々
●パイナップルジュース…大さじ2～3（なくても可）
●コショウ…少々

作り方：

❶すべての材料をミキサーにかける。
❷①を鍋に入れて中火にかけ20～30分煮る。
❸火を弱火にして味を見て、濃すぎる場合はさらに好みの味になるまで水を加えながら、沸騰したら弱火で1時間煮ればできあがり。

139.しいたけの照り焼き♠

　このレシピは本来ポートベローマッシュルーム（214ページ）で作ると、びっくりするほどお肉とよく似ていて食べ応えがありますが、日本では手に入りにくいので、代わりに、大きめのしいたけを選んで使います。

材料（必要な人数分）：

●生しいたけ（大きめなもの）…1人3～4枚ずつ（石づきを除く。軸の部分は別のレシピで使うようにとっておく）

●市販のバーベキューソースか「自家製バーベキューソース」（342ページ）…適宜（市販のバーベキューソースを使う場合は、オイルやブドウ糖果糖液糖を含まないものが理想的／416ページ）

作り方：

❶オーブンを180度に温めておく。

❷キャセロール皿にしいたけを平らに並べ（一部分重なるところがあってもよい）、バーベキューソースをかけ、少量の水を加える。

❸②をオーブンに入れ、きのこがやわらかくなるまで20～30分ほど焼く。

❹食卓へ出す前に、それぞれのしいたけに、キャセロール皿に残っているソースをまぶす。

<アン夫人のメモ>：

この「しいたけの照り焼き」は、ご飯の上にのせて上からキャセロール皿に残っていたソースをかけ、周りに、生または軽く蒸したホウレンソウを飾って「しいたけ丼」にすると最高です。サラダと一緒に出します。

　または、全粒粉のバーガーバンズ（バーガー用の丸いパン）か、食パンにはさんでもいいでしょう。まずバンズ（または食パン）の片方の内側にタヒニ抜きのフムス（267ページ）やマスタードを塗り、レタスをのせ、その上に「しいたけの照り焼き」をのせ、トマトと赤玉ねぎのスライスをのせてもう一枚のバンズ（食パン）をかぶせればできあがりです。あるいは「素朴なロースト赤パプリカ」（288ページ）、コリアンダーの葉、ホウレンソウなどと合わせてもいいでしょう。すばらしくおいしいです。

140. 色鮮やかな夏野菜の炒め物♠

材料（4人分）：

- ●赤玉ネギ（中）…1個（1/2カップ。刻む）
- ●ベジタブルストック（267ページ【注】）、または水か酒、みかんかオレンジの絞り汁など…適宜
- ●ブロッコリー…2カップ（小房に分ける）
- ●セロリ…2本（斜めにスライス）
- ●赤パプリカ…1個（千切り）
- ●サマースクウォッシュ（スコッシュ／スカッシュ）…1本（手に入らなければ中サイズのニンジン1本／約80g。縦半分に切り、1.2cm幅に斜めにスライス）
- ●ベジタブルストック（267ページ【注】…1カップ
- ●スナップエンドウ…120g（筋をとる）
- ●ショウガ…大さじ1（皮をむき、みじん切り）
- ●減塩たまり醤油、または減塩醤油…大さじ3（ベジタブルブイヨンを使う場合、醤油は少なめに）
- ●ライムかレモンの絞り汁（絞りたて）…大さじ1
- ●コーンスターチ、または片栗粉…大さじ2
- ●コリアンダーの葉…大さじ2（刻む。私はいつもこれをたくさん使います）

作り方：

❶玉ネギをテフロン加工の鍋に入れ、少量のベジタブルストック（あるいはその代用品）を加えながら、しんなりするまで中火で炒める。

❷①にブロッコリー、セロリ、赤パプリカ、スクォッシュ（またはニンジン）を加え、ブロッコリーがやわらかくなるまで、絶えずかき混ぜながら5分ほど炒める。

❸②にベジタブルストック、スナップエンドウ、ショウガを加えて沸騰させる。火を弱め、野菜がしゃきっとしているがやわらかくなるまで5分ほど蒸し煮にする。

❹小さなボウルに減塩たまり醤油、ライム汁（レモン汁）、コーンスターチ（片栗粉）を合わせる。

❺③を火からおろし、④を回しかけ、再び中火にかけ、沸騰したら、ややとろみがつくまで約1分加熱する。火からおろし、コリアンダーの葉を入れる。玄米と一緒に食卓へ。

141.カラフルチャーハン♥

材料（6～8人分）：

- ●大ぶりの生しいたけ…4～6個(またはポートベローマッシュルーム大1個か中くらいのもの2個。石づきを切り落としてスライス)
- ●赤玉ネギ…1個（スライス）
- ●減塩醤油または減塩たまり醤油…大さじ2～3
- ●グリーンピース（冷凍)、またはミックスベジタブル（冷凍）…約450g
- ●玄米ご飯…4カップ（米2カップ分）
- ●パセリ…適宜（刻む）
- ●ピメント（赤ピーマンの水煮／瓶詰か缶詰）または「素朴なロースト赤パプリカ」(288ページ）…大さじ2（刻む）

作り方：

❶しいたけ（ポートベローマッシュルーム）と玉ネギを中華鍋またはテフロン加工の鍋に入れ、少量のベジタブルストックか水を加えてしんなりするまで5分ほど中火で炒める。ここへ大さじ1～2の醤油、またはたまり醤油、および必要であれば少量の水を加える。

❷冷凍野菜を加え、完全に火が通るまで炒める。

❸②にご飯を加え、さらに数分炒める。パセリと醤油大さじ1を加える（醤油は好みで加減)。お皿に盛りつけ、ピメントを散らせばできあがり。

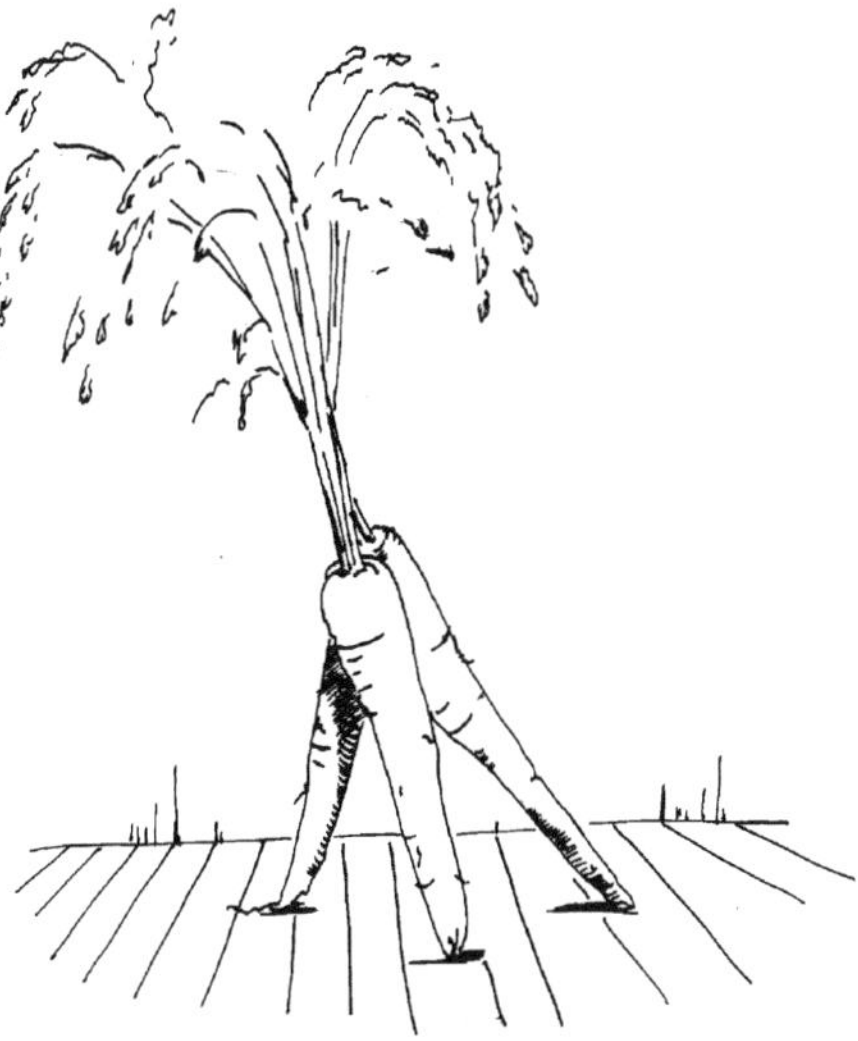

142.玉ネギとグリーンピースの混ぜご飯♥

材料（4 人分）：

●赤玉ネギ…1 個(1&1/2カップ。スライス)
●玄米（生）…1カップ
●水…2 カップ
●ニンニク…4 かけ(潰す)またはローストガーリック（瓶詰か袋入り）…小さじ2
●グリーンピース（冷凍）…1 袋（約 450 g）

作り方：

❶玉ネギを厚手のテフロン加工の鍋に入れ、しんなりするまで強火で炒め、ごく弱火にして蓋をし、40 分蒸し煮にする。必要であれば水を加え、かき混ぜる。玉ネギは加熱すればするほど甘くなる。
❷玄米対応の電気釜、または鍋で玄米ご飯を炊く。鍋で炊く場合は、強火にかけ、沸騰したら弱火で 35 〜 40 分ほど炊く。
❸ご飯が炊き上がる直前に、ニンニクを①に加え、数分炒める。
❹ご飯が炊き上がったら、玉ネギの鍋に加えて混ぜる。
❺食卓へ出す直前に冷凍のグリーンピースを加え、グリーンピースに火が通るまで温める。

<アン夫人のメモ>

グリーンピースは加熱しすぎなければ、鮮やかな緑の色を保っていますが、たとえ色が悪くなっても、このご飯は甘くておいしいです。好みでコリアンダーの葉を盛りつけるときにのせます。サラダ、焼いたポートベローマッシュルーム、アスパラガス、パンなどと合わせると、すばらしい食事になります。

143.ノンオイル野菜炒め♥

材料（2 人分）：

●ニンニク…1 〜 2 かけ（みじん切り）
●長ネギ（根深ネギ）…1本（青ネギを使う場合は3〜4本。3cmに切る）
●芽キャベツ…6個(縦半分に割り、千切り)
●生しいたけ、またはマッシュルーム…1 パック（約 100g。スライス）
●ニンジン（中）…1本（5cmの千切り）
●低塩のベジタブルブイヨン…小さじ 1/2（好みで加減。 無塩の顆粒タイプを使う場合は大さじ 2/3 〜1）

【作り方】

❶ベジタブルブイヨン以外の材料をすべて記載されている順にタジン鍋に入れる。
❷ベジタブルブイヨンを①の野菜の中ほどに入れ、中火にかける。
❸蒸気が出る音がしてきたら火を止め、1 分おく。
❹③をバーナーからおろしてよくかき混ぜ、蓋をして 1 分おけばできあがり。玄米か雑穀のご飯、そして大盛りのサラダとともにいただきます。

144.おからのハンバーグライス♠♦

残り物の「おからの炒り煮」が、おもてなし用のハンバーグライスに変身です。

材料（2～3人分）

●「おからの炒り煮」（342 ページ）…2 カップ
●玄米ご飯…1カップ
●生フラックスシード、または「つぶつぶ発芽フラックス」（404ページ）…大さじ2（ミルサーで粉末にする）
●セロリ…1/4 本（みじん切り）
●玉ネギ…1/4 本（みじん切り）
●コショウ…小さじ 1/8
●「自家製バーベキューソース」（342ページ）…適宜
●ブロッコリー…1 個（茎を5cm ほどつけたまま皮をむき、小房に分ける）
●ニンジン（中）…1本（一口大に切る）
●玄米か雑穀のご飯…適宜

作り方：

❶オーブンを 200 度にセットしておく。
❷おからからコショウまでの材料をボウルに入れてよく捏ね、2～3個の小判型に形を調える。
❸②を「ヒヨコ豆のバーガー」（317 ページ）の要領で焼く。
❹③を焼いている間に、ブロッコリーとニンジンを熱した蒸し器に入れて固めに蒸す。ブロッコリーのほうが早くやわらかくなるので、先にとり出し、さらに 2 ～ 3 分してニンジンをとり出す。
❺大皿に③と④、ご飯を盛りつける。大盛りのサラダと一緒に食卓へ。「バーベキューソース」は小鉢に入れてテーブルに出し、必要なだけハンバーグにかけるようにします。おから自体に味がついていますので、ソースはほとんど使わなくても大丈夫です。
❹③をご飯と合わせず、レタスやトマトと一緒にバーガーバンズに挟んでもおいしいです。

145. とびきりおいしいワイルドライスとマッシュルームのピラフ♥

このレシピはどんな特別な日のお料理にも十分エレガントで、誰もが気に入ってくれるはずです。前もって用意しておくにも簡単です。

材料（6～8人分）：

- ●蒸気炒め用のベジタブルストック（267ページ【注】）、または水、酒…少々
- ●玉ネギ（大）…1個または中2個（スライスしておよそ2カップ）
- ●セロリ…3本（スライス）
- ●ニンニク…2かけ（みじん切り）
- ●タイム（乾燥）…小さじ1
- ●ワイルドライス（生）…3/4カップ（ネット通販が扱っていますが、古代米で代用も可能）
- ●玄米（生）…3/4カップ
- ●ベジタブルストック（267ページ【注】）…3カップ
- ●マッシュルーム（生しいたけ、舞茸、しめじでも可）…280g（四つ切）
- ●パセリ、またはコリアンダーの葉…1/2カップ（好みで増やす）
- ●バルサミコ酢…大さじ1～2
- ●黒コショウ（挽きたて）…少々

作り方：

❶ベジタブルストック（または水か酒）を大さじ数杯、厚手の煮込み用の鍋に入れ、玉ネギ、セロリがしんなりするまで、頻繁にかき混ぜながら、中火で4～6分炒める。

❷①にニンニク、タイムを加え、かき混ぜながら30秒炒める。

❸②にワイルドライスと玄米、ベジタブルストックを加え、沸騰したら蓋をして、水気がほとんどなくなるまで、弱火で50～55分炊く。

❹ベジタブルストック（または水か酒）（分量外）をテフロン加工の鍋に入れて中火にかけ、ここへマッシュルーム（きのこ）を加えて時々かき混ぜながら、マッシュルーム（きのこ）がやわらかくなるまで4～6分炒める。

❺④を③に加え、パセリまたはコリアンダーの葉、バルサミコ酢、コショウを加え、ふんわりと混ぜればできあがり。

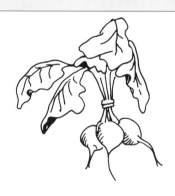

146. チンゲンサイとマッシュルームの中華うま煮♥

材料（4～6人分）：

- 玉ネギ（大）…2個（2カップ。スライス）
- ニンニク…3かけ（みじん切り）
- ショウガ…大さじ1&1/2（皮をむき、みじん切り）
- マッシュルーム、または生しいたけ、舞茸、しめじなどのとり合わせ…560g（スライスして約5カップ）
- チンゲンサイ…8～10株（約1100g）
- 青ネギ…6本（細めなら8本。斜め切り）
- 赤パプリカ（大）…1個（種を出し、1cm幅に切る）
- 水…1/2カップ
- コーンスターチ（または片栗粉）…大さじ3
- 減塩たまり醤油、または減塩醤油…大さじ1～2
- 黒コショウ…少々
- コリアンダーの葉…たっぷり（刻む）
- 蕎麦（ゆで）または玄米ご飯

作り方：

❶テフロン加工の鍋を中火にかけ、玉ネギ、ニンニク、ショウガをベジタブルストックか酒、または水で、玉ネギがしんなりするまで炒める。マッシュルーム（あるいはほかのきのこ類）を加え、さらに5分炒める。

❷①にチンゲンサイとネギを加え、2～3分炒め、赤パプリカを加える

❸コーンスターチ（片栗粉）と水、減塩たまり醤油か減塩醤油を小さなボウルに合わせる。

❹②を弱火にし、③を加え、とろみがつき野菜につやが出るまで、蓋をしてさらに数分蒸し煮にする。

❺コショウとコリアンダーの葉を適宜加え、蕎麦または玄米ご飯の上からかけるか、またはそのままで食卓へ。

147. 超特急インターナショナルシチュー♥

このレシピは患者の1人だったジーンの妻ベッツィーから届いたものです。ジーンのお気に入りで、是非このレシピを送るように主張したのだと言います。

材料（4～6人分）：

- ブラックビーンズ（黒インゲン豆／水煮缶／425g入り）…1缶（汁を捨て、水洗いする／自分でゆでたものを使う場合は260g）
- ダイストマト（缶詰／411g入り／無塩）…1缶（400g入りでもOK）
- コーン（冷凍）…ダイストマトの入っていた缶にいっぱいになる程度

作り方：

❶鍋に材料をすべて合わせて中火にかけて温めればできあがり。

コーンチップスに添えて出します。翌日は残りもののポレンタ（324ページの「作り方」の②～④までの工程で作ったもの）とオートミールを加えて中身を増やします。

148.湯葉の五目うま煮♠◆

材料（4人分）：

●ショウガ…ひとかけ（みじん切り）
●干ししいたけ…10枚（2日かけて冷蔵庫で戻し、石づきを除いて薄切り）
●ニンジン（中）…1本（4cm長さの輪切りを短冊切りにして、軽く蒸す）
●ゆでタケノコ…100g(4cm長さの薄切り)
●赤パプリカ（大）…1/2個（種を出し、1cm幅に切る）
●長ネギ（根深ネギ）…2本（4cmの斜め切り）
●白菜…4枚（一口大に切る）
●チンゲン菜…3株（一口大に切る）
●セロリ…1本（4cm長さの斜め切り）
●ベジタブルストック（267ページ【注】）…1カップ弱
●酒…大さじ2
●減塩たまり醤油、または減塩醤油…大さじ1&1/2
●海塩…小さじ1/2（ベジタブルブイヨンに塩が含まれている場合は省く）
●メープルシロップ、またはアガベシロップ…小さじ1/3～1/2
●コショウ…少々
●豆板醤…小さじ1/4（なくても可）
●生湯葉…200～300g（一口大に切る）（生湯葉が手に入らないときは、干し湯葉を固く絞った濡れ布巾かキッチンペーパーにはさんでやわらかく戻して使う）
●片栗粉…小さじ2（大さじ3杯弱の水で溶く）

作り方：

❶中華鍋を中強火にかけ、ショウガと水少々を入れて香りが出るまで炒める。
❷①にしいたけほか材料の野菜を入れ、蓋をして約4～5分中火で蒸し煮にする。焦げつくようであれば途中で水または酒少々を加える。
❸②が煮えるまでの間に、ベジタブルストックと調味料を合わせておく。
❹②に③と湯葉を加え、ひと煮立ちさせ、水溶き片栗粉を回しかけてとろみをつければできあがり。大盛りのサラダとご飯を添えて食卓へ。

149. スイスチャード（フダンソウ）とヒヨコ豆のモロッコ風シチュー♥

これは材料の下ごしらえが少し大変ですが、あとは簡単で、これ一品で食事になります。スイスチャードをたくさん使えば使うほど、おいしくなりますので、たくさん使ってください。

材料（6人分）：

- 玉ネギ（大）…1個（1〜1&1/2 カップ。スライス）
- サフラン【注】…ふたつまみ（およそ 15 〜 18 本。0.2 g。レシピの分量より控えめにしたほうが無難）
- ニンニク…大さじ1（みじん切り）
- コリアンダーの葉…1カップ（50g。刻む）
- パセリ…1/2 カップ
- クミン（粉末）…小さじ 1/2
- トマトペースト（無農薬／無添加／瓶詰／ 416 ページ）…170g
- スイスチャード（フダンソウ）…約 900g（ホウレンソウで代用可／葉は 5cm 長さに切り、茎は角切りにする）
- ヒヨコ豆（水煮缶／ 425g 入り）…2 缶（汁を捨て、水洗いする／自分でゆでたものを使う場合は 520 g）
- ベジタブルストック（267 ページ【注】）、または水…1 カップ
- 黒コショウ…適宜（なくても可）
- レモン…1個（ジュースを絞り、皮をすりおろす／オーガニックでないものは 229 ページの洗い方を参照）

【注】アヤメ科の多年草およびそのめしべを乾燥させた香辛料。スパイス類の中では一番高価ですが、一度に使用する量がきわめて少ないうえ、お料理の色や味を引き立ててくれますので、投資する価値はあります。「サフランパウダー」は手ごろな値段です（415 ページ）。

作り方：

❶テフロン加工の鍋にベジタブルストックか水（分量外）を少量入れて中火にかけ、玉ネギ、サフランを加え、玉ネギがしんなりするまで 10 分ほど炒める。

❷ニンニク、コリアンダーの葉、パセリ、クミンをボウルに合わせ、トマトペーストと一緒に①に加える。よく混ぜ、弱火で数分煮る。

❸鍋にお湯を沸かし、スイスチャードの葉がしんなりするまで数分ゆでてとり出し、同じ鍋で角切りにした茎をやわらかくなるまで 10 分ほどゆでる（ホウレンソウを使う場合は、葉の部分を手に持ったまま茎の部分のみを先にお湯に入れ、30 秒してから葉の部分を入れて、箸で上下を返し、30 秒したら冷水にとる）。

❹ヒヨコ豆、ベジタブルストックか水 1 カップ、スイスチャードの葉を①の鍋に加え、よく混ぜ、10 分ほど蒸し煮にする。スイスチャードの茎を加え、コショウで味を調えて火を止める（ホウレンソウを使う場合はコショウで味を調えるときに加える）。すりおろしたレモンの皮とレモン汁をこの上からかけて、味をピリッと引き締めればできあがり。

150. ベジーシュウマイ♠◆

材料（4人分）：

- ●木綿豆腐（かためのもの）…1/3丁（四つ切りにしてゆで、水を切り冷ます）
- ●上新粉…1/2カップ
- ●しめじ…1パック（100g。みじん切り）
- ●えのき（小）…1/2袋（約50g。1cm長さに切る）
- ●ネギ…1本（みじん切り）
- ●生フラックスシード、または「つぶつぶ発芽フラックス」…大さじ3（粉末にする）
- ●減塩たまり醤油、または減塩醤油…小さじ1/2～1
- ●酒…小さじ2
- ●ベジタブルブイヨン…小さじ1/2
- ●しゅうまいの皮…24枚
- ●グリーンピース…24個
- ●キャベツの葉…4～6枚（破らないようにはがす）
- ●からし醤油…適宜

作り方：

❶シュウマイの皮とグリーンピース、キャベツの葉以外の材料をボウルに入れ、手でよく捏ねるように混ぜ合わせる。

❷シュウマイの皮に①を包み、中央にグリーンピースを一つずつのせる。

❸キャベツの葉を敷いたせいろの上に②を並べ、湯気の上がっている鍋の上にのせる。せいろの蓋の内側に布巾をかぶせて露止めをし、強火で約10分蒸す。せいろがない場合は、皿の上にキャベツの葉を敷き、その上にシュウマイを並べ、湯気の上がっている蒸し器に入れ、布巾で露止めをして蒸す。

❹からし醤油を添えて食卓へ。血圧が高い人は、醤油をつけすぎないように気をつけてください。なお、からし醤油に少量の玄米酢を加えると、塩分の量を減らすことができます。

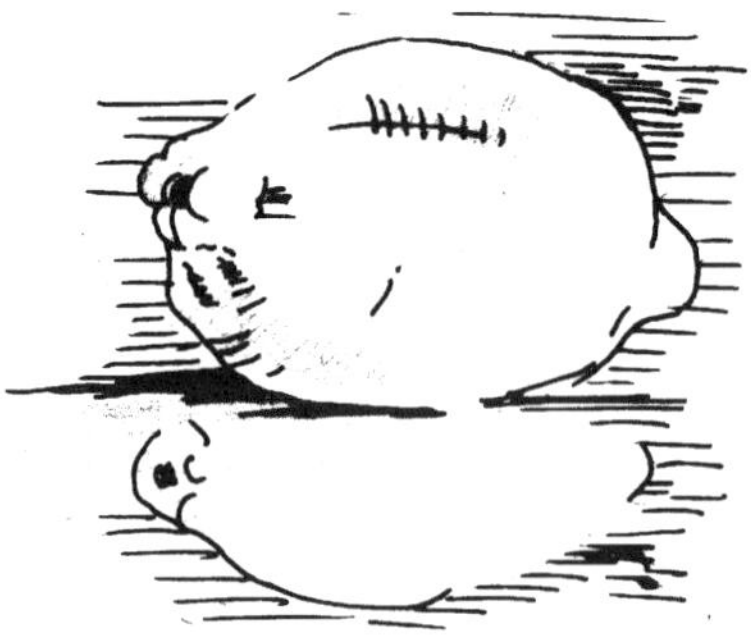

151.パプリカのスペイン風ライス詰め♥

材料（4~8人分）：

- 好きな色のパプリカ（大）…4個
- 玉ネギ（中）…2個（刻む）
- ニンニク（大）…3かけ（みじん切り）
- ショウガ…大さじ1（皮をむき、みじん切り）
- ベジタブルストック（267ページ【注】）、または水、酒など…適宜
- コーン…2カップ（3本分／冷凍コーンでも可）
- 玄米ご飯…2カップ
- トマト（中）…2個（2カップ。刻む）
- レモン…1個（ジュースを絞り、皮はすりおろす／オーガニックでないものは229ページの洗い方を参照）
- バルサミコ酢…大さじ1
- コショウ…少々

作り方：

❶オーブンを200度に温めておく。パプリカを縦半分に切り、種をとり除いておく。
❷玉ネギをテフロン加工の鍋に入れ、キツネ色がつき始めるまで中火で炒める。
❸②にニンニクとショウガを加え、さらに2～3分炒める。必要であればベジタブルストック（または水か酒）を少量加える。
❹③にコーンを加え、2分炒める。
❺④に玄米ご飯、トマト、レモン汁、レモンの皮、酢、コショウを加えて混ぜる。
❻パプリカに⑤のフィリングを山盛りに詰める。パプリカの角の部分は、フィリングを押さえつけるようにして詰める。
❼オーブン皿に並べ、上をアルミホイルで覆ってオーブンに入れ、25分焼く。

<アン夫人のメモ>

このフィリングは、カボチャまたはキャベツの中央をくり抜いた中にも詰めることができます。穴をあけた野菜なら、どんなものでもOKです。あるいはこのまま食べてもおいしいです。チーズのように、とろけた感じを出すには、「タヒニ抜きのフムス」（267ページ）を⑥の工程で上にかけ、表面に焦げ目がつくまで焼きます。

152.紙吹雪のような彩りの二度焼きポテト♥

美しい料理です。見た目がきれいなばかりか、味も抜群です。

材料（6人分）：

●ジャガイモ（きたあかり、または男爵）（中）…12個
●プラントミルク(402ページ)…2カップ(好みで増やす)
●冷凍コーン…約450g
●青ネギ…2カップ（小口切り）
●赤パプリカ（大）…2個（2カップ。種を除き、角切り）
●ガーリック顆粒…小さじ1　または生ニンニク（みじん切り）でも可
●コショウ…少々

作り方：

❶オーブンを230度に温めておく。
❷ジャガイモをこすって洗い、包丁の先端を刺して穴を数箇所あけ、オーブンで1時間焼く。
❸ジャガイモをオーブンからとり出し、注意深く2つ割りにして中身をくり抜き、大きなボウルに入れる。皮はオーブン皿に並べる。
❹③のボウルに入れたジャガイモにプラントミルクをゆっくり加えながら、ハンドブレンダー、またはハンドミキサーでよくホイップする。ここへコーン、青ネギ、赤パプリカ、ガーリック顆粒、コショウを加えてよく混ぜる。
❺④をオーブン皿に並べたジャガイモの中に詰め、オーブンの温度を180度に下げて、およそ30分焼く。

<アン夫人のメモ>

我が家の孫たちは、これをオートミルクと一緒に食べるのが気に入っています。皮まで食べてしまいます。残った場合、電子レンジで温めなおすことができますし、冷凍保存も可能です。

バリエーション

1. カボチャをジャガイモと一緒に焼き、カボチャの上部を横に切って中身をとり出し、④同様にホイップしたジャガイモや青ネギほかの野菜と混ぜ、これをカボチャの中に詰め、⑤の要領で再び焼く。カボチャはジャガイモの味をいくらか甘くし、とてもステキな色あいにしてくれます。
2. 細い千切りにしたニンジン、刻んだブロッコリー、刻んだ黄パプリカ、グリーンピース、インゲン豆、コリアンダーの葉かパセリなど、ほとんどどんな野菜でも、ホイップしたジャガイモに加えてフィリングにすることができます。

153. マッシュポテト♥

材料（4人分）：

●ジャガイモ（男爵または、きたあかり）（大）…4〜6個

●プラントミルク（402ページ）、あるいはジャガイモをゆでた水など…3/4カップ

●オニオングラニュール（顆粒）…小さじ1

●ガーリック顆粒…1/2〜1

●黒コショウ…小さじ1/8

作り方：

❶ジャガイモを6〜8つに切る（皮はむいてもむかなくてもかまいませんが、私はいかなる理由であれ、滅多にむきません）。

❷水（適宜）を入れた蓋つきの鍋に①を入れ、中火にかける（ゆでずにオーブンで焼くとジャガイモのフレーバーがさらに強くなります）。

❸鍋が沸騰したら、ジャガイモがやわらかくなるまで20〜25分沸騰させ続ける。ゆですぎると煮崩れるので注意。

❹ジャガイモの鍋の湯を捨て、ジャガイモの入った鍋を再び中火にかけ2〜3分、水分を蒸発させる。ボウルに移し、ハンドブレンダーかハンドミキサーを使って高速でクリーム状にする（ジャガイモが熱ければ熱いほど、かたまりになりにくい）。

❺ハンドミキサーの速度を低速に落とし、プラントミルクをゆっくりと加える。ボウルの淵についているジャガイモをすくいとるようにして攪拌すること。

❻⑤にオニオングラニュール（顆粒）、ガーリック顆粒、コショウを加え、再び高速で1分混ぜる。このまま食卓へ出すか、または「かんたんマッシュルームグレイビー」（278ページ）を添えて出す。

残ったマッシュポテトはテフロン加工のフライパンで焼くと、おいしいポテトパンケーキになります。

<アン夫人のメモ>

ジャガイモをゆでている間に水っぽくなるのを防ぐには、鍋に1/4個のレモンを入れ、レモンの皮と一緒にジャガイモをゆでるといいです。

154. ポテト“フライ“♥

これはとてもおいしいレシピです。そのままでも、またはケチャップをつけてもよく、つい思った以上にたくさん食べてしまいますので、あまりたくさん作りすぎないようにしてください。

材料（人数分）：

●ジャガイモ（男爵、きたあかり、メイクイーンなど）…中サイズのものを1人2〜3個（薄くスライス）

●減塩たまり醤油、または減塩醤油…少々

作り方：

❶オーブンを180度に温めておく。

❷ジャガイモを天板に並べ、醤油をスプレーで拭きかけ、30分焼く。長く焼けば焼くほどパリッとなる。

155. デビルド・ベビーポテト♥

このお料理の名前は、アメリカの典型的な卵料理「デビルドエッグ」をもじったものです。ゆで卵を2つ割りにし、とり出した黄身をソースやシーズニングであえて、ゆで卵のカップに盛りつけた「デビルドエッグ」がヒントです。オードブルにするのであれば、冷たくして出すのがおいしいです。メインディッシュにするなら、温かくても冷たくてもすばらしい一品です。我が家の孫たちは、この料理を作っている段階でできるボール状にくり抜いたジャガイモがとってもお気に入りです。

材料（6人分）：

- ●赤い皮のジャガイモ（レッドムーンなど）、またはほかのベビーポテトか小粒の新ジャガ（中）…12個
- ●好みのソース（詳細は「作り方」に記載）

作り方：

❶ジャガイモを20分ほど蒸し、大きなボウルにとり、冷たい水に浸して冷やす。
❷ジャガイモを半分に切り、メロンボーラーの小さいほうのスプーンを使って、ジャガイモの中身を少しくり抜き、中央に穴をあける。
❸この穴に「フムス&グリーンオニオンソース」（下記レシピ）または「スイートコーンソース」（271ページ）、あるいは「とびきりおいしいクルミソース」（274ページ）、マスタード、あるいはほかの好みのソースを詰める。
❹上にパセリまたはコリアンダーの葉をのせて食卓へ出す。

156. フムスとグリーンオニオンのソース♥

材料（約2/3カップ）：

- ●タヒニ抜きのフムス（267ページ）…大さじ10（1/2カップと大さじ2）
- ●青ネギ…1/2カップ（刻む）
- ●ディジョンマスタード…小さじ2
- ●レモン汁…大さじ1

作り方：

❶すべての材料をよく混ぜればできあがり。

157. 蕎麦粉とフラックスシードの安倍川もち♥◆

材料（2人分）：

- ●蕎麦粉…110g
- ●生フラックスシード、または「つぶつぶ発芽フラックスシード」…大さじ４（粉末にする）
- ●水…2カップ弱（200ml）
- ●メープルシロップ、またはデーツペースト（226 ページ）…大さじ3〜4
- ●きな粉…80 〜 100 g(大豆を自分で炒って粉末にしてもよい）

作り方：

❶フラックスシードと蕎麦粉、水をミキサーにかけて滑らかにする。
❷濡れタオルを用意する。
❸①を鍋に入れて強火にかけ、沸騰するまでしゃもじで手早くかきまぜ、粘りが出てきたら、力を込めてさらに混ぜ続ける。
❹②のタオルの上に鍋を下ろし、きめ細やかになるまでさらに混ぜる。
❺しゃもじを水にぬらして、適当な大きさに分ける。
❻⑤をメープルシロップに浸し、きな粉をまぶす。大盛りのサラダと合わせれば、とても満足なランチになります。

バリエーション

1. 海苔巻きにする。
2. 蕎麦つゆと薬味（ネギ、ワサビ、大根おろしなど）を添えて、蕎麦がき風に。血圧の高い人は蕎麦つゆをつけすぎないように気をつけてください。

158. キヌアのタケノコご飯♥◆

材料 (2 〜 3 人分)：

- ●キヌア…1 カップ
- ●水…2 カップ
- ●酒…大さじ 1
- ●減塩醤油、または減塩たまり醤油…大さじ 1/2
- ●ゆでタケノコ…2/3 〜 1 カップ（薄切り）
- ●だし…1/2 カップ
- ●減塩醤油、または減塩たまり醤油…大さじ 1
- ●みりん…大さじ 1
- ●メープルシロップかアガベシロップ…大さじ 1/2 〜1（好みで加減）

作り方：

❶キヌアは目の細かい漉し器（網）を使って洗い、水、酒、醤油（大さじ 1/2）と合わせて3〜4時間置く。
❷タケノコ以下の材料を合わせて中強火にかけ、沸騰したら弱火で 4 分煮る。
❸タケノコだけとり出し、煮汁を①と合わせて中強火にかけ、沸騰したら弱火で水気がなくなるまで炊く。炊きあがったら、タケノコと合わせて混ぜればできあがり。

159.カラフルマッシュポテトの重ね焼き♥

このおいしいレシピはデイビッド&ロシェル・ブロンフマン夫妻のクックブック『CalciYum!』(カルシヤム)【注】からとったものです。見るからに魅力的で、香り豊かなので、野菜を刻んだり、蒸したりと、忙しい思いをする価値があります。

【注】『CalciYum!』(カルシウムに富むおいしいレシピ)は、初のカルシウムに富む乳製品抜きのベジタリアン・レシピブックとして、1998 年出版、当時アメリカで話題を呼んだ料理の本です。

材料(10 人分):

- ●ジャガイモ(男爵)…中サイズ 6 個(2.5cm 角に切る。皮は気にならなければむかなくてよい)
- ●プラントミルク(402 ページ)…3/4 ~ 1 カップ
- ●サツマイモ(中)…2 個(皮をむき 2.5cm の角切り)
- ●玉ネギ(大)…1 個(1カップ。刻む)
- ●緑葉野菜(小松菜またはケール、タカナ、ターサイ、チンゲンサイなど)…ぎっしり詰めて 3 カップ(刻んで蒸す)
- ●白菜…3 カップ(約 1/2 個分。蒸す)
- ●フェンネル…1/4 カップ(みじん切り。蒸す必要はない)
- ●コリアンダーの葉…刻む

作り方:

❶大鍋に熱湯を沸かし、ジャガイモがやわらかくなるまでゆでる。ゆで汁を捨て、大きなボウルに移す。ここへプラントミルクを加えながら、硬いところがなくなるまでよく潰す。(皮はそのままでもよい。)

❷サツマイモがやわらかくなるまで蒸すかゆで、別の大きなボウルに入れる。

❸玉ネギをテフロン加工の鍋に入れ、水かベジタブルストック少量を加えながら中強火でキツネ色になるまで炒める。これを緑葉野菜とともに①に加えてよく混ぜる。

❹白菜とフェンネルを②に加えてよく混ぜる。

❺オーブンを 180 度に温めておく。

❻③の半量を 9 インチ × 11 インチ(23cm × 28cm)のオーブン皿【注】に敷き詰め、その上に④を広げ、さらに残りの③をその上に広げる。

❼オーブンに入れ 30 分焼き、とり出す。上から刻んだコリアンダーの葉を散らせばできあがり。

【注】このサイズのオーブン皿は日本では見当たらないようです。L サイズのオーブン皿が代用できると思います。下記はその一例です。

❶ 23cm × 31cm
https://item.rakuten.co.jp/cera-pockke/y9-0061/

❷ 23.5cm × 29cm
https://item.rakuten.co.jp/shikisaitouki/6d65657-477/

❸ 21.5cm × 32cm
https://item.rakuten.co.jp/copa/c02015/

160. ローストオニオンとトマトのホールウィートパスタ♥

「オイルを含まないパスタソース（トマトソース）を探すのは大変！」という声をよく耳にします。このレシピを使えば、ただ角切りにしたトマトを使うだけで、いとも簡単にすばやく、しかも驚くほどおいしい「ノンオイル」のパスタソースであえたパスタディッシュができあがります。

材料（6 人分）：

- ●甘い玉ネギ（大）…4 個（薄くスライス。新玉ネギか赤玉ネギ、小玉ネギでも可）
- ●ホールウィートのエンジェルヘアーパスタ（カッペリーニ）、または好みの全粒粉パスタ（または麺類）…約 450 g
- ●ダイストマト(缶詰／約 411 g入り／無塩）…4缶（400g 入り4缶でも OK)
- ●バジル、またはコリアンダーの葉かパセリ（いずれも生）…1/4 カップ（刻む。好みで増やす）

作り方：

❶オーブンのグリルを点火しておく。

❷ベーキングシート（213 ページ【注6】）を敷いた天板の上に玉ネギを広げてオーブンに入れ、数分ごとにチェックしながら、しんなりとややキツネ色に色づくまで焼く。たとえ少し焼きすぎたところがあっても、味はよい。

❸玉ネギを焼いている間に、パスタを袋の表示に従ってゆでる。

❹トマトをキャセロール皿（直火可能の）に入れ、泡が出始めるまでコンロで温める。

❺④にパスタを入れ混ぜながら温める。

❻パスタの上をバジルで覆い、その上に②の玉ネギをのせる。玉ネギはパスタと混ぜないように注意。

全粒粉のパン、たっぷりの野菜が入ったサラダとともに出します。最高にいい気分になるはずです。でもパスタを使いすぎないように気をつけてください。パスタが多いとたくさんのソースと玉ネギが必要になります。

161.緑葉野菜と豆入りトマトソースであえた全粒粉パスタ♥

この料理は一皿でほかには何もいらない完璧な食事になります。ケールや小松菜、またはスイスチャード（フダンソウ）入りのパスタは、これらの緑葉野菜を用意する簡単な方法です。使う緑葉野菜の量に制限はありません。

実のところ、パスタより緑葉野菜が多くなるほうが完璧です。ノンオイルのパスタソースが手に入るようでしたら、ダイストマトやトマトソースの代わりに使ってください。いつものことながら、バジルはフレッシュが断然一番です。

材料（4～6人分）：

●玉ネギ（大）…1個（1カップ。刻む）
●ニンニク…3～4かけ（みじん切り）
●ダイストマト（缶詰／411g入り／無塩）…1缶（400g入りでもOK）
●トマトソース（ノンオイル／瓶詰かパック詰／415ページ）…425g
●カンネッリーニ（小粒の白インゲン豆／水煮缶／425g～540g入り）…1缶（豆汁を捨て、水洗いする／自分でゆでたものを使う場合は260g）
●オレガノ（乾燥）…小さじ1
●バジル（生）…たっぷり、または乾燥のものなら小さじ1
●黒コショウ…少々
●ホールウィートまたはスペルト小麦かキヌアのパスタ…1袋（340g入り）
●緑葉野菜(ケール、小松菜、ナバナ、チャード<フダンソウ>、ターサイなど）…1束（小松菜以外は茎を除き、一口大に切る）
●コリアンダーの葉…適宜（大きめのみじん切り）

作り方：

❶大鍋でお湯を沸かす。
❷テフロン加工の鍋に玉ネギを入れ、水を少量加えながら、しんなりしてキツネ色になりかけるまで中火で炒めたら、ニンニクを加え、さらに数分炒める。
❸ダイストマト、トマトソース、カンネッリーニ、オレガノ、バジルを②に加え、蓋をせずに煮込む。コショウで味を調える。
❹①が沸騰したらパスタを入れ、数分ゆでたら、そこへ緑葉野菜を加えてパスタの中に混ぜ込む。さらに5分、あるいはパスタがアルデンテになるまでゆでて、水気をよく切る。これをキャセロール皿または大皿に移し、③のソースを加えて混ぜる。上にコリアンダーの葉を散らして食卓へ。

162. レンズ豆のスラッピー・ジョー♥

「スラッピー・ジョー」はアメリカを代表する食べ物の1つで、通常、牛挽肉、玉ネギ、トマトソース（またはケチャップ）、ウスターソースなどから作りますが、そのヘルシーバージョンでは、牛挽の代わりにレンズ豆が使われるのが一般的です。

このレシピは1980年代初めから「プラントベースでホールフードの食事」を治療の主軸に据えているジョン・マクドゥーガル医学博士の妻メアリー・マクドゥーガルのレシピを少し参考にしたものです。とても風味豊かで、私たちはこのままでも、これまで食べたスラッピー・ジョーのなかで一番気に入っていますが、上にコリアンダーの葉を散らし、全粒粉のバーガーバンズか玄米ご飯の上からかけてもおいしいです。

材料（8～10人分）：

- 水…3&1/3カップ弱
- 玉ネギ（大）…1個（1カップ。角切り）
- 好みの色のパプリカ（大）…1個（1カップ。角切り）
- チリパウダー…大さじ1
- 赤または茶色のレンズ豆（乾燥）…1&1/2カップ
- ダイストマト（無塩／缶詰／425g入り）…1缶（411g入りでもOK）
- 減塩たまり醤油、または減塩醤油…大さじ1
- ディジョンマスタード、または好みのマスタード…大さじ2
- デーツシュガーか黒砂糖、甜菜糖をミルサーにかけてきめ細やかな粉末状にしたもの、あるいはデーツペースト（226ページ）…大さじ1（マジョールデーツ1粒で代用可能。なくても可）
- 米酢（または玄米酢）…大さじ1
- 有機ウスターソース（416ページ）…小さじ1
- 黒コショウ（挽き立て）…適宜
- コリアンダーの葉…一束（みじん切り）

作り方：

❶大鍋に1/3カップの水を入れ、玉ネギとパプリカを加えて5分ほど、玉ネギが少しやわらかくなるまで、時々かき混ぜながら中火で蒸し炒めする。

❷①にチリパウダーを加えよく混ぜる。

❸残りの水（3カップ）、レンズ豆、トマトほか残りの材料を加えてよく混ぜ、沸騰させたら、火を弱め、蓋をして弱火で約55分、時々かき混ぜながら煮込む。

❹バーガーバンズにはさむか、玄米ご飯にかけ、上にコリアンダーの葉を散らせばできあがり。

163.お麩と野菜の酢豚風♥◆

材料：(4人分)

<具の材料>

●ブロッコリー（花の部）…1カップ（小房に分ける）
●ニンジン…1カップ（一口大の乱切り）
●お麩…生麩の場合で200g（一口大に切る）、または乾物のお麩を水に浸して戻し、よく絞って200g分。
●減塩たまり醤油、または減塩醤油…小さじ1
●酒…大さじ1
●ショウガ汁…小さじ1
●玉ネギ（大）…1/2個（2つ割りにして櫛形に切る）
●赤パプリカ（大）…1/2個（種を出して短冊切り）
●ゆでタケノコ…1カップ（乱切り）
●干ししいたけ…4枚（戻してそぎ切りにする）

<合わせ調味料の材料>

●玄米酢…大さじ2&1/2
●減塩たまり醤油か減塩醤油…大さじ2
●ケチャップ…大さじ2
●酒…大さじ2
●ベジタブルストック（267ページ【注】）…1/2カップ
●パイナップル（缶詰でも可）…1/3カップ弱（80g。ミキサーにかける）
●メープルシロップかアガベシロップ…小さじ1/2
●片栗粉…大さじ1/2
●長ネギ（根深ネギの白い部分）…5cm（縦に切れ目を入れて開き、縦にごく細く切り、水にさらす）
●玄米ご飯…適宜

作り方：

❶合わせ調味料を小さなボウルか計量カップに入れ、よく混ざるまで泡立て器で混ぜておく。
❷大きなテフロン加工の鍋に醤油、酒、ショウガ汁を入れて中火にかける。熱くなったらお麩を入れ、時々裏返しながら表面がキツネ色になるまで炒め焼きにする。焦げつくようなら少し水を加える。器に移す。
❸②の空いた鍋にブロッコリーとニンジン、少量（約大さじ2～3）の水を加えて蓋をし、中強火で蒸す。沸騰したら火を止め、3分おいてとり出す。
❹玉ネギを③の空いた鍋に入れ、必要であればベジタブルストックか水を少量加えて、玉ネギにやや焦げ目がつくまで中火で炒める。
❺パプリカ、タケノコ、しいたけ、ショウガを④に加え、パプリカがやわらかくなるまで中火で炒める。必要であればさらに水を足す。
❻②と③を④の鍋に加え、その上から合わせ調味料を回しかけ、絶えずかき混ぜながら、とろみがつくまでおよそ2分煮込む。
❼ 皿に盛りつけ、ネギを散らせばできあがり。玄米ご飯の上からかけ、大盛りのサラダと一緒にいただく。

次ページへ

163. つづき

<訳・監修者メモ>

この料理は少し手間がかかりますが、努力の甲斐はあります。ただ炒めすぎないように気をつけてください。レシピの⑤段階までに必要な材料をすべて用意しておき、食卓へ出す直前に料理し始めるようにします。

麩の代わりにセイタン（419 ページ）や戻した高野豆腐でもかまいません。セイタンはたいてい味付けしているため、お湯か水で30 分ほど塩抜きしてから使います。

お麩はグルテン（小麦タンパク）を主原料にしていますので、グルテン不耐症、あるいはグルテン過敏症の人には、このレシピはおすすめできません。

164. トルティーヤパイ♥

材料（4 ～ 6 人分）：

- ●コーントルティーヤ（ノンオイルのものが理想）…6 ～7枚（チャパティでも可）
- ●ブラックビーンズ（黒インゲン豆／水煮缶／ 425g 入り）…2～3缶（汁を捨て、水洗いする／自分でゆでたものを使う場合は 520 ～ 780 g）
- ●サルサ（瓶詰／ 450 g入り／416ページ）…2 瓶　または「手作りサルサ」（270 ページ）…900g
- ●冷凍コーン…450 g
- ●玉ネギ（大）…1 個（1 カップ。みじん切りにし、しんなりするまでベジタブルストック＜ 267 ページ【注】＞か水で炒める）
- ●赤か緑のパプリカ（大）…1 個（1 カップ。種をとり、刻む）
- ●トマト（大）…1 個（1 カップ。刻む）

作り方：

❶オーブンを 180 度に温めておく。

❷大きなオーブン皿（グラタン皿）の底にトルティーヤの半量を敷き詰める。空間のできたところはトルティーヤを切るか千切るかして埋め尽くす。

❸豆を②の上に広げ、その上にサルサ 1 瓶、コーン、炒めた玉ネギ、パプリカ、トマトをのせ、これを残りのトルティーヤで覆う。その上に残りのサルサを全体にかける。サルサが足りなければ、分量以上に使用してもよい。

❹オーブンに入れ 60 分、カバーをしないで焼く。長く焼けば焼くほど、味がよくなる。

165. セイタン（グルテンミート）のブルゴーニュ風♥

材料（6~8人分）：

●玉ネギ（中）…3個（1&1/2 カップ。スライス）
●マッシュルーム（生しいたけ、舞茸、しめじでも可）…340g（スライス）
●セイタン（グルテンミート）…2カップ（30分ほど水かお湯で塩抜きしてから角切り。あるいはお麩を水かお湯で戻して2カップ分。いずれもネット通販各社が扱っている）
●赤ワイン…1カップ
●ベジタブルストック（267ページ【注】）…1&1/2 カップ
●減塩たまり醤油、または減塩醤油…1/3カップ
●マジョラム（乾燥）…小さじ 1/4
●タイム（乾燥）…小さじ 1/4
●黒コショウ…小さじ 1/8
●コーンスターチ、または片栗粉…大さじ2&1/2（1/4 カップの水で溶く）
●コリアンダーの葉、またはパセリ…適宜（刻む）

作り方：

❶玉ネギとマッシュルームを、水 1/2 カップが入ったテフロンの鍋に入れ、中火で約15分、玉ネギがやわらかくなるまで、蒸気炒めにする。
❷コーンスターチ（片栗粉）以外の残りの材料を①に加え、蓋をして5分煮る。
❸水溶きしたコーンスターチ（片栗粉）を加え、とろみがつくまで煮る。仕上げにコリアンダーの葉かパセリを散らせばできあがり。

<アン夫人のメモ>

ノンオイルのベジバーガー【注】が手に入るようでしたら、これをボロボロにしてセイタンの代わりに、あるいはセイタンと併せて使ってもいいでしょう。この料理はこのままでもおいしいですが、ご飯やジャガイモ、あるいはホールウィートのトースト、または粟ご飯かキヌアご飯の上からかけると特においしいです。マッシュルームは好みで分量を2～3倍に増やしてもいいです。セイタン（お麩）は分量より多くてもかまいません。

【注】日本でもオーガニックのベジバーガーはネット通販や輸入食料品店（ナショナル麻布など）が扱っていますが、いずれもノンオイルではありません。矢掛テンペ社（岡山）の「こだわり国産ハトムギテンペ」（※）を10分ほど熱湯でゆで、水気をペーパータオルで拭いて少量の減塩たまり醤油（または減塩醤油、あるいはバーベキューソースに数分浸し、テフロンのフライパンで軽く焼いたものなどで代用できますが、ベジバーガーは自分で作るほうがずっとおいしく、またヘルシーです。さらにグルテン不耐症、グルテン過敏症の人でも安心してこのレシピを楽しめます。

（※）https://item.rakuten.co.jp/furusato-meiten/tenpe_hatomugi/#tenpe_hatomugi

166. レンズ豆ローフ♥

このヘルシーなローフには、どの色のレンズ豆でも使えますが、私の好みは赤レンズ豆です。早く煮えてすぐに潰すことができ、薄い色のローフに仕上がるからです。茶色のレンズ豆だと、よく潰せませんので、煮るときに水を少し多めにし、数分余計に煮るといいでしょう。残ったらとてもおいしいサンドウィッチが作れます。あるいはテフロン加工のフライパンで、ローフのスライスを焼いてもいいでしょう。

材料（6 人分）：

●レンズ豆（乾燥）…1&1/2 カップ（洗う）
●水…2&1/2 カップ
●玉ネギ（中）…2 個（1&1/2 カップ。みじん切り）
●マッシュルーム（生しいたけ、舞茸、しめじでも可）…6 個（みじん切り）
●ベジタブルストック（267 ページ【注】）、または水…適宜
●ホウレンソウ…ぎっしり詰めて 2 カップ（刻む）
●ダイストマト（無塩／缶詰／ 425g 入り）…1 缶（411g 入りでも OK）
●玄米ご飯…2 カップ
●ガーリックパウダー…小さじ 1
●セージ（乾燥）…小さじ 1
●ミセスダッシュガーリック&ハーブオールナチュラルシーズニングブレンド（無塩）…小さじ 1
●マジョラム（乾燥）…小さじ 1/2
●ケチャップかバーベキューソース（いずれもブドウ糖果糖液糖を含まないもの）、または「自家製バーベキューソース」（342 ページ）…1/4 ～ 1/2 カップ

作り方：

❶オーブンを 180 度に温めておく。
❷レンズ豆を水 2&1/2 カップとともに中火にかけ、沸騰したら弱火でやわらかくなるまで煮る。鍋の中のレンズ豆を煮汁ごとポテトマッシャーで潰す。
❸玉ネギとマッシュルームをテフロン加工の鍋に入れ、少量のベジタブルストックか水を加え中強火で蒸気炒めにする。玉ネギがやわらかくなったら、ホウレンソウを加え、蓋をし、ホウレンソウがしんなりするまで蒸し煮にする。
❹③とトマト、玄米ご飯、ニンニク、セージ、シーズニングミックスを②に加える。
❺ 9 インチ× 5 インチ（23cm × 17cm）のローフパン【注】に、押さえつけるようにして詰め、その上にケチャップかバーベキューソース、あるいは「自家製バーベキューソース」を広げる。
❻オーブンに入れ、45 ～ 60 分焼く。マッシュポテトと「かんたんマッシュルームグレイビー」（278 ページ）を添えて出す。
【注】必ずしも同じサイズのローフパンを探す必要はありません。この前後のサイズのもので大丈夫です。

167. アントニア・ディマス博士のクスクス入りアフリカ風シチュー♥

この料理は、プラントベースの食事の用意の仕方を子供や大人たちに指導するという先駆的な活動をした有名なシェフ、アントニア・ディマス博士（161ページ）のレシピです。とても早く用意できる一品です。特に前もってサツマイモを焼いておくと、超スピード料理です。冷凍もしやすく、コーンやトマトを加えると、残ったシチューの量を増やすことができます。でもこの料理はおいしいので、たくさん残るようなことはありません。

材料（8人分）：

- クスクス（全粒粉のもの）…2カップ（玄米、キヌア、粟などでも可）
- 玉ネギ（大）…1個（角切り）
- 緑パプリカ…1 個（1カップ。またはピーマン…2〜3個。種を除き、角切り）
- ニンジン…2カップ（刻む）
- クミン（粉末）…大さじ2
- パプリカ（粉末）…大さじ2
- シナモン（粉末）…大さじ1
- トマト（中）…2個（2カップ。角切り）
- サヤインゲン（生または冷凍）…2カップ（好みの大きさに切る）
- 焼いたサツマイモ（中）…1本、または小2本（2カップ。一口大に切る）
- ヒヨコ豆（水煮缶）…1 缶（454g入り。汁を捨て、水洗いする）
- グリーンピース（生または冷凍）…2カップ（冷凍の場合は解凍しておく）
- レーズン…2 カップ（好みで減らす）
- タバスコ…適宜

作り方：

❶鍋に熱湯 2 カップを沸かし、クスクスを加えて混ぜ、火からおろす。蓋をして 5 分ほどおく（玄米、キヌア、粟などを使う場合は、2 倍の水加減で炊いておく）。

❷テフロン加工の鍋に玉ネギと少量の水を加えて中火で数分蒸気炒めにし、緑パプリカ（またはピーマン）を加えてさらに炒める。必要であれば水をさらに加える。

❸ニンジン、クミン（粉末）、パプリカ（粉末）、シナモンを②に加えて数分炒め、トマト、サヤインゲン、サツマイモ、ヒヨコ豆を加える。蓋をして 15 分ほど中火で煮込む。

❹グリーンピースとレーズンを加え、ほんの少し煮込み、好みでタバスコを加えて混ぜる。クスクス（または、玄米、キヌア、粟などのご飯）にかけて食卓へ。

168. マスタードシード風味の玉ネギ・キヌアご飯♥

材料（6～8人分）：

●ブラックマスタードシード…大さじ1（なければ茶色でも可）
●キヌア…2カップ（洗う）
●水…3&1/2カップ
●玉ネギ（大）…2個（縦に半分に切り、スライスしたものをさらに半分に切る）
●減塩たまり醤油、または減塩醤油…大さじ1
●コリアンダーの葉またはパセリ…1/4カップ～1カップ（好みで増やす。刻む）
●カイエンペッパー…少量

作り方：

❶小さな鍋を中火にかけ、熱くなったらマスタードシードを入れてすぐに蓋をする。鍋の中のマスタードシードが跳ね始めたらすぐに火を止め、火からおろす。
❷中くらいの鍋に水を入れて強火にかけ、沸騰したらキヌアを入れ、蓋をして弱火で15分炊く。
❸キヌアを炊いている間に、オーブンのグリルを点火しておく。スライスした玉ネギを、ベーキングシート（213ページ【注6】）を敷いた天板に広げ、グリルでキツネ色になり始めるまで焼く（焼きすぎないように注意）。
❹キヌアが炊けたら、①と醤油、コリアンダーの葉（またはパセリ）、カイエンペッパーを加えて混ぜ、8インチ×12インチ（20cm×30cm）のオーブン皿【注】に入れ、その上に③の玉ネギを広げる。
玉ネギはご飯に混ぜ込みません。玉ネギがこのご飯の主役です。この料理をひとさじすくうたびに、玉ネギがのっているようにします。

【注】必ずしも同じサイズのオーブン皿を探す必要はありません。この前後のサイズのもので大丈夫です。

169. ヒヨコ豆のカレーとチャツネ♥

　この料理はすぐにでき、ルッコラかサラダホウレンソウの上に盛りつけると、とてもステキです。

材料（3〜4人分）:

●ヒヨコ豆（水煮缶／425g入り）…1缶（汁を捨て、水洗いする／自分でゆでたものを使う場合は260g）
●完熟トマト（中）…3個（角切り／または約400g入りのダイストマトの缶詰2個）
●カレー粉…小さじ2（好みで加減）
●マンゴーチャツネ（瓶詰／ネット通販が扱っている）…1瓶（226〜255g）、またはフレッシュマンゴー1個（角切り）
●コリアンダーの葉…たっぷり（刻む）
●玄米ご飯か炊いたブルガー（218ページ）…適宜

作り方:

❶鍋にヒヨコ豆、トマト、カレー粉を入れ、蓋をして中火にかけ、沸騰したら弱火にして3〜4分煮る。
❷チャツネ、またはマンゴーを玄米ご飯（またはブルガー）と混ぜる。
❸食卓へ出す寸前にコリアンダーの葉を②と混ぜ、銘々の器にこんもり盛りつける。その上に①をかければできあがり。

<アン夫人のメモ>

マンゴーチャツネにはたいてい砂糖が含まれていますので、砂糖を避けたい人は、刻んだマンゴー、レーズン、少量の酢、アップルバター【注】を合わせたものか、マンゴーだけを使うといいでしょう。

【注】リンゴをとろ火で長時間かけて煮詰めたもの。アップルソースより凝縮していて色が濃い。ネット通販が扱っている。

170. カリフラワーとジャガイモのカレー♥

材料（6人分）：

- ●玉ネギ（大）…1&1/2カップ（薄くスライス）
- ●ショウガ…小さじ3（みじん切り）
- ●ベジタブルストック（267ページ【注】）、または水か酒…大さじ3
- ●カレー粉…大さじ1
- ●ニンニク…3かけ（約小さじ3。みじん切り）
- ●カリフラワー（花の部分）…4カップ（小房に分ける）
- ●赤ジャガイモ（中）…4個（約680g／一口大に切る）
- ●ダイストマト（缶詰／400g入り／無塩）…2缶
- ●グリーンピース（冷凍）…450g（解凍しておく）
- ●コリアンダーの葉…1/2カップ（刻む）

作り方：

❶玉ネギ、ショウガ、ベジタブルストック（または水か酒）を直火対応のキャセロール皿（または鍋）に入れ、蓋をして中強火で4分煮る。

❷①を中火にしてカレー粉とニンニクを加え、絶えずかき混ぜながら1分煮る。

❸②にカリフラワーとジャガイモを入れ、頻繁にかき混ぜながら5分、または野菜がやわらかくなり始めるまで煮る。

❹③にトマトを加え、火を弱めて蓋をし、15分、野菜が完全にやわらかくなるまで煮込む。

❺④にグリーンピースを加え、グリーンピースが温まるまで、2分ほど煮る。

❻火を止め、コリアンダーの葉を加え、サラダ、ご飯、またはパンを添えて出す。

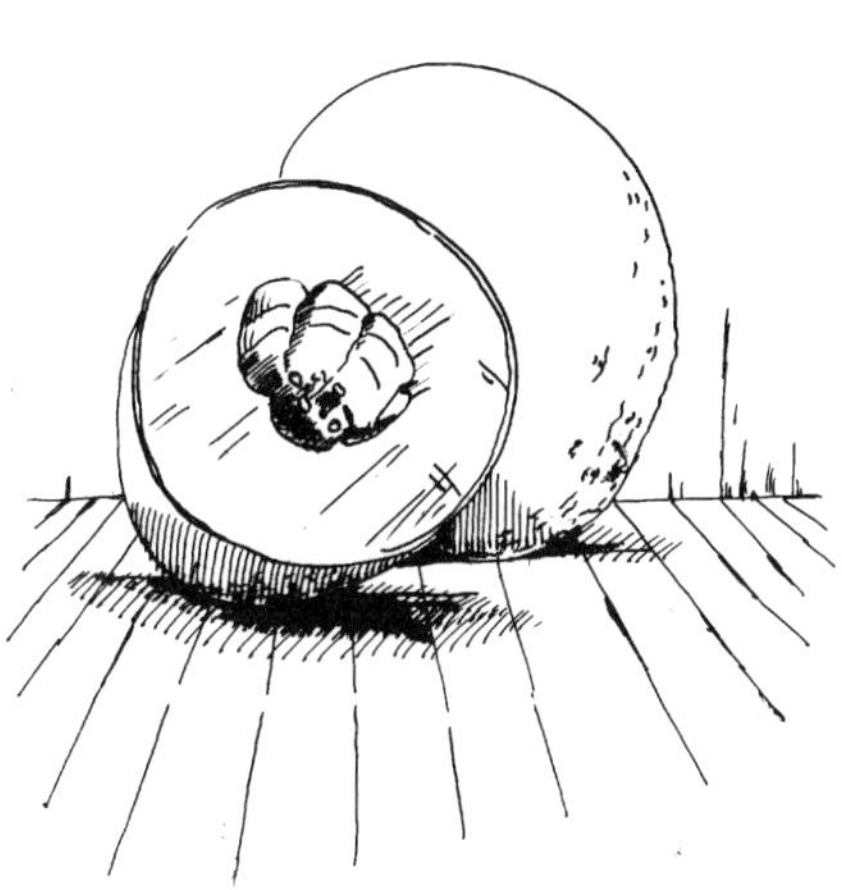

171.とっても簡単なカレーライス♥

私はこの料理が大好きです。材料を刻むのに少し時間がかかりますが、楽をしてご馳走にありつくことはできません。でも下ごしらえがすんだら、あとは煮込むだけです。

材料（3～4人分）：

- ●玄米（生）…1カップ
- ●ベジタブルストック（267ページ【注】）…1&1/2カップ
- ●みかんジュースかオレンジジュース（あるいはみかんかオレンジの絞り汁）…1/2カップ
- ●みかんかオレンジの皮…大さじ2（すりおろす／オーガニックでないものは229ページの洗い方を参照）
- ●カレー粉…小さじ1&1/2
- ●クミン（粉末）…小さじ1&1/2
- ●好みの色のパプリカ（大）…1個（1カップ。種をとり、角切り）
- ●玉ネギ（中）…1個（角切り）
- ●レーズン…1/4カップ
- ●パセリまたはコリアンダーの葉…適宜（刻む）
- ●フレッシュマンゴーまたはモモ…1個（角切り）

作り方：

❶レーズン、パセリ（またはコリアンダーの葉）とマンゴー（またはモモ）を除くすべての材料を、電気釜で炊くか、鍋に入れて強火にかけ、沸騰したら弱火でおよそ40分、ご飯が炊けるまで煮込む。

❷ご飯が炊けたらレーズンを加えよく混ぜ、レーズンがふっくらするまで数分おく。

❸パセリ（またはコリアンダーの葉）を加え、マンゴー（またはモモ）を添えて出す。あるいは蒸したブロッコリーか緑葉野菜を添えてもよい。

<アン夫人のメモ>

フレッシュマンゴーやモモがなければ、マンゴーチャツネで代用します。

172.圧力鍋で作るヒヨコ豆とホウレンソウのカレー♥

この料理はあっという間にできてしまいますので、圧力鍋に投資する価値があります。ご飯の上からかけ、マンゴーチャツネ、または刻んだフレッシュマンゴーを添えます。

材料（4〜6人分）：

●ベジタブルストック（267ページ【注】）、または水…2カップ弱
●プラントミルク（402ページ）…1カップ
●カレー粉（マイルド）…大さじ2
●ヒヨコ豆（乾燥）…450g（2&1/2カップ。水に入れて蓋をし、一晩水に浸しておく）
●ホウレンソウ（冷凍／200g入り）…3袋（生のホウレンソウでも可）
●赤玉ネギ（大）…2個（皮をむき1/8に切る）
●ダイストマト（無塩／缶詰／425g入り）…1缶（汁ごと／411g入りでもOK）、またはチリペッパー入りのダイストマト（無塩のもの／日本では販売されていないようです）
●コリアンダーの葉…適宜

作り方：

❶ベジタブルストック（または水）、プラントミルクを圧力鍋に入れてかき混ぜる。
❷ヒヨコ豆の水気を切り、①に加える。
❸冷凍のホウレンソウのかたまりと玉ネギを、②のヒヨコ豆の上に広げる。
❹トマトを③の上に広げる
❺圧力鍋の使用説明書に従って、強火で18分加熱する、
❻よくかき混ぜる。カレーは時間をおくにつれて濃くなるが、待てないときはヒヨコ豆の一部をフォークで鍋の縁に押しつけて潰し、全体を混ぜる。
❼各自の皿に盛りつけ、コリアンダーの葉をあしらうか、または盛りつける前に、⑥の鍋全体にたっぷり散らす。

173.レンズ豆のカレー♥

この料理はすばらしいインド料理の本『Bombay』（ボンベイ）からとりましたが、私は塩は除きます。また、この材料の中の最後の3つは私が加えたものです。

材料（4 人分）：

●黄レンズ豆（乾燥）…2&1/2 カップ（赤レンズ豆、またはイエロースプリットピーでも可）
●水…5 カップ
●ニンニク…4 かけ（みじん切り）
●玉ネギ（大）…1 個（1 カップ。刻む）
●トマト（中）…1 個（1/2 カップ。角切り）
●青唐辛子（細身の辛味種のもの）…4 本（またはハラペーニョなら 1 本、甘味種の青唐辛子なら2〜3本、または好みで混ぜ合わせてもよい。種を除き、みじん切り）。あるいはチリペッパーソース適宜
●塩…小さじ 1（なくても可）
●ターメリック（粉末）…小さじ1
●コリアンダーの葉…適宜
●ニンジン…適宜（千切り）
●赤パプリカ…適宜（角切り）
●ズッキーニ…適宜（5mm の輪切り）

作り方：

❶鍋にレンズ豆と水を入れて中強火にかけ、沸騰したら弱火にして蓋をし、豆がやわらかくなるまで約 10 分煮る。
❷ニンニク、玉ネギ、青唐辛子、ターメリックを①に加え、全体がとろりとしてくるまで蓋をせずに弱火で煮込む。
❸残りの材料を食卓へ出す直前に加え、中火にして数分煮て火を止め、玄米ご飯の上にかける。

174. スロークッカー（クロックポット）で作る豆のカレー♥

友人宅で食事をして帰ってきた娘ジェーンが、これまでで一番おいしい豆のカレーをご馳走になってきたのだけれど、その材料というのがとってもシンプルだったというのです。そこで私は電話をかけ、それをこしらえたピーターに尋ねてみました。彼がくれたのがこのレシピでした。おいしさの秘訣はショウガでした。

材料（6人分）：

●黄玉ネギ(大)…2個(2カップ。スライス)
●ニンニク…6かけ（みじん切り）
●ショウガ…大さじ5〜6（みじん切り）
●ベジタブルストック（267ページ【注】）か水…7カップ
●イエロースプリットピー（乾燥）…1袋（約450g）

作り方：

❶玉ネギをテフロン加工の鍋に入れて中強火にかけ少量の水、またはベジタブルストック（分量外）で蒸し炒めにする。玉ネギがしんなりしてきたらニンニク、ショウガを加え、玉ネギがキツネ色になるまで炒める。

❷ベジタブルストックか水と豆、そして①をスロークッカー（クロックポット）に入れ、6〜10時間、全体がとろりとしてくるまで煮込む。玄米ご飯の上にかけ、その周りを、蒸したホウレンソウまたはケールで囲んで食卓へ出す。

<アン夫人のメモ>

スロークッカーがない場合は、材料がとろりとしてくるまで、できるだけ長時間かけて、とろ火で煮込むと同じものができます。

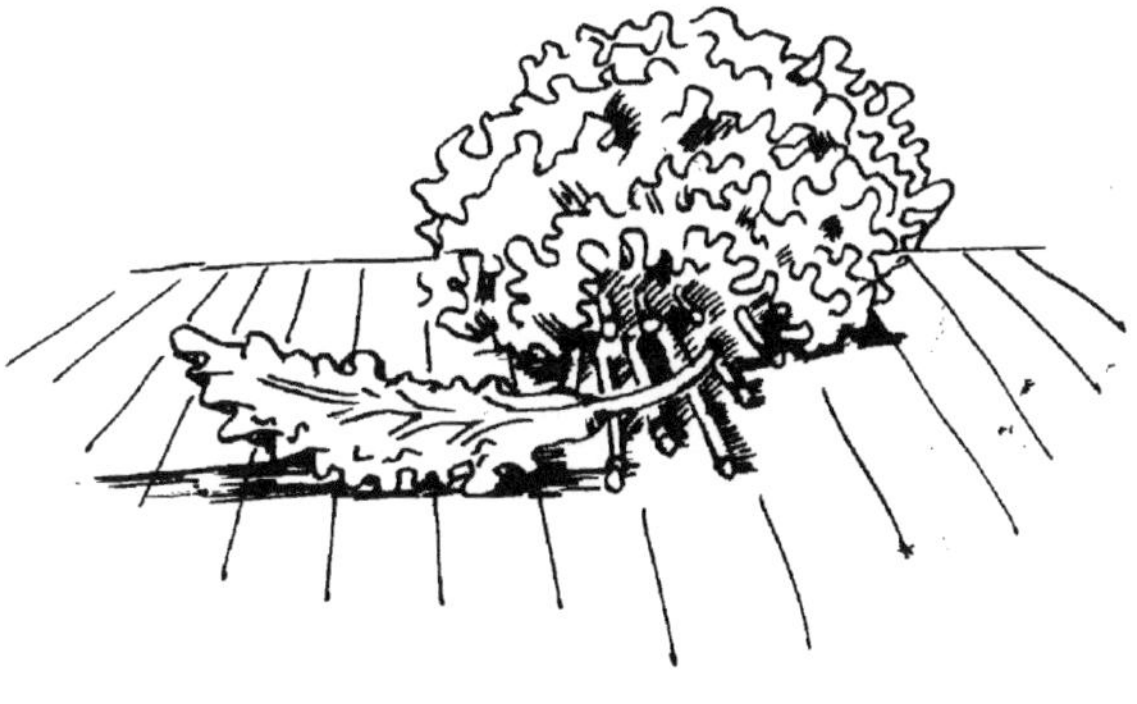

175. ケジャリー♥

ケジャリー（英語では「キチャリー」）とは豆と米を煮込んだインドのお粥です。このレシピは私たちが2004年のボストン・ベジタリアン協会の大会で食べたものからとりました。ヒンズー教イスコン寺院のハレー・クリシュナ（クリシュナ意識国際協会）の人々がこしらえたものでした。彼らは喜んでサンプルと、このレシピのカードを配っていました。

ケジャリーは「安らぎを与えてくれるインドの食べ物」と考えられています。私たちは、それがなぜかわかります。「アサフェティダ」と呼ばれるインドやイランのおいしいスパイスにあるのです。

インド料理の食材や自然食品を扱う店で売っていますので、探す価値があります。でも、このスパイスがなくても、この料理は作ることができます。

材料（10人分）：

- ●イエロースプリットピー（乾燥）…1カップ
- ●水…12カップ
- ●玄米（生）…2カップ（328ページの「玄米ご飯の炊き方」に従い、たっぷりの水に12時間以上浸しておく）
- ●サツマイモ（中）…2カップ（角切り）
- ●完熟トマト（大）…1個（2カップ。角切り）
- ●カリフラワー（小）…1個（2カップ。一口大に切る）
- ●ターメリック（粉末）…小さじ1&1/2
- ●クミンシード（粒）…大さじ1
- ●ハラペーニョまたは青唐辛子…2本（種をとり、みじん切り）あるいはチリペッパーソース適宜
- ●アサフェティダ…小さじ1（ネット通販が扱っている）
- ●ショウガ…小さじ4（皮をむき、すりおろす）
- ●減塩白味噌…大さじ山盛り1（なくても可）
- ●黒コショウ（挽き立て）…少々
- ●ホウレンソウ…たっぷり（刻む）
- ●コリアンダーの葉…たっぷり（刻む）

作り方：

❶豆と水を鍋に入れて中火にかけ、やわらかくなるまで、ただし潰れない程度に10分ほどゆでる。

❷米、トマト、カリフラワー、ターメリックを①に加えて蓋をし、やわらかくなるまで弱火で煮込む。

❸熱した小さなフライパンでクミンシードを、絶えずフライパンをゆすり、焦げないように注意しながらやや焦げ目がつく程度に炒める。

❹ハラペーニョ、ショウガを③に加え、必要であれば少量の水を加えながら数秒炒める。

❺④とアサフェティダを豆の鍋に加え、弱火で約45分煮込む。味噌とコショウを使う人は最後に入れる。

❻ 食卓に出すときには、器にホウレンソウをひとつかみ入れ、その上に熱いケジャリーをかけ、その上にコリアンダーの葉を散らす。これで完璧な一食になります。

次ページへ

175. つづき

<アン夫人のメモ>

ケジャリーはホウレンソウがしんなりしたときが特においしいため、各自の器に入れたホウレンソウの上にアツアツのケジャリーをかけるか、あるいは食卓に出す直前に、ケジャリーの鍋にホウレンソウを入れる、またはホウレンソウとケジャリーを盛りつけた器を電子レンジでさっと温めます。

あまりにもドロッとしたケジャリーが嫌いな人は、豆を煮る水の量を増やすといいでしょう。また味がないようでしたら、タバスコ、あるいはそのほかのホットソースで調節します。「安らぎを与えてくれる食べ物」と言われるように、これを食べた夜はぐっすり眠れます。

176. ヘルシー手巻き寿司♥◆

これは冷蔵庫の残り物を片付けるのに絶好の、しかもおいしくて、申し分なくヘルシーな食べ方です。

材料（2人分）：

●玄米ご飯…適宜
●海苔…6枚（そのままか、または2つに切る）
●ロメインレタス（またはリーフレタスかサニーレタス）の葉…6枚（適当な大きさに千切る）
●好みのフィリング（本書でご紹介しているサラダや野菜料理、カレー、豆料理などの残り物、納豆、そして好みの千切り野菜や温野菜）…適宜
●好みのソース、ドレッシング、ディップ…適宜

作り方：

❶材料を食卓に用意する。
❷手のひらに海苔をのせ、その上にレタス、ご飯、好みのフィリングをのせ、好みのソースかドレッシング、ディップを垂らして、手巻き寿司の要領で巻いていただきます。これに好みの味噌汁かスープを添えれば、完璧な栄養豊かな食事です。現在心臓病でなければ、アボカドを加えてもいいでしょう。

●【パスタソースの数々】

気に入った既成のパスタソースを見つけると重宝しますが、自分でこしらえるのも楽しいものです。特にトマトが豊富に出回っていておいしい夏や秋などはそう言えます。ここで簡単に用意できるパスタソースのレシピを４つご紹介します。

177. 簡単なバジルパスタソース♥

パスタの食事を用意するときは、まずこのソースを作ることから始めます。そうすればほかのものが食卓に並ぶときに、このソースがすぐ使えます。

材料（約4人分）:

●玉ネギ（大）…1個（1カップ。みじん切り）
●ニンニク…5〜6かけ（みじん切り）
●クラッシュトマト（無塩／缶詰／ 400 g入り）…2缶（800g ／なければホールトマト、ダイストマトでも可）
●トマトペースト（無農薬／無添加／無塩／瓶詰）…170 g
●ワイン…1/2 カップ（なくても可）
●オレガノ（乾燥）…小さじ1
●バジル（生）…たっぷり（刻む）
●黒コショウ…適宜

作り方:

❶玉ネギを中火にかけ、少量のベジタブルストック、または水か酒で蒸し炒めにする。焦げ目がつき始めたらニンニクを加えてさらに数分炒める。
❷①にクラッシュトマト、トマトペースト、ワイン（なくても可）、オレガノ、バジル、コショウを加える。
❸蓋をせずに、頻繁にかき混ぜながら、約 30 分、とろりとしてくるまで弱火で煮詰める。
❹パスタの上にこのソースをかける前に、パスタのゆで汁大さじ 2 杯を鍋の中のソースに加えて混ぜる。

バリエーション:

1. 軸をとり、スライスしたマッシュルームを③の段階で加える。
2. 食卓へ出す直前にホウレンソウをソースに加えるか、ソースをかけたパスタの横に添える。

178. ローストしたプラムトマトのパスタソース♥

材料（2~4人分）:

●プラムトマト（302 ページ）…20 ～ 40 個（600 ～ 1600 g。半分に切る。なければどんなトマトでも可。ミニトマトを使う場合は分量を増やす）

作り方:

❶オーブンを 180 度に温めておく。
❷トマトの切り口を上にして、天板に並べ、1～ 2 時間焼く。
❸シワが寄ったトマトを滑らかになるまでミキサーにかける。

<アン夫人のメモ>

長く焼くほどトマトは甘くなり、とてもおいしくなるため、ミキサーにかけてソースをこしらえる前に、このトマトをたくさん食べてしまうかもしれません。焼いたときに、焦げたところがあっても、味はおいしいです。

179. ローストトマトとニンニクのパスタソース♥

材料（2 ~4人分）:

●トマト（中）…6~7個（2つに切る）
●ニンニク…丸ごと2個（頭の先端を切り捨てる）
●赤ワインビネガー…大さじ2~3（なければ、バルサミコ酢、玄米酢、穀物酢、アップルサイダービネガーなどで代用可能。赤ワインと穀物酢を混ぜてもOK）
●コショウ…適宜
●バジル（生）…たっぷり（刻む）

作り方:

❶オーブンを 190 度に温めておく。
❷トマトとニンニクを天板に広げ、オーブンに入れて 30 分焼く。
❸オーブンからトマトの汁を注意深く器に注ぎ、別にしておく。トマトをオーブンに戻し、さらに 30 分焼く。
❹トマトとニンニクをオーブンからとり出し、少し冷ます。トマトは皮をとり、ニンニクは外側の皮から中身を絞り出す。トマトとニンニクをミキサーにかけ、滑らかにする。
❺ワインビネガー、コショウ、バジルを加える。ソースを薄めたい場合は、とりおいたローストトマトから出た汁を加える。

180.罪深いほどおいしいローストトマト♥

私の妹スージーはいつもすばらしい料理のアイディアが浮かびます。彼女と友人のジュディーがローストしたトマトの見事な一皿を持ってきてくれました。これがそのレシピです。

材料：

- ●トマト（どのタイプでも可）…20個（2つに切る。大きいものからは、ジュースを少量絞り出してとっておく）
- ●全粒粉のパン…3〜4枚（トーストしてボロボロに砕く）
- ●ニンニク…4かけ（みじん切り）
- ●チャイブ、または青ネギ、エシャロット（シャロット）など…1/4〜1/3カップ（みじん切り）

作り方：

❶オーブンを150度に温めておく。

❷トマトを切り口を上にして天板に並べ、2時間焼く。火を止め1時間そのままにしておく。急いでいるときは、火を止めずに、さらに30分余計に焼く。オーブンからとり出す。

❸ボロボロにしたパンに、ニンニク、チャイブ（または青ネギ、エシャロットなど）を混ぜ、トマトを切るときにとりおいたトマトジュースを、パンを湿らせる程度に加えて混ぜる。これを②のトマトの上からかけ、オーブンに入れて45分焼く。

❹③をトーストまたはクラッカーにのせてオードブルとして出すか、またはパスタやご飯、ベークドポテトの上にかける。

最高のご馳走は、これをそのまま、少しずつかじることです。甘くてやみつきになるおいしさです。

第23章　簡単ですばらしいデザート

デザートは毎日食べないにこしたことはありません。たくさんの人が周りにいて、食べすぎる誘惑がないときなどに、「特別な日の食べ物」とするようにしましょう。

甘いスナックや冷たいおもてなしの食べ物が欲しいときのために、ブドウやパイナップル、あるいはバナナのスライスなどを冷凍にしておくと重宝します。夕食後のテーブルでの小鉢のアイスグレープ（冷凍にしたブドウ）は、誰の心をも満足感で満たしてくれるでしょう。

何と言っても一番のデザートは、冷凍にしたフルーツです。ジューサーまたはフードプロセッサーを使うと、魔法のように「アイスクリーム」に変身してしまうのです（「魔法のバナナ〝アイスクリーム〟」のレシピ382ページ）。

焼いたデザートを作るときは、手持ちのレシピの次の点を変えるだけで、ヘルシーなデザートになります。

・できるだけ砂糖の使用量を少なくすること。砂糖の代わりにアガベシロップやメープルシロップ、デーツシロップ、デーツペースト（226ページ）、デーツシュガー、黒砂糖、甜菜糖などを使う。

・白い小麦粉の代わりに、未精製穀物の粉を使うこと。全粒小麦粉、全粒大麦粉、全粒スペルト粉などがオススメです。

・牛乳の代わりに、オートミルク、穀物ミルク、アーモンドミルク、あるいは無調整豆乳などの「プラントミルク」（402ページ）を使うこと。
・油の代わりに同量のアップルソース（239ページ）、あるいはプルーンを使うこと（ベビーフードのプルーン／240ページ／を使うと楽です）。
・卵の代わりに「フラックスシードミール」（生フラックスシードの粉末／403ページ）を使う。レシピ中の卵1個は、大さじ1杯のフラックスシードミールと大さじ3倍の水で代用できます。フラックスシードミールと水を泡が出るまでミルサーか小型ブレンダーにかけ、卵と同様に使うか、あるいはもっと手抜きをするなら、単純に粉末にしたフラックスシードをレシピの材料の液体に加えてしまいます（この場合は液体をフラックスシード大さじ1杯につき、大さじ3倍分増やすようにします）。

なお、「フラックスシードミール」は市販されていますが（ネット通販が扱っている）、生フラックスシードを購入し、自分で粉末にしてもいいでしょう。生のフラックスシードを使う直前にミルサーか小型ブレンダーで粉末にするほうがずっと新鮮であるうえ、ヘルシーで経済的です。生フラックスシードも通販で購入できます（【パントリー：そろえておくと便利な食材】404ページ）。

健康食品のお店で売っている市販の「エッグリプレーサー」（403ページ）は、焼き菓子類には最適です。小さじ1&1／2の「エッグリプレーサー」とお湯大さじ2杯が卵1個分に相当します。「エッグリプレーサー」は液体と合わせ、よく泡立ててから使います。

これらの代用品を使って焼いたお菓子やパンは、これまで作っていたもののように軽くはなく、もっとしっとりしているかもしれません。しかし味の点では、全く同様においしいです。さらにうれしいボーナスもあります。それは、もうご存知のように、「あなたの体を傷つけるようなことがない」ということです。

〈訳・監修者メモ〉テフロン加工の焼き型やベーキングシート（213ページ【注6】）を使うと、脂肪を使わなくても、料理がずっと楽にできます。しかし昔風の焼き型を使うことも可能です。材料を入れる前にクッキングスプレー（スプレー式のオイル）を少量吹き付け、ペーパータオルで拭きとり、軽く小麦粉をまぶす必要があるかもしれません。

〈訳・監修者メモ〉デザートレシピの多くは分量が6～8人分などと多めです。これはお客様があるとき、あるいはポットラックパーティなどで、何かを持っていかなければならないときなどに便利です。周りの人をあっと言わせるおしゃれなデザートで、多めに用意できるレシピは重宝します。

181. 魔法のバナナ“アイスクリーム”♥

材料（1 人分）：

●完熟バナナ…1 本

<訳・監修者メモ>

バナナは熟していればいるほど、甘いアイスクリームができます。

作り方：

❶バナナの皮をむいてスライスし、ジップロック（フリーザーバッグ）に入れて冷凍する。

❷①を冷凍庫からとり出し、ジューサー、またはハイパワーブレンダーにかける。
ミキサーにかけるときは、バナナを少し溶かしてから回転させないと、モーターに負担がかかるので注意。我が家ではチャンピオンジューサーを使っています。

❸②の上に粉末にしたナツメグかシナモン、あるいは少量のバニラエキストラクトか全粒穀物のシリアル、ベリー類などのいずれか、またはそのすべてかけて出します。
さらにその上に「チョコレートソース」（下記レシピ）をかけてもいいでしょう。

<アン夫人のメモ>

このデザートはすごーくおいしいです。しかも、バナナ以外の材料は何もいりません。このレシピで、冷凍にしたマンゴーのアイスクリームを作ると特においしいです（ついでですが、冷凍マンゴーも市販されています）。冷凍のベリー類、あるいはどんな冷凍のフルーツでも試して、お気に入りはどれかを見つけてください。

182. チョコレートソース♥

材料（1&1/2 カップ分）：

●メープルシロップかアガベシロップ、デーツシロップ、デーツペースト（226ページ）、あるいはデーツシュガーか黒砂糖・甜菜糖をミルサーにかけてきめ細やかな粉末にしたものなど…大さじ 3

●ココアパウダー（無糖）…大さじ 2

●水…1/2 カップ

●コーンスターチ…小さじ 1

●バニラエキストラクト…小さじ 1

作り方：

❶材料を鍋に入れてよく混ぜ、中火にかけ、時々かき混ぜながらとろみがつくまで煮込む。丸ごとのイチゴをまぶしたり、ベリー類やそのほかのフルーツの上から垂らすのに使います。焼いたバナナの上からかけると息をのむほどおいしいです。

183.串刺しフルーツの甘口ライムソース添え♥

これは一年中いつでもおいしくてさわやかなデザートです。よかったら好みのフルーツのコンビネーションを探してみてください。どんなフルーツを使ってもおいしいです。

材料（適宜）：

<串刺しフルーツの材料>

●生のパイナップル…一口大に切る
●キウイフルーツ…厚切りにする
●イチゴ…大粒のものは半分に切る
●メロン…一口大に切る

<ソースの材料>：

●かためσ絹ごし豆腐（お料理向きタイプ／418 ページ）…350 g（重石をして20 分以上しっかり水切りする。）
●メープルシロップ（またはほかの好みの甘味料）…大さじ 3
●ライム…1 個（大さじ 2 杯分のジュースをとり、皮少々をすりおろす。オーガニックでないものは229ページの洗い方を参照）

作り方：

❶フルーツを竹串に刺し、持つ部分が縁から出るような形に浅めの器に並べる。
❷ソースの材料をミキサーにかける。時々スイッチを切って、容器の側面に付着した材料をゴムベラで中央に落とし、再びスイッチを入れるとよく混ざる。大きなボウルに移すか、または銘々の器に小分けして食卓へ出し、フルーツをこのソースにつけて食べる。

184.バルサミコ酢またはバニラをかけたイチゴのスライス♥

このレシピは、手に入ったイチゴがそのままではおいしくないときに、特に役立ちます。

材料（適宜）：

●イチゴ…適宜
●バルサミコ酢またはバニラエキストラクト…適宜

作り方：

❶洗ってヘタを除き、スライスする。
❷少量のバルサミコ酢、またはバニラエキストラクトをかけてよく混ぜる。
このまま、または「魔法のバナナ“アイスクリーム”」（382 ページ）の上にかける。
甘さが十分ではないときは、ミルサーできめ細やかな粉末にしたデーツシュガーか黒砂糖、甜菜糖などを上からかける。

<アン夫人のメモ>

驚くかもしれませんが、バルサミコ酢はある種のフルーツととてもよく合います。四つ切りにしたイチジクにかけたものも試してみてください。

185. サマーフルーツのライムとミント添え♥

材料（6～8 人分）：

●メロン（赤肉メロン、プリンスメロン、ハネジューメロン、クレンショーメロンなど）…1 個（またはその組み合わせで、メロンおよそ 1 個分の量）

●ラズベリー（生）…3/4 カップ（冷凍でも可。ただし解凍すると量が減るので多めに）

●ブルーベリー（生）…3/4 カップ（冷凍でも可。ただし解凍すると量が減るので多めに）

●ライム…1 個（ジュースを絞り、皮を小さじ1杯分すりおろす／オーガニックでないものは 229 ページの洗い方を参照）

●ミントの葉…6 ～ 8 枚（刻む）

作り方：

❶メロンを約 1.3cm 大に切り（あるいはメロンボーラーで丸くくり抜き）、ボウルに入れる。

❷①の上にラズベリーとブルーベリーを散らす。

❸②にライムの皮を散らし、ライム汁をかけ、その上にミントの葉を散らす。

186. チョコレートムース♥

これは３～４人の人のために作るようにしましょう。そうしないと、１人だけで全部食べてしまいたくなることがよくあるからです。

材料（3～ 4 人分）：

●かためのの絹ごし豆腐…350g（重石をして 20 分以上しっかり水切りする。）

●メープルシロップかアガベシロップ、デーツシロップ、デーツペースト（226ページ）、あるいはデーツシュガーか黒砂糖、甜菜糖をミルサーで細やかな粉末状にしたものなど…1/3 カップ（好みで減らす）

●ココアパウダー（無糖）…大さじ 2

●バニラエキストラクト…小さじ1

作り方：

❶材料をすべてミキサーに入れ、滑らかになるまで攪拌する。

❷出す前に2時間冷蔵庫、または冷凍庫で冷やす。小さな器に入れ、小さなスプーンで一口ごと十分に味わって楽しんでください。

バリエーション：

1. 出すときに、小さじ 1/4 のペパーミントエッセンスを垂らし、ミントの葉を添える。
2. メープルシロップ（あるいはほかの甘味料）の代わりにラズベリーシロップ大さじ 2、デーツシロップかデーツペースト大さじ 1、冷凍のラズベリー 1/4 カップをブレンドしたものを使う。

187. グレープフルーツとオレンジのスライス、ミント&ライム添え♥

材料（6人分）：

●グレープフルーツ…4個（できれば白とピンクをそれぞれ2個ずつ）
●オレンジ…4個
●ミントの葉…6枚（刻む）
●ライムの皮…少々（すりおろす／オーガニックでないものは229ページの洗い方を参照）
●好みのフルーツ（イチゴ、キウイフルーツ、ブルーベリー、マンゴーなど）

作り方：

❶グレープフルーツとオレンジの皮を、リンゴをむく要領でむき（白い部分もとり除く）、注意深く袋からとり出してボウルに入れる。
❷皮や袋に残っているジュースもボウルの中に絞り出す。
❸刻んだミントとライムの皮を①と、スライスしたイチゴやキウイフルーツ、ブルーベリー、角切りにしたマンゴーなどを加える。ガラスのボウルに盛りつけると、とりわけステキ！

<アン夫人のメモ>

スタチン（コレステロール低下薬）を服用している人は、グレープフルーツは使わず、代わりにオレンジ、またはほかのフルーツを増やします。

188. ジンジャー風味のフルーツ・フルーツ・フルーツ♥

材料（8人分）：

●梨…2個（皮をむき一口大に切る）
●パイナップル…1個（皮を切りとり、一口大に切る）
●マンゴー…1個（一口大に切る）
●ラズベリー（生）…170g（冷凍でも可。室温で解凍する）
●オレンジ…1個(皮をむき房から出す。残ったジュースも絞り出し、皮はすりおろす／オーガニックでないものは229ページの洗い方を参照)
●ライム…1個（ジュースを絞り、皮をすりおろす／オーガニックでないものは229ページの洗い方を参照）
●ショウガ…大さじ2（皮をむき、すりおろす）

作り方：

❶すべての材料を合わせれば、そのおいしさには誰もが目を見張るはず。

189. 洋ナシのオーブン焼き、サクサク・メープルトッピング♥

材料（4 人分）：

- ●洋ナシ【注】…2 個（縦2つに切り、種と芯の部分をくり抜く）
- ●メープルシロップかアガベシロップ、デーツシロップ（または「デーツペースト」226ページ）など…小さじ2（好みで減らす。「デーツペースト」を使う場合は多めでもよい）
- ●全粒穀物のシリアル…1/4 カップ

【注】洋ナシは、「ラ・フランス」のような高級品ではなく、「訳あり洋ナシ」のような家庭用のものを使います。あるいは洋ナシの代わりにリンゴでも OK です。酸味の強い紅玉やグラニュースミス、あるいはやや酸味が強いジョナゴールドなどがおすすめですが、なければどんなリンゴでもかまいません。

作り方：

❶オーブンを 220 度に温めておく。
❷洋ナシ（リンゴ）の中央の窪みにメープルシロップ（またはほかの甘味料）を均等に注ぐ。
❸ケーキ型に少量の水を入れ、②を並べ、45 分焼く。
❹オーブンからとり出し、それぞれの洋ナシ（リンゴ）の窪みの半分にシリアルを詰め、少量（分量外）のメープルシロップ（またはほかの甘味料）をかけ、もう一度数分間焼く。

<アン夫人のメモ>

心臓病ではない人は、シリアルの代わりに、ローストしたクルミを使ってもいいでしょう。

190. レモンホイップ・トッピング♥

材料（2カップ）：

- ●かための絹ごし豆腐…350 g（重石をして 20 分以上しっかり水切りする）
- ●メープルシロップかデーツシロップ（または「デーツペースト」226ページ）など…大さじ2
- ●バニラエキストラクト…小さじ1
- ●レモン汁（絞りたて）…大さじ3
- ●レモンエッセンス…小さじ 1/8
- ●フレッシュラズベリーまたはブルーベリー…適宜

作り方：

❶すべての材料をミキサーにかけて滑らかにし、冷やす。

<アン夫人のメモ>

このトッピングは、ここでご紹介しているすべてのデザートの中で使えるだけでなく、ブルーベリーほかのフルーツにそのままかけるだけで絶品のデザートになります。

191.レモン・ジンジャー風味のベークドピーチ♥

材料（4人分）：

●デーツシュガーか黒砂糖、甜菜糖（ミルサーできめ細やかな粉末状にする）…1/3カップ（好みで減らす）
●レモン汁…1/4カップ
●ショウガ…小さじ1（皮をむき、おろす。ジンジャーパウダー／粉末ショウガ小さじ1/2でも可）
●水…大さじ2
●硬めのモモ【注】…4個（横半分に切り種を除く）
●全粒穀物のシリアル…大さじ1

【注】完熟モモでも硬めのもの、なければ完熟するとやわらかくなるモモでも可。

作り方：

❶オーブンを220度に温めておく。
❷小さな鍋にデーツシュガー（黒砂糖・甜菜糖）、レモン汁、ショウガ、水を入れて中火にかけ沸騰させる。
❸モモの切り口を上にしてケーキ型（約20cm四方）に入れ、モモの表面と窪みに②を注ぐ。
❹③を15～20分、あるいは竹串を刺したときにモモがやわらかくなり、シロップが煮詰まるまで焼く。
❺④をオーブンからとり出し、「全粒穀物のシリアル」をかけ、室温に冷まして出す。

<アン夫人のメモ>

これは信じられないほどおいしく、特に際立ったデザートです。特別なおもてなしのデザートにするときは、これに少量のシャーベットを添えます。
心臓病でなければ、「全粒穀物のシリアル」の代わりに、ローストしたクルミを使ってもいいでしょう。

192.驚くほどおいしいローストパイナップル♥

7月4日の独立記念日のホームパーティーのとき、私たちの姪の1人がオーブンの天板を大きめに切ったパイナップルでいっぱいにしたので、家族みんなが唖然としてしまいました。焼きあがった焦げ目のついたジューシーなパイナップルは、私たち全員にとって、ことのほかおいしい、驚きのデザートでした。

材料：

●パイナップル…1個

作り方：

❶パイナップルの皮を切りとり、スライスする。オーブンまたはバーベキューグリルで両面に焼き目がつくまで焼く。

<アン夫人のメモ>

これを食べたら2度とほかの方法でパイナップルを食べたいとは思わなくなるでしょう。

193. ブルーベリーの紫の情熱♥

材料（2～3人分）:

- ●かための絹ごし豆腐…1/2カップ（重石をして20分以上しっかり水切りする）
- ●ブルーベリー（冷凍）…1&1/2カップ（230～280g）
- ●メープルシロップかアガベシロップ、デーツシロップ、デーツペースト（226ページ）、あるいはデーツシュガーか黒砂糖・甜菜糖をミルサーで細やかな粉末状にしたものなど…大さじ2（好みで減らす）
- ●バニラエキストラクト…小さじ1

作り方:

❶材料をすべてハイパワーブレンダーかミキサーに入れ、滑らかになるまで攪拌する。ミキサーの場合は数分かかるかもしれませんが、最終的には滑らかになりますので、辛抱強くやってください。ミキサーが回転しづらいときは、時々スイッチを切り、ゴムベラでかき混ぜると回転しやすくなります。

<アン夫人のメモ>

冷菓としてすぐに出してもいいですが、解凍するまで待って、ミントの葉を添え、プリンとして出すのもいいでしょう。

レシピの分量を3倍にすると、両方を楽しむことができます。最初の夜はいくらかを冷凍で食べ、次の日はプリンスタイルにします（このとき、出す前にプリンをかき混ぜます）。ときにはペパーミントエッセンスを数滴垂らして、味を変えてみてください。

194. パイナップルパラダイス♥

これは申し分のない軽いデザートで、どんな甘党の人にも十分喜んでもらえるスウィーツです。

材料（4人分）:

- ●かための絹ごし豆腐…350g（重石をして20分以上しっかり水切りする。）
- ●パイナップル角切り（缶詰）…1缶（454g。なければ輪切りのものを一口大に切る）
- ●バニラエキストラクト…大さじ1

作り方:

❶すべての材料をフードプロセッサーかミキサーにかけてよく混ぜる。小鉢に小さなスプーンを添えて出す。

トッピングのヒント: ドライパイナップル、ドライチェリー、ドライバナナ、またはドライラズベリー、あるいは心臓病ではない人なら、ローストしたクルミなど。

195.バースデーケーキ♥

材料（8人分）：

●小麦粉（全粒粉の薄力粉／ 218 ページ）、または大麦粉…2 カップ
●デーツシュガーか黒砂糖、甜菜糖などをミルサーで細やかな粉末状にしたもの…1 カップ（好みで減らす）
●ベーキングパウダー（アルミニウムフリーのもの）…小さじ 2
●ベーキングソーダ…小さじ 1
●バニラフレーバーのプラントミルク【注】…1 カップ
●アップルソース（無糖）…1 カップ
●バニラエキストラクト…大さじ 1
●卵の代用品…卵２個分(生フラックスシード（403ページ）の粉末大さじ２と水大さじ6を合わせたもの、または市販の「エッグリプレーサー（403ページ）」大さじ 1 と水大さじ 4 を合わせたもの）

【注】好みのプラントミルク（402 ページ）にバニラエキストラクトを数滴落としたものでも可。

作り方：

❶オーブンを 180 度に温めておく。
❷材料の小麦粉からベーキングソーダまでの4つを中くらいのボウルに入れて混ぜる。
❸残りの材料をよく混ぜる。
❹②を③に加え泡立て器かハンドミキサー（あるいはハンドブレンダー）でダマが消え、クリーム状になるまでよく混ぜる。
❺④の生地をベーキングシート（213 ページ【注6】）を敷いた直径 9 インチ（23cm）のケーキ型２個（または 8 インチ× 13 インチ（20cm × 33 cm）のケーキ型1個【注】に等分に注ぎ、35 ～ 40 分、中央に竹串を刺したときに何もついてこなくなり、触れたときにベタベタしなくなるまで焼く。
❻焼き型から出す前に十分冷ましておく。そのまま食卓へ出すか、あるいはケーキの周りにフレッシュフルーツを飾る。または「パイナップル・フロスティング」（391 ページ）か「チョコレートソース」（382ページ）を塗る。
びっくりするようなおもてなしのデザートにするなら、「レモンパイ・パフェ」（401 ページ）をフロスティングとして塗り、その上に「レモンホイップ・トッピング」（386 ページ）をのせる。「レモンパイ・パフェ」を23cm のこのケーキ（丸型）２枚の間に塗ると、さらに豪華でおいしくなる。

【注】このサイズのケーキ型は日本では販売していないようです。このサイズの前後のケーキ型でも大丈夫です。また、サンクラフト社のサイズ調節可能の焼き型（「大きさ自由なケーキ型　パズルパン大 PUZ-01」）を使うと、理想に近いサイズのケーキを作れます。ネット通販各社が扱っています。

196. キャロット・クッキーケーキ♥

婿の職業は教師ですが、根っからの料理人で、全粒穀物のシリアルを使うと、しっとり感の少ないケーキができると教えてくれました。シリアルが効果を発揮するからです。

材料（6～8人分）：

- ●小麦粉（全粒粉の薄力粉／218ページ）…1&1/2カップ
- ●全粒穀物のシリアル…1/2カップ
- ●ベーキングパウダー（アルミニウムフリーのもの）…小さじ1
- ●ベーキングソーダ…小さじ3/4
- ●シナモン…小さじ1
- ●メープルシロップかアガベシロップ、デーツシロップ、デーツペースト（226ページ）、あるいはデーツシュガーか黒砂糖・甜菜糖をミルサーで細やかな粉末状にしたものなど…1/2カップ（またはこれ以下／「デーツペースト」を使う場合は多めでもよい）
- ●卵の代用品…卵2個分（生フラックスシード（403ページ）の粉末大さじ2と水大さじ6を合わせたもの、または市販の「エッグリプレーサー（403ページ）」大さじ1と水大さじ4を合わせたもの）
- ●ニンジン…1カップ（おろし器で細かくおろす）
- ●クラッシュパイナップル（缶詰）…225g（汁を切る）
- ●レーズン…1/4カップ（なくても可）
- ●「パイナップル・フロスティング」（次項）…適宜
- ●ドライパイナップル…適宜（刻む）

作り方：

❶オーブンを180度に温めておく。

❷材料の小麦粉からベーキングソーダまでの4つを中くらいのボウルに入れて混ぜる。

❸残りの材料を②に加えて混ぜる（メモ：心臓病ではない人は、刻んだクルミ1/4を加えてもよい）。

❹③の生地をベーキングシート（213ページ【注6】）を敷いた直径9インチ（23cm）の丸いケーキ型2個か、あるいは9インチ×13インチ（20cm×33cm）の長方形のケーキ型（358ページ）1個に流し入れ、40分、あるいは中央に竹串を刺したときに何もついてこなくなるまで焼く。オーブンからとり出し、完全に冷ます。

❺冷めたケーキに「パイナップル・フロスティング」を塗り、ドライパイナップルかフレッシュフルーツを飾る（丸型に焼いた場合は、1枚目の上にフロスティングを塗り、2枚目を重ねる）。

<アン夫人のメモ>

このケーキには厚みがありません。しかし2枚のケーキの間とケーキの表面にフロスティングを塗ると、ケーキのように見えます。

197.パイナップル・フロスティング♥

これは甘くなく、伝統的なフロスティングのようではありませんが、驚くほどおいしいフロスティングです。このレシピでケーキ2個分に塗るのに十分です。これを「キャロット・クッキーケーキ」（前項）、あるいは「赤みを帯びた濃厚なチョコレートケーキ」（次項）に塗ってみてください。

材料（ケーキ２個分）：

●かためめの絹ごし豆腐…350 g（重石をして20分以上しっかり水切りする。）
●パイナップル（缶詰）…454 g（一口大に切る。缶汁はとっておく）
●メープルシロップかアガベシロップ、デーツシロップ、デーツペースト（226ページ）、あるいはデーツシュガーか黒砂糖・甜菜糖をミルサーで細やかな粉末状にしたものなど…1/ 4カップ（好みで減らす／「デーツペースト」を使う場合は多めでもよい）
●とりおいたパイナップルの缶汁…1/4 カップ
●コーンスターチ…大さじ2
●バニラエキストラクト…大さじ1
●ドライパイナップル…1/3 カップ（刻む。なくても可）

作り方：

❶豆腐をフードプロセッサーに入れ滑らかにする。
❷①にパイナップル、メープルシロップ（あるいはほかの甘味料）、パイナップルジュース（缶汁）を加え、滑らかになるまでフードプロセッサーにかける。
❸コーンスターチとバニラエキストラクトを②に加えて、さらに撹拌する。
❹③を鍋に移し、中火にかけ、時々かき混ぜながら5分煮る。火からおろし、よく冷ます。
❺④をケーキに塗り、その上にドライパイナップルを散らす。

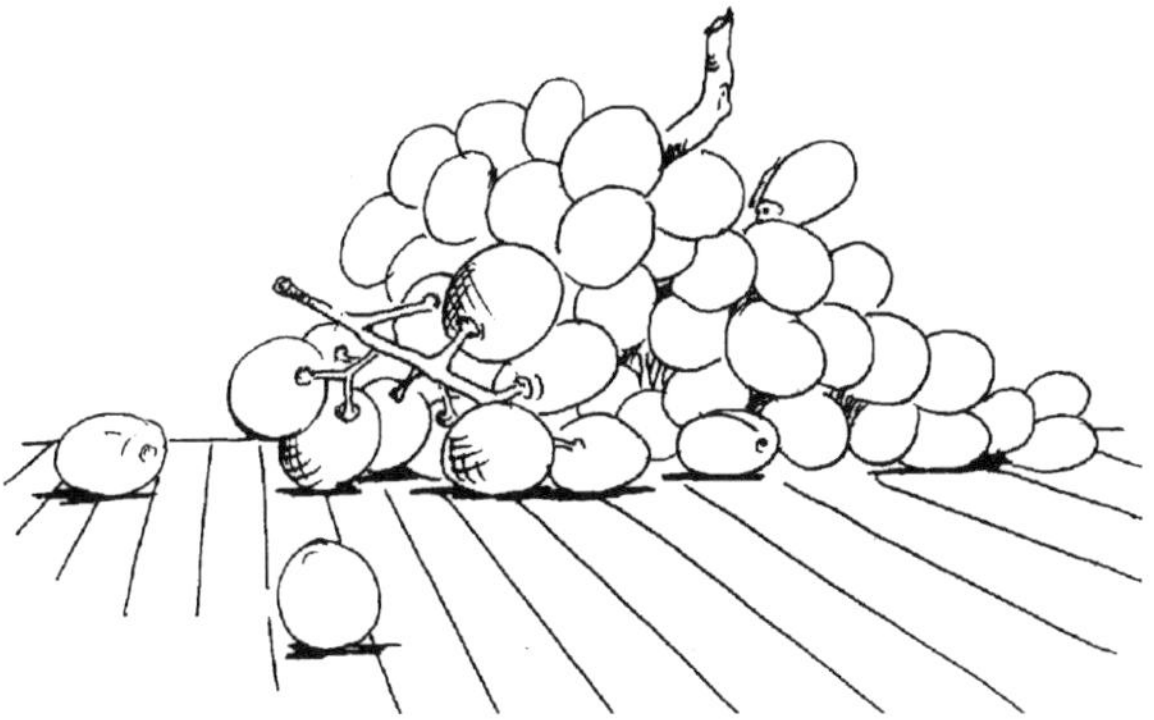

198. 赤みを帯びた濃厚なチョコレートケーキ♥

私たちの孫ゼブが5歳の誕生日にチョコレートケーキをリクエストしました。このレシピは、ジョアンヌ・ステパニックの『The Vegan Sourcebook』(ヴィーガンの原点)に出ていたのをアレンジしたものです。おいしそうだったからです。ゼブには、このケーキにビーツが入っていることが全くわかりませんでした。

材料(8～10人分):

- ●小麦粉(全粒粉の薄力粉／218ページ)…2カップ
- ●デーツシュガーか黒砂糖・甜菜糖などをミルサーできめ細やかな粉末状にしたもの…1カップ(またはこれ以下)
- ●ココアパウダー(無糖)…1/2カップ
- ●ベーキングパウダー(アルミニウムフリーのもの)…小さじ2
- ●ベーキングソーダ…小さじ2
- ●フラックスシードミール(生フラックスシードの粉末／403ページ)…大さじ2
- ●水…1/3カップ
- ●ビーツ(大)…1個(ゆでて角切り。1カップ。なければ水煮の缶詰を使用)
- ●水…1カップ
- ●ベビーフードのプルーン…1/3カップ
- ●アップルサイダービネガー…小さじ2
- ●バニラエキストラクト…小さじ2
- ●「クリーミーファジ・フロスティング」(399ページ)、または「パイナップル・フロスティング」(391ページ)…適宜

作り方:

❶オーブンを180度に温めておく。8インチ(20cm)四方のケーキ型1個、または2層のケーキにして間にアイシングを塗る場合は20cmの丸いケーキ型2個を使う。ケーキ型にはベーキングシート(213ページ【注6】)を敷いておく。

❷大きなミキシングボウルに小麦粉、デーツシュガー(黒砂糖、甜菜糖)、ココアパウダー、ベーキングパウダー、ベーキングソーダを入れ、よく混ぜる。

❸フラックスシードの粉末と水1/3カップを乾いたミキサーに入れ、粘り気が出てくるまでおよそ30秒混ぜる。ここへ、ビーツ、水、プルーン、アップルサイダービネガー、バニラエキストラクトを加え、さらに1～2分、泡立つまで撹拌する。

❹③を②に加えよく混ぜたら、生地を手早くケーキ型に移す。

❺オーブンに入れ、35～40分、中央に竹串を刺したときに何もついてこなくなるまで焼く。オーブンからとり出し、少なくとも30分冷ます。冷めたケーキに「クリーミーファジ・フロスティング」か「パイナップル・フロスティング」を塗る。

199.おいしいレモンケーキ♥

このレシピはブリティッシュ・コロンビア州（カナダ）ペンティクトン在住のプラントベース（植物性食品中心）料理のコック、アンジー・マッキントッシュからいただきました。こしらえるのが簡単で、しっとりしていて、夢中になってしまうほどおいしいです。実のところ私たちは、このケーキは冷めたらどんな味か知らないのです。というのは冷めるまで残っていたことがないので、それを見極めることができないからです。

材料（6～8人分）：

●卵の代用品…卵2個分（生ラックスシードの粉末大さじ2と水大さじ6を合わせたもの、または市販のエッグリプレーサー大さじ1と水大さじ4を合わせたもの）
●デーツシュガーか黒砂糖、甜菜糖をミルサーで細やかな粉末状にしたもの…3/4カップ（好みで減らす）
●レモン汁（絞りたて）…大さじ2
●レモンの皮…レモンの皮1個分（すりおろす／オーガニックでないものは229ページの洗い方を参照）
●プラントミルク（402ページ）…3/4カップ
●アップルソース…1/2カップ
●バニラエキストラクト…小さじ2
●小麦粉（全粒粉の薄力粉／218ページ）…1&1/2　カップ
●ベーキングソーダ…小さじ1
●レモン汁…1/2個分（好みで増やす）
●グラニュー糖…少々

作り方：

❶オーブンを180度に温めておく。
❷卵の代用品と水を大きなボウルに入れ、デーツシュガー（黒砂糖か甜菜糖）、レモン汁大さじ2、レモンの皮、プラントミルク、アップルソース、バニラエキストラクトを加えてよく混ぜる。
❸小麦粉とベーキングソーダを小さなボウルの中で混ぜ、②に加えてよく混ぜる。
❹③の生地をベーキングシート（213ページ【注6】）を敷いた8インチ（20cm）四方のケーキ型に入れ、40分、あるいは中央に竹串を刺したときに何もついてこなくなるまで焼く。
❺オーブンからとり出して、少し冷ましてから型から出し、レモン汁を上から絞りかけ（好みで増やす）、グラニュー糖を振る。

200. 冷凍レモンシャーベットカップ♥

息子の嫁のアン・ビンガムがこの魅力的な、しかもとっても簡単にできるデザートを教えてくれました。レモンカップの上のいろいろなシャーベットの色が楽しいです。ラズベリー、マンゴー、あるいはブルーベリーを試してみてください。子供たちもこのシャーベット作りを手伝うのが大好きで、銘々の好みのフレーバーのコンビネーションを選んでいます。

材料（6人分）：
- レモン…6個
- 「手作りシャーベット」（下記）…適宜

作り方：
❶レモンの上部を2.5cm切りとり、中身をくり抜く。レモンの底を注意しながら薄く削り、レモンが立つようにする。
❷くり抜いたレモンと、切りとったレモンの上部を冷凍する。
❸レモンが凍ったら、好みのシャーベットをレモンカップの中に山盛りにして詰め込む。切りとったレモンの上部を帽子のように、シャーベットの上にかぶせ、食べるまで冷凍庫にしまっておく。

201. 手作りシャーベット♥

これはヘルシーに、病気の予防・改善を目指す人の、ナチュラルで最もヘルシーなホームメード・シャーベットのレシピです。ステキなことに、砂糖や添加物は一切使っていません。

材料：
- 水分の多い好みのフルーツ（メロン類、ベリー類、パイナップル、モモなど）【注】…適宜

【注】ベリー類は通販が扱っている冷凍のベリー類を利用すると経済的です。

作り方：
❶フルーツを一口大に切り、ジップロックなどに入れて冷凍しておく。
❷①を「イキイキ酵素くん」「グリーンパワージューサー」「しぼるくん」などの低速回転ジューサーにかける（ジュースが出てこないように、網のフィルターを穴のあいていない部品に変える）。
バイタミックスなどのハイパワーブレンダーを使用する場合は、少量の氷と一緒にバイタミックスにかける。

202. ベリーパイ♥

材料（9インチ/23cmのパイ皿1個分）：

<パイ皮の材料>：

●全粒穀物のシリアル…1～1&1/4カップ、または23cmのパイ皿の底に薄く全体に広げられる程度

●濃縮リンゴジュース（冷凍）【注】…大さじ2～3（スプーンで簡単にすくえる）

【注】日本では市販されていないようですが、「青リンゴ 濃縮ジュース(果汁濃縮青りんごジュース)希釈タイプ」（業務用）で代用できます（403ページ）。

<フィリングの材料>

●ブルーベリーかラズベリーまたは、その両方（生または冷凍）…約500g弱（スライス）

●濃縮リンゴジュース（冷凍）（「パイ皮の材料」の【注】参照）…1/3カップ

●コーンスターチ…大さじ2

●バナナ…1本（スライス。なくても可）

作り方：

❶オーブンを180度に温めておく。

❷全粒穀物のシリアルを直径23cmのパイ皿に入れ、濃縮リンゴジュースを加えて、シリアルが湿る程度に、ただし濡らしすぎないようによく混ぜる。

❸シリアルをパイ皿の底と縁に押しつけ、オーブンに入れ、クラストがキツネ色になるまで注意深く見守りながら10分ほど焼く。

❹クラストを冷やし、使うまで冷凍庫か冷蔵庫にしまっておく。

❺ベリー、リンゴジュース、コーンスターチを鍋に入れて火にかけ、時々かき混ぜながらとろみがつくまで煮る。

❻パイ皮の上にバナナの輪切りを広げて並べる。

❼⑤がやや冷めたらパイ皮の上に注ぎ、すぐに食卓へ出す（すぐに食べないとパイ皮が、ねっとりしてしまいます。もちろんそれでも味はおいしいです）。

203. ラズベリーシャーベットのイチゴソース添え♥

私が初めてこのシャーベットを食べたのは、ワシントンのジョージタウンにある私の伯母ケイ・ハーリーの家でのことでした。とってもきれいで作り方もシンプルで、しかも全工程を前もって作っておくことができます。そしてみんなが気に入ることは間違いありません。ただ、覚えておかなければならない最も重要なことは、シャーベットとソースは両方とも、デザートを出す前に溶け始めていなければならないということです。

材料（4～5人分）：

●ラズベリーシャーベット【注1】…約500ml

●冷凍のいちごソース（できれば糖分控えめのもの）…280g【注2】

【注1】市販のラズベリーシャーベットはすぐ使えて便利ですが、添加物が含まれていることが多いです。冷凍のラズベリーを低速回転ジューサーにかけると、「手作りラズベリーシャーベット」ができます。

【注2】通販が扱っていますが、手に入らない場合は、冷凍イチゴ400gを部分的に解凍し、デーツ2～3粒（好みで加減）、レモン汁1/2個分とともにハイパワーブレンダーかミキサーにかけ、使うまで冷凍庫にしまっておきます。

作り方：

❶ラズベリーシャーベットを少し溶かし、スプーンを使って好みのゼリー型（またはケーキ型）に詰め、冷凍にする。（私はハート型のものを使っています。我が家は大勢のお客様をもてなすので、このハート型には500ml入りのシャーベットを5～6個分も詰めることができます。）

❷①が固く凍ったら、お湯の中に入れるか、室温に置き、シャーベットを型からはずすことができるほどまでに溶かし、盛りつけ用の器に移して、冷凍庫にしまっておく。

❸冷凍のイチゴソースを少し溶かす（室温においておくか、水を張ったボウルに入れておく）。

❹部分的に凍っている③を、フードプロセッサーかミキサーにかけて滑らかにし、使うまで冷蔵庫にしまっておく。

❺このデザートを出す30分前に、②のシャーベットをとり出し、上から④のイチゴソースの大部分をかける。少し残した分を水差しに入れてとっておく。ソースのかかったシャーベットをしばらく暖かいところに置き、ソースとシャーベットが同時に溶けるようにする。

❻シャーベットをお客様に出し、水差しに入れた残りのソースを欲しい人に回す。

次ページへ

203. つづき

<アン夫人のメモ>

繰り返しますが、このデザートはやわらかくなってシャーベットとソースが一緒に溶けて流れ出すときが、一番おいしいのです。（実のところ私たちは、お客様たち全員が帰ったあと、器に残っている溶けてやわらかくなったシャーベットが一番好きなのです）。

お客様たちが食卓の席に着く前に、シャーベットを冷凍庫から出すことをお忘れなく。分量の目安は、シャーベット約 500ml に対してストロベリーソースが約 280g です。人数が増えたら、それに従って分量も増やしてください。

204. とっても簡単なブルーベリーコブラー♥

「コブラー」とは、アメリカやイギリスの家庭でよく食べられている、とても簡単なデザート。旬のフルーツの上に、サクサクの生地をのせてオーブンで焼く、あるいは生地の上に旬のフルーツをのせて焼くなど、地方や家庭などによっていろいろな作り方があります。

材料（4～6 人分）：

- ●小麦粉（全粒粉の薄力粉／ 218 ページ）…2/3 カップ
- ●ベーキングパウダー（アルミニウムフリーのもの）…小さじ 1&1/2
- ●プラントミルク（402 ページ）…2/3 カップ
- ●メープルシロップかアガベシロップ、デーツシロップ、デーツペースト（226ページ）、あるいはデーツシュガーか黒砂糖・甜菜糖をミルサーで細やかな粉末状にしたものなどのいずれか…大さじ 3（あるいはそれ以下）
- ●バニラエキストラクト…大さじ1
- ●ブルーベリー（冷凍でも可）…2 カップ

作り方：

❶オーブンを 180 度に温めておく。

❷小麦粉とベーキングパウダーを小さなボウルに合わせる。

❸プラントミルク、メープルシロップ（あるいは好みの甘味料）、バニラエキストラクトを計量カップに入れてよく混ぜ、②に加えて滑らかになるまで混ぜる（生地はかなりゆるめ）。

❹③の生地を8インチ（20cm）四方のテフロン加工のケーキ型【注】に流し込み、その上にブルーベリーを散らす。

❺④をオーブンに入れ、45 分、あるいは薄いキツネ色になるまで焼く。好みのシャーベット大さじ数杯をこの上にかけると、いっそうおいしくなります。

【注】テフロン加工のケーキ型ではなく、オーブン皿やグラタン皿でも大丈夫です。

205.ミックスベリーコブラー♥

材料（9 人分）：

<フィリングの材料>：

●フレッシュまたは冷凍のベリー類（ボイセンベリー、ブラックベリー、ラズベリー、あるいはこれらのとり合わせ）…6 カップ

●小麦粉（全粒粉の薄力粉、あるいは大麦粉／ 218 ページ）…大さじ 3

●デーツシュガーか黒砂糖、甘蔗糖をミルサーで細やかな粉末状にしたもの、あるいはメープルシロップ、アガベシロップ、デーツシロップ、デーツペースト（226 ページ）など…1/4 カップ（好みで減らす）

<トッピングの材料>：

●小麦粉（全粒粉の薄力粉、あるいは大麦粉／ 218 ページ）1 カップ

●デーツシュガーか黒砂糖、甜菜糖をミルサーにかけてきめ細やかな粉末状にしたもの、またはメープルシロップ、デーツシロップ、デーツペーストなどのいずれか…大さじ2（またはそれ以下）

●ベーキングパウダー（アルミニウムフリーのもの）…小さじ 1&1/2

●プラントミルク（402 ページ）…2/3 カップ

●バニラエキストラクト…小さじ2

作り方：

❶オーブンを 190 度に温めておく。

❷ベリー類を9インチ（23cm）四方（このサイズ前後でも可）のテフロン加工のケーキ型【注】に広げ、小麦粉と砂糖（またはほかの甘味料）を混ぜ込む。

❸②をオーブンに入れ、熱くなるまで 15 分ほど焼く。

❹ベリー類を温めている間に、トッピングを用意する。
小麦粉、デーツシュガー（またはほかの甘味料）、ベーキングパウダーを合わせる（デーツシュガーか黒砂糖、きび砂糖以外の甘味料を使う場合は、⑤の段階で入れる）。

❺プラントミルク、バニラエキストラクトを合わせ、④に加えて、滑らかになるまでよくかき混ぜる。

❻⑤を熱いベリーの上から均等にかける（完全に全体を覆わなくても心配いらない）。オーブンに入れ 25 ～ 30 分、キツネ色になるまで焼く。好みのシャーベットを少量添えると最高です。

【注】テフロン加工のケーキ型ではなく、オーブン皿やグラタン皿でも大丈夫です。

206. オートミール・メープルクッキー♥

材料（レーズンを 1/2 カップ使用した場合で約 12 個分）：

●オートミール…1 カップ
●小麦粉（全粒粉 薄力粉、あるいは大麦粉／ 218 ページ）…2/3 カップ
●フラックスシードミール（生フラックスシードの粉末）…大さじ 2
●レーズン…1/3 ～ 1/2 カップ
●メープルシロップかアガベシロップ、デーツシロップ、デーツペースト（226 ページ）、あるいはデーツシュガーか黒砂糖・甜菜糖をミルサーにかけてきめ細かな粉末状にしたものなど…2/3 カップ（好みで減らす）
●オートミルク、または水…1/2 カップ
●バニラエキストラクト…大さじ1

作り方：

❶オーブンを 180 度に温めておく。
❷中火で温めたフライパンにオートミールを入れ、ヘラでかき混ぜながら、キツネ色になるまで炒る。すぐに焦げるので、注意深く見ていること。
❸オートミールを炒っている間に、残りの材料を順番に中くらいのボウルに入れ、最後に②も加えてよく混ぜる。
❹③の生地を 10 ～ 12 等分し、スプーンでベーキングシート（213 ページ【注6】）を敷いた天板の上に落としていき、スプーンの背を使って平らにする。
❺④をオーブンに入れ、15 分、あるいは縁がややキツネ色になるまで焼く。焦げないように、頻繁にチェックすること。

207. クリーミーファジ・フロスティング♥

材料（二層重ねのレイヤーケーキ 1 個分にたっぷり塗るのに十分な量）：

●かための絹ごし豆腐…350 g（重石をして 20 分以上しっかり水切りする）
●メープルシロップかアガベシロップ、デーツシロップ、デーツペースト（226ページ）など…1/3 カップ（好みで減らす。「デーツペースト」を使う場合は多めでもよい）
●無糖ココナツパウダー…大さじ 2
●バニラエキストラクト…大さじ 1

作り方：

❶すべての材料をフードプロセッサーで滑らかにする。とろみがつくまで冷やし、「赤みを帯びた濃厚なチョコレートケーキ」に塗る。フロスティングは流れそうに見えますが、ちゃんと留まっています。

208.噛みごたえのあるジンジャーブレッドクッキー♥

このレシピはマーサ・スチュワート【注】の最も人気のあるクッキーレシピからとったものです。全粒粉を使い、セミスイートチョコレートやバターは使っていませんが、それでもおいしいです。

4歳になる私たちの孫ベイノンは、このクッキーの種をボール状に丸めてお砂糖をまぶすのが大好きです。私たちはせっかちすぎて、冷蔵庫で生地を冷やすのが待ちきれません。そのためベイノンは、手首から指先までこの粘りつく生地だらけにしてしまいます。しかし、これも、このクッキー作りの楽しみの1つです。

【注】アメリカのライフスタイル・コーディネーター。日本でも彼女のブランド製品が販売されている。

材料（24 個分）：

- ●小麦粉（全粒粉の薄力粉、あるいは大麦粉／218ページ）…1&1/2　カップ
- ●ココアパウダー（無糖）…大さじ1
- ●ショウガ粉末…小さじ 1&1/4
- ●シナモン…小さじ1
- ●クローブ…小さじ 1/4
- ●ナツメグ…小さじ 1/4
- ●ベビーフードのプルーン、またはアップルソース…1/2 カップ
- ●ショウガ（生）…大さじ1（皮をむきみじん切り）
- ●デーツシュガー、または黒砂糖か甜菜糖をミルサーにかけて細やかな粉末状にしたもの…1/2 カップ（好みで減らす）
- ●有機モラセス（糖蜜／二酸化硫黄を含まないもの）【注】…1/4 カップ
- ●ベーキングソーダ…小さじ1（熱湯小さじ1&1/4　に溶かす）
- ●グラニュー糖…1/4 カップ

【注】「モラセス」とは、砂糖を原料から精製するときに現れる副産物。日本語では「糖蜜」と訳されていますが、厳密には「廃糖蜜」のこと。鉄、カルシウム、カリウム、マグネシウムなどのミネラルが、「糖蜜」よりもずっと多く含まれます。二酸化硫黄を含まない「有機モラセス」を選びます。ラベルに「unsulphured」と記載されています。

作り方：

❶オーブンを 160 度に温めておく。
❷粉、ココア、スパイス類を中くらいのボウルに入れておく。
❸プルーンとショウガ粉末を大きめのボウルに入れ、ハンドミキサーかハンドブレンダーを用いて中速でよく混ぜる。ここにデーツシュガー（黒砂糖、甜菜糖）を加え、よく混ざるまでハンドミキサー（ハンドブレンダー）で混ぜる。さらにモラセスを加え、よく混ぜる。
❹③に②とベーキングソーダを2回に分けて、交互に入れて混ぜる。
❺生地をプラスティックの袋に入れ、2.5cm厚さに平らに伸ばして冷蔵庫に入れ、硬くなるまで、あるいは待ちきれなくなるまで寝かせる（これを待たないと、生地は実にベタベタしています）。 次ページへ

208. つづき

❻天板にベーキングシート（213ページ【注6】）を敷いておく。⑤の生地を冷蔵庫からとり出し、ゴルフボール大（約4cm）に丸め、これをグラニュー糖を入れた器の中で転がす。ベーキングシートの上に5cmの間隔をあけて並べる

❼⑥をオーブンに入れて20分、または表面にやや割れ目ができるまで焼く。天板の上で5分冷やし、ワイヤーラックの上に移して完全に冷ます。

209. レモンパイ・パフェ♥

映画「ミリオンダラー・ベイビー」を見たあと、私はこの映画の中のとびきりおいしそうに見えたレモンパイに触発されて、正式なレモンパイのレシピを探すことにしました。誰かがエッシー（エセルスティン博士の愛称）に『The Lifestyle Center of America Cookbook』（ライフスタイルセンターのアメリカンクックブック）を送ってくれ、そこから見つけたのがここでご紹介する、レモンパイフィリングとトッピングの2つです。2つとも簡単にすぐできてしまいます。そしてとてもおいしいのです。

材料（8人分）：

●パイナップルジュース…2カップ

●メープルシロップかアガベシロップ、デーツシロップ（または「デーツペースト」226ページ）など…1/4カップ（好みで減らす／「デーツペースト」を使う場合は多めでもよい）

●レモンの絞り汁（絞りたて）…1/4カップ

●コーンスターチ…大さじ7

●みかんジュースかオレンジジュース（あるいはみかんかオレンジの絞り汁）…1カップ

●レモンの皮…大さじ1（すりおろす／オーガニックでないものは229ページの洗い方を参照）

作り方：

❶鍋にパイナップルジュース、メープルシロップ（あるいはほかの甘味料）、レモン汁を入れ、沸騰させる。

❷コーンスターチをみかんジュース（オレンジジュース）に加え、滑らかになるまでよく混ぜる。

❸①が沸騰してきたら②を加え、絶えず混ぜ続ける。とろみがついてきたら火を止める（すぐにとろみがつくので要注意）。

❹③を火からおろし、レモンの皮を加える。

バリエーション：

1. レモンパイを作る場合は、「ベリーパイ」（395ページ）の要領でパイ皮を用意し、これに「レモンパイ・パフェ」を注いで「レモンホイップ・トッピング」（386ページ）で覆う。
2. レモンパフェを作る場合は、「レモンパイ・パフェ」と「レモンホイップ・トッピング」（386ページ）をワイングラスか小鉢に盛りつけ、フレッシュベリー（ラズベリー、ブルーベリー、ブラックベリー、イチゴなど）を飾る。

【パントリー：そろえておくと便利な食材一覧】by訳・監修者

◆特に記していない限り、いずれも大手スーパー、自然食品店、インターネット通販、輸入食料品店などが扱っています。

穀類

・**オートミール**〈押しオーツ麦／インスタントではないもの〉
・**クスクス**〈全粒粉〉
・**ブルグア**〈「ブルグア」「ブルグル」〉
・**玄米**
・**キヌア**
・**オーツ麦**〈オートムギ／燕麦《えんばく》〉
・**もち麦**〈もち性の大麦〉
・**精白丸麦**〈ハトムギ／大麦の外皮をとり除き、周りを削りとった状態そのままの形をした丸い大麦〉
・**ワイルドライス**

シリアル類

・**シュレディッド・ウィート**〈全粒小麦を細かく砕いて固めたシリアル／無糖のものを選ぶこと〉
・**全穀物のシリアル**〈無糖・無脂肪・無添加のものを選ぶこと。ドライフルーツは可〉

牛乳の代用品（「プラントミルク」）

・**無調整豆乳**〈アメリカでは無糖のオーガニック豆乳とは別に、「ノンファット豆乳」というのもあり、本書ではこちらが推奨されていますが、日本では「ノンファット豆乳」はありませんので、「無調整豆乳」を使ってください〉
・**アーモンドミルク**〈食品添加物、砂糖、人工甘味料などが含まれていないもの。カラギナン（粘着剤）が含まれているものは避けましょう。ガンのリスクがあります。無添加のアーモンドミルクとしては、筑波乳業の「無添加　濃いアーモンドミルク　砂糖不使用」などがあります。なお、

100%無添加の「手作りアーモンドミルク」のレシピは234ページに〉

・**オートミルク**〈油を含まないものが理想ですが、今のところ日本で販売されているものには、ひまわり油が含まれています。100%無添加の「手作りオートミルク」のレシピは236ページに〉

・**穀物ミルク**〈ライスミルクほか、さまざまな穀物の混合ミルクなど〉

飲料

・**濃縮オレンジジュース**

①カークランド：100%ピュアオレンジジュース（冷凍濃縮）
Kirkland Frozen 100% Pure Orange Juice Concentrate (makes 64oz)

②「オレンジ 濃縮ジュース（果汁濃縮オレンジジュース）希釈タイプ」（業務用）

・**濃縮リンゴジュース**

「青リンゴ 濃縮ジュース（果汁濃縮青りんごジュース）希釈タイプ」（業務用）

卵の代用品

・**生フラックスシード**〈卵1個分はフラックスシードの粉末大さじ1と水大さじ3を合わせたもので代用できます。（なおフラックスシードについては、【パントリーそろえておくと便利な食材】の「◎種実類」404ページをご覧ください）〉

・**エッグリプレーサー**

穀物粉ほか焼き菓子・パン類に必要な材料

・**蕎麦粉**〈全粒粉・国産・無農薬・無添加〉

・**小麦粉**〈全粒粉の薄力粉／国産・無農薬・無添加〉

・**小麦粉**〈全粒粉の強力粉／国産・無農薬・無添加〉

・**大麦粉**〈全粒粉・国産・無農薬・無添加〉
http://vegetaberus.com/?pid=121374895 はおすすめです。

・**オーツ麦粉**〈オートフラワー／全粒粉・無農薬〉

・**ウィートブラン**〈小麦を製粉する過程で出る外皮《ふすま》の粉／無農薬のもの〉

・**オートブラン**〈オーツ麦を製粉する過程で出る外皮《ふすま》の粉／無農薬のもの〉

・**「グルテンフリー ピザクラフト ミックス」**（Bob's

Red Mill／ボブズレッドミル社のグルテンフリー全粒ピザクラフトミックス）

- **ベーキングパウダー**〈アルミニウムフリーのもの〉
- **ベーキングソーダ**
- **片栗粉**
- **コーンスターチ**
- **ココアパウダー**〈無糖〉
- **バニラエキストラクト**

種実類

- **ローストされていない無塩のクルミ**
- **ローストされていないフラックスシード（亜麻仁）【注1】、チアシード、ヘンプシード、ゴマ、ヒマワリの種、カボチャの種などの種類。**

【メモ】 エセルスティン博士は現在心臓病がある人には種実類をすすめていません。理由はナッツやシードなどは気をつけないと一度に食べすぎてしまう可能性があり、その結果、血圧、血糖値、コレステロール値、体重などを増加させてしまうからです。

ただし、一つだけ例外があり、フラックスシード【注1】だけは、オメガ3脂肪酸の宝庫であることから、毎日大さじ1〜2杯の摂取をすすめています。

【注1】フラックスシード（亜麻仁）

「フラックスシード」—日本語では「亜麻の実」。紀元前に人類が初めて栽培した植物で、茎からはリネンの布地が作られ、種子は食用として古代から用いられてきました。

このゴマよりもやや大きめの焦げ茶色、または黄金色の種子の中には、オメガ3脂肪酸（αリノレン酸）、リグナン（ポリフェノール系のファイトケミカルで、植物性エストロゲンの一種）、食物繊維など、現代人に不足する栄養がぎっしり詰まっているほか、ビタミン群（ビタミンB1、ビタミンB2、ビタミンB3、ビタミンB6、ビタミンEなど）、βカロテン、ミネラル類（カルシウム、鉄、マグネシウム、亜鉛、カリウム、リンなど）も含まれている「スーパーフード」

です。

古くはヒポクラテスもすすめており、今日欧米社会では「超ミラクルフード」として注目されています。

「血液をサラサラにする」「コレステロール値を下げる」「炎症を抑える」ほか、さまざまなガン、糖尿病、心疾患・脳血管疾患、便秘、腸炎、クローン病、骨粗鬆症、関節リウマチ、生理痛、更年期障害、うつ病などの予防・改善から美肌効果まで、その健康効果は科学的に証明されています。

ただし、「フラックスシード」が与えてくれる健康効果は、丸ごとの「フラックスシード」を摂取したときに得られるものであって、「フラックスオイル」から得られる恩恵はそのごく一部にすぎないことに注意してください。

日本では、「フラックスシード」よりも「フラックスオイル」を利用している人のほうが圧倒的に多いかと思いますが、「フラックスオイル」は「フラックスシード」という丸ごとの種子から脂肪成分だけを摘出した、断片の精製食品です。

丸ごとのフラックスシードの中にある脂肪は、ビタミンEなどの抗酸化栄養素とともにあるため、安定していて脂肪が酸化するようなことはありませんが、摘出された脂肪は、光を浴び、空気に触れる瞬間から酸化が始まります。

どんな食べ物も、その食べ物が与えてくれる栄養の要素を丸ごと摂取したときに初めて、それらの要素の相乗効果が発揮され、その結果、さまざまな健康効果が得られるのです。

インターネット上に掲載されている「フラックスオイル」の情報の大半は、「フラックスオイル」を「フラックスシード」と同一視していますが、「フラックスシード」の真の健康効果は、丸ごとのホールフードを「生」で摂取したときに最も多く受けとることができます。

最近では精製過程で失われるリグナンを添加した「フラックスオイル」も出回っていますが、丸ごと摂取するのと、要素を寄せ集めて摂取するのとでは、体内で発揮される効果が全く違います。

「食と栄養と健康」に関しては、世界の最高権威者でコーネル大学栄養生化学部名誉教授のT・コリン・キャンベル博士は、その著書『チャイナ・スタディー』で次のように述べています。

「栄養とは、食べ物の中に含まれている無数の物質の複合作用を意味する。ホールフード（未精製・未加工の食べ物）は、その中に含まれる栄養素の寄せ集めよりもずっとすばらしい効果がある」

一方、すでにローストして市販されているフラックスシードは、かなりの高温で加熱されているため（通常180度）、バイオアベイラビリティー（生体利用効率。体が栄養として利用できる割合）が低下するうえ、「アクリルアミド」が発生します。アクリルアミドは、120度以上の温度で加熱した場合に発生する発ガン性物質です。

ですから、「フラックスシード」の恩恵を100%受けとるには、フラックスオイルやローストしたフラックスシードではなく、「生のフラックスシード」を使用するのがベストです。

それにもかかわらず日本では、食用としての「生のフラックスシード」の販売が禁じられています。「生のフラックスシード」にはシアン化物が含まれるため、というのが厚生労働省の見解です。

しかしこのような規制があるのは日本だけで、北米でもヨーロッパでも、オーストラリアやニュージーランドでも、またシンガポールやフィリンピンなどのアジア諸国でも、「生のフラックスシード」が販売されていて自由に買うことができます。

シアン化物とは、ある種のバクテリア、菌類、藻類によってつくられる化合物の総称で、リンゴの種やアーモンド、カシューナッツ、フラックスシード、リマ豆、そら豆、ヒヨコ豆、キャッサバなどに微量ですが含まれています。

糖質分子と結合した「シアン化グルコシド」（シアン配糖体）として存在し、草食動物から植物を守っています。

生のフラックスシードに含まれる「シアン化グルコシド」は、「リナマリン」（Linamarin）と「ロタウストラリン」（Lotaustralin）ですが、これらのシアン化グルコシド自体にリスクはありません。

これらが、「β《ベータ》グルコシダーゼ」酵素で分解されて生じる「シアン化水素」に有害性があるのです。「βグルコシダーゼ」酵素は、腸内細菌が持つ酵素で、植物にも含まれています。この酵素が得られない、またはこの酵素にシアン化グルコシドを分解する効果がない場合は、シアン化水素のリスクはありません。

さらに、たとえβグルコシダーゼがシアン化グルコシドを分解しても、私たちの体には「ロダナーゼ」と呼ばれる酵素があり、この酵素の働きで、シアン化水素は比較的毒性のない形の「チオシアネート」(チオシアン酸塩) に変えられます。

これは食べ物の中に自然に存在するチオシアネートと同類で、アブラナ科の野菜に豊富に含まれる「イソチオシアネート」(※1) もこの一種です。

以上のような理由から、現に60gの「生のフラックスシード」を摂取したときに体がさらされるシアン化物では有害にはならないことを、世界で最も権威のある科学雑誌「ランセット」の1993年1月号に掲載された研究が明らかにしています (※2)。

また、その翌年、「米国臨床栄養学会誌」6月号に掲載された研究も、健康な人が60gの「生のフラックスシード」(粉末) 摂取によってシアン化物にさらされても、有害ではないことを示していたといいます (※3)。

大さじ1杯の「生のフラックスシード」の粒は10グラム、そして粉末は7gです。つまり、「生のフラックスシード」の粒、大さじ6杯、あるいは粉末で大さじ8.5杯とった場合でも、シアン化物がもたらすリスクへの心配は無用だということです。

ただし、60gをはるかに上回る量で、有害ではないことを示す研究はまだありません。

FDA (米国食品医薬品局) も、1978年当時は「生のフラックスシード」に含まれる少量のシアン化物を懸念して警告していましたが、1982年、これをとり消し、フラックスシード入りのパン (重量の10～12%以下) を許可した際に、シアン化物への懸念を撤回しています。

ＦＤＡは次のように述べています。

「フラックスシードの摂取で、リマ豆、そら豆、ヒヨコ豆、キャッサバ、カシューナッツ、あるいはアーモンド以上にシアン化物にさらされるという心配はない」

以上のことから、アメリカでは、生のフラックスシードの輸入や販売は禁止されていません。カナダ、ヨーロッパ、オセアニアの各国、シンガポール、フィリピンなども同様です。

欧米の予防医学やライフスタイル・メディシンを重視する医師や栄養学者らは、代謝機能が健康である限り1日大さじ1～2杯程度であれば生のフラックスシードの毒性に関する懸念は無用として、スムージーやサラダのトッピングなどに積極的に利用するよう推奨しています。

「日本では食用としての生のフラックスシードの販売が禁じられている」という現状について、私は『How Not to Die』（邦題『食事のせいで、死なないために』ＮＨＫ出版）の著者として世界的に知られるマイケル・グレガー医学博士と話し合ったことがあります。

博士は次のように話していました。

「ナンセンスです！　シアン化物はフラックスシードばかりか、ブロッコリーや大豆などにも含まれている。これは植物を自然界の外敵から守るために神から与えられているもので、人類が少量とり込んでも、心配するような事態には至りません。

カナダ、イギリス、オーストラリア、ニュージーランドなどではヒジキは、シアン化物の含有量が高いため摂取しないよう警告していますが（※4）、フラックスはそんなことはない。

1日大さじ1～2杯程度であれば、全く問題ないので、恐れることなく利用するべきです。

ただし、大量に摂取した場合は、シアン化物の最終代謝産物「チオシアネート」（チオシアン酸塩）が甲状腺機能を妨げる可能性があります。したがって大さじ3～4杯以上とらないようにし、海藻などに多く含まれるヨウドを十分に摂取していれば、甲状腺機能低下などのリスクは防げます」

グレガー博士は、前述の著書でも、フラックスシードを毎日大さじ1杯とることをすすめています（邦訳版では『病気のせいで、死なないために＝食材別編』）。

これでおわかりのように、「生のフラックスシード」であっても、毎日大さじ1～2杯程度であれば、シアン化物の健康リスクを心配する必要はありません。実際、私は30年近くにわたり、毎日大さじ1～2杯の「生のフラックスシード」をとっていますが弊害はないどころか、フラックスシードが与えてくれるさまざまな恩恵を受けとっています。

ついでですが、シアン化物は「生のフラックスシード」を発芽させることによってなくすことができます。また加熱によっても失われますから、パンやマフィン、クラッカーなどに焼き込む、クリームシチューやカレーなどを煮込むときにまろやかさを出す乳化剤として、あるいは、ビーンローフ、ビーンバーガー、ベジ餃子などをつくるときに粘着剤として、さらにはケーキを焼くときの溶き卵の代わりとしてなど、さまざまに利用できます。

フラックスシードに含まれるオメガ3脂肪酸は、硬い殻に包まれているため、加熱によってその含有量が著しく減少することはありません。

粉末にした場合でも、パン種やスープ、シチュー、ビーンバーガーなど、水分を含むものとともに加熱すれば、100度以上にはならないため、オメガ3脂肪酸のバイオアベイラビリティー（生体利用効率。体が栄養として利用できる割合）が大幅に減少することはないといいます。

また、生フラックスを弱火でごく軽く炒める程度であれば、180度でローストされた市販のフラックスシードとは違い、アクリルアミドの発生は最小限に抑えられます。

さらに、フラックスシードは、サラダ野菜に含まれる脂溶性の栄養（カロテノイド類、ビタミンE、セレニウム）の栄養の吸収率を高めてくれますので、どんなサラダの上からも、振りかけることをおすすめします。この場合は粒のフラックスシードを粉末にして使います。粒の状態では、硬い殻が消化されずに便として排泄されてしまう可能性があるからです。

フラックスシードは、すでに粉末になっているものよりも、全粒のものを求めます。理由は、使うときにミルサーかコーヒーミル、あるいは小型ブレンダーにかけて粉末にすると、光や酸素に触れる機会が少ないため、フラックスシードに含まれる脂肪の酸化を最低限に防ぐことができるからです。粉末にしたフラックスシードは密閉容器に入れ、冷凍庫に保存すれば1週間は保存可能です。

日本では、食用としての「生のフラックスシード」は販売されていませんが、「スプラウツ（発芽）用」としての「生のフラックスシード」は販売されています。

この「スプラウツ用」のフラックスシードは、北米やヨーロッパ、オセアニアなどで販売されている「生のフラックスシード」と全く同じものです。

「生のフラックスシード」を発芽させて利用するか否かは、利用する人の判断に委ねられています。すでにお話ししたように、シアン化物のリスクは、大さじ1～2杯程度であれば、発芽させなくても全く問題にはなりませんので、用途によって発芽させたものを使うか、そのまま使うかを選択したらよいと思います。

ついでですが、発芽させることによって、酵素抑制物質（酵素阻害剤）をとり除くことができ、フラックスシードのバイオアベイラビリティ（体が栄養として利用できる割合）が高まることも知っておいて損はありません。

発芽させたフラックスシードは、グリーンスムージーのほか、サラダやサンドイッチのフィリングなどに利用します。

最近ではオメガ3脂肪酸が豊富な食材として、チアシードも話題になっていますが、オメガ3脂肪酸含有量は、1オンス（28g）中、フラックスシードは6400mg、チアシードは4900mgです。また、チアシードにはリグナンが含まれていないことを考えると、フラックスシードの利用価値のほうが上ということになります。

日本では、発芽用フラックスシードのほかに、生のフラックスシードを発芽させた「発芽フラックス」（「さくさく発芽フラックス」「つぶつぶ発芽フラックス」「かりかり発芽フラックス」の三種）も販売されています。

製造工程は「生のフラックスシード」に植物性乳酸菌を加えて発芽させ、熟成したら、低温で短期間加熱乾燥させています。酸化やアクリルアミド発生、シアン化合物の発生はありませんので、安心して利用できます。

発芽させるとき、植物性乳酸菌を加えるのは、①雑菌を寄せ付けない、②シアン化合物の分解を促進させる、③pH《ペーハー》コントロール、④発芽を促進させるなどのためだといいます。

発芽されているために、粒ごと食べても消化吸収が楽であることから、サラダのトッピングに、またスナックとしてなど、利用価値がたくさんあり、とても便利です。

「生のフラックスシード」（スプラウト用フラックスシード）や「発芽フラックス」は、ナチュラルフード専門の通販「株式会社 Natshell」が扱っています。

http://natshell-34.com/shopbrand/ct72/

なお、過敏性腸症候群や腸の膨満感などのトラブルがある方は、ごく少量から始め、たっぷりの水分とともにとることをおすすめします。

（※1）グルコシノレートの形で含まれており、野菜を刻む、噛むなどしたときに放出される酵素「ミロシナーゼ」の働きでイソチオシアネートが産生される。

（※2）「Lancet」Jan16 1993;341(8888):177

（※3）「American Journal of Clinical Nutrition」July 1994;60(1):122-128

（※4）乾燥ヒジキに含まれるシアン化物濃度は110ppm、水戻しで16ppm。一方、フラックシードは10ppm。（http://www.fukushihoken.metro.tokyo.jp/shokuhin/anzen_info/hijiki.htmlより）

甘味料

・**アプリコット**
・**アップルソース**〈無糖〉
①North Coast社の「ノースコースト有機アップルソース パウチタイプ」
②Eden(Foods)社の「エデン オーガニックアップルソース」
・**ドライパイナップル**
・**デーツ**
・**プルーン**
・**ベビーフードのプルーン**（babybio（ベビービオ）社の「ベビースムージー プルーン」）
・**レーズン**〈無添加でノンオイル／油不使用のものが理想。ネット通販が扱っています〉
・**デーツシュガー**
・**甜菜糖**
・**黒砂糖**〈黒糖〉
・**アガベシロップ**
・**デーツシロップ**
・**メープルシロップ**
・**有機モラセス**

調味料

・**バルサミコ酢**
・**アップルサイダービネガー**〈リンゴ酢〉
・**ラズベリーバルサミコ**
＊商品名：「ムッジーニ フルーツバルサミコ ラズベリー」
・**米酢、または玄米酢**
・**減塩たまり醤油、または減塩醤油**
・**減塩白味噌**
・**マスタード**〈ディジョンマスタード、粗挽きマスタードなど〉
・**ニュートリショナルイースト【注2】**〈栄養酵母／無添加でフレーク状のもの〉

【注2】ニュートリショナルイースト

「ニュートリショナルイースト」は糖蜜を発酵させた「栄養酵母」（「乾燥酵母」とも）です。お料理の調味料としての利用価値がたくさんありますが、ビタミンB群やミネラルが豊富なため、プラントベースの食事をしている人にとって優れた栄養補助食品でもあります。

チーズっぽい風味がサラダやスープのトッピングとして、またドレッシングやディップ、いろいろなソースのベースとして、あるいはスープ、シチュー、キャセロールなどの味を高める隠し味として大活躍してくれる食材です。カシューナッツと合わせると粉チーズのようで、グラタンやラザーニャのようなキャセロール料理にも欠かせません。

健康食品のお店やネット通販が扱っていますが、ニュートリショナルイーストを選ぶ際、気をつけたいことが一つあります。それは「ビタミンB群が強化されているものは好ましくない」ということです。

理由は、強化されたビタミンBは合成されたビタミンで、天然のビタミンではないからです。アメリカのニュートリショナルイーストの場合、ビタミンB群が強化されたものは、通常「Fortified with additional B Vitamins」と記されています。

特にニュートリショナルイーストに限らずサプリメントでも、合成ビタミンB群の一種、「葉酸」（Folic Acid／フォリック酸）が含まれているものには注意が必要です。

「フォリック酸」は天然の食べ物の中に含まれる植物活性型の「Folate／フォレイト（「葉酸塩」とも呼ばれる）」とは形が異なるため、体が栄養として利用するには、活性型の「フォレイト」に転換しなければなりません。

しかしこのプロセスは複雑で、世界人口のおよそ半分、日本女性の場合、およそ7割はこのプロセスに障害があるとみられています。厳密にいうと、「フォリック酸」を活性型の「フォレイト」に転換するために必要となる、MTHFR（メチレンテトラヒドロ葉酸還元酵素）と呼ばれる酵素を活性化させるMTHFR遺伝子に変異があるため、この酵素が十分作られないのです。

その結果、「フォリック酸」を体が利用できる形の「フォレイト」に転換する能力が低く、「フォリック酸」は「フォレイト」に転換されずに体内にため込まれ、「フォレイト」の働きを妨げることになります。「フォリック酸」は植物由来の「フォレイト」の2倍も体内に吸収されやすいので、「フォリック酸」を摂取すると、体が利用できない「フォリック酸」の蓄積のために、さまざまな健康上のトラブルを引き起こすことになります。

　主なトラブルとしては、乳ガン・前立腺ガン・大腸ガン・小児喘息や呼吸器感染・胎児の先天性奇形（神経管欠損）・動脈硬化、そしてそれに伴う心臓病や脳卒中・アルツハイマー病・パーキンソン病・自閉症などのリスク増加、そして免疫機能の低下などがあります。

　妊娠中の女性の「フォリック酸」摂取は、摂取していない女性に比べ、のちに乳ガンによる死亡リスクが2倍になるといいますから（※）、特に注意が必要です。

　妊娠中の女性には胎児の脳の発育に不可欠な栄養として、「葉酸」のサプリメントやビタミンBが強化されたニュートリショナルイーストをすすめる医師が少なくありませんが、サプリメントの「葉酸」やビタミンB強化のニュートリショナルイーストに含まれる「葉酸」は「フォリック酸」です。

　「フォレイト」は緑葉野菜、アスパラガス、ビーツ、芽キャベツ、ブロッコリー、豆類、柑橘類、種実類などに豊富に含まれていますので、「プラントベースでホールフードの食事」をしている限り、不足することはありません。

　ビタミンBが強化されていないニュートリショナルイーストは、ナチュラル　フーズ専門のネット通販（株）ナッシェルが扱っています。

（株）Natshell：
http://natshell-34.com/shopbrand/ct42/
http://natshell-34.com/shopdetail/000000000325/ct42/page1/recommend/

※「British Medical Journal」2004;329:1375-6

スパイス＆ハーブ類

- **オレガノ**
- **クミンシード**
- **クミン**〈クミンシードを使う直前にミルサーか小型ブレンダーなどで粉末にしてもよい〉
- **クローブ**
- **タイム**
- **サフラン**〈サフランパウダーのほうが手ごろな値段です／「GABAN（ギャバン）サフラン1g カップ パウダー」〉
- **シナモン**
- **ショウガ粉末**
- **セージ**
- **ナツメグ**
- **バジル**
- **パセリ**
- **ベイリーフ**
- **マジョラム**
- **ローズマリー**
- **パプリカパウダー**
- **スモークパプリカ**
- **レッドペッパーフレーク**〈レッドペッパークラッシュ／赤唐辛子フレーク〉
- **オーガニック無塩のシーズニング**〈有機スパイスミックス〉
- **ミセスダッシュのソルトフリーシーズニング各種**〈オリジナルブレンド／レモンペッパー・ガーリック＆ハーブなど、いずれも無塩〉
- **オニオンパウダー**
- **オニオンフレーク**
- **ガーリックパウダー**
- **アサフェティダ**
- **マドラスカレーパウダー**

ソース類

- **ノンオイルのトマトソース**〈瓶詰・パック詰・缶詰〉

＊La Cucinetta／ラ・クチネッタ社の「オーガニック フレッシュ トマトソース」はノンオイルで、無糖、オーガニック

- **ノンオイルのパスタソース**

＊富士貿易社の「キアーラ ノンオイルパスタソース ガーリック＆オニオン」はノンオイルです

が、砂糖・塩などの添加物の有無は不明。ノンオイルのものが見つからない場合は、ノンオイルのトマトソースで代用するか、あるいは本書の、パスタソースのレシピ（376〜378ページに4種掲載）で多めにつくって冷凍保存しておくとよいでしょう

・トマトペースト〈無農薬・無添加・無塩〉

①「アリサン有機トマトペースト」

②「陽子ファームのトマトペースト」

https://www.yokofarm.com/food/tomato-paste/

・ウスターソース〈「オーサワの有機ウスターソース」がおすすめ〉

・ケチャップ〈ハグルマ株式会社の「糖類不使用ケチャップ」がおすすめ〉

・バーベキューソース

＊「ヨシダ 無添加グルメのたれ」はノンオイルで無添加ですが、砂糖や塩が含まれています。

＊「Cattle Boys社」（カナダ）の「キャトルボーイズ オリジナル BBQ Sauce 750ml」は、ノンオイル／グルテンフリーで、ブドウ糖果糖液糖やMSG（グルタミン酸ナトリウム）を含まず、非アレルゲン性で、X線やガンマ線などによる放射線照射処理もしていませんが、メープルシロップと塩が含まれています。

上記以外でノンオイル＆ブドウ糖果糖液糖、砂糖を含まない無添加のバーベキューソースは今のところ通販では見当たりません。

無添加のバーベキューソースは、本書の「自家製バーベキューソース」のレシピ（342ページ／レシピ番号138）に従って、自分でつくることができます。ただし少量の醤油を用いていますので「無塩」ではありません。

・サルサ

①アリサン有機サルサ（ミディアム）

②ケパサ オーガニック サルサ マイルド（マイルド／ミディアム）

・ホットペッパーソース（タバスコなど）

スープ類

・ベジタブルブイヨン〈顆粒・または固形かペースト状。別称「野菜ブイヨン」〉

無塩または低塩のもの。できればノンオイル

のものがあれば理想的です。左記は無塩、または低塩でノンオイルのものの一例です。通販各社が扱っています。

①四季彩々 無塩 野菜の旨味だし
②あかもくと国産野菜のブイヨン（無塩／少量の甜菜糖を含む）
③久原本家 茅乃舎《かやのや》の「減塩野菜だし」
④Mother 社の「VEGETABLE STOCK」〈ベジタブルストック〉（少量の国産サトウキビ糖と塩を含む）

・**和風だし**〈プラントベースで無添加〉
①オーサワの「昆布濃縮だし」
②株式会社椎茸祭の「Oh dashi しいたけだしスープ『椎茸のほっこりとした天然のうま味』」

豆類（乾燥または水煮缶）

いずれもオーガニックで水煮缶は無塩・無糖のものがおすすめ。

・**アズキ**〈乾燥〉
・**カンネッリーニ**〈カネリーニ／小粒の白インゲン豆／乾燥・水煮缶〉
・**白インゲン豆**〈乾燥・水煮缶〉
・**スプリットピー**〈乾燥／挽き割りグリーンピース〉
・**ネイビービーン**〈水煮缶〉
＊水煮缶／Eden オーガニック、ネイビービーン、15オンス
・**バタービーン**〈乾燥・水煮缶〉
＊水煮缶／Eden 食品オーガニックバタービーン、15オンス
・**ヒヨコ豆**〈乾燥・水煮缶〉
・**ブラックビーンズ**〈黒インゲン豆／乾燥・水煮缶〉
・**ピントビーンズ**〈うずら豆〉
・**リフライドビーンズ**〈ベジタリアンでノンオイルのもの〉
＊「カサフィエスタ ノーファット ブラックリフライドビーンズ」
・**リマ豆**〈乾燥〉
・**レッドキドニービーンズ**〈乾燥・水煮缶〉
・**レンズ豆**〈赤・黄・緑・茶・緑褐色・暗褐色・黒褐色など／乾燥〉
・**枝豆**〈冷凍〉
・**豆腐**〈硬めの絹ごしと木綿ごしの両方〉

①マルキン食品「ちょっとかための絹仕立て」
②森永乳業「常温 お料理向きとうふ」

・**テンペ**〈無塩／通販各社が扱っています〉

冷凍食品

・**コーン**
・**グリーンピース**
・**ホウレンソウ**
・**豆類**〈グリンピース、枝豆など〉
・**ベリー類**〈イチゴ、ブルーベリー、ラズベリー、ブラックベリーなど〉

パン・バーガーバンズ・ピタブレッド・トルティーヤ・クラッカーなど

・**〈パン類〉国産小麦使用の全粒粉100％で天然酵母、そして「油・卵・牛乳・砂糖」不使用のものが理想。**

左記はその一例です。ほかにもあると思いますので探してみてください。

①全粒粉パン工房ポッポのパン社のパン。国産小麦の全粒粉100％のパンやベーグル、ライ麦100％のパン、雑穀パンなどいろいろ作っています。
https://popponopan.ocnk.net/
②王様のパン社の「全粒粉100％の食パン」（国産小麦使用）
https://osamapan.com/?pid=42328828
③Creema社の「全粒粉100％食パン」（国産小麦使用）
https://www.creema.jp/item/3783679/detail
④オーガニックのスプラウト・ブレッド（発芽小麦と雑穀のパン）
＊Alvarado St Bakery（アルバラドStベーカリー）社の「Sprouted Multi-Grain Bread」はノンオイルですが、100％全粒粉ではありません。Amazonや楽天が扱っています。
⑤プンパーニッケル（ライ麦パン）
＊全粒粉パン工房ポッポのパン社（前出）の「ライ麦100％パン」
⑥全粒粉（国産の小麦粉または玄米粉）のバーガーバンズは通販各社が扱っています。
⑦ピタブレッド（ピタパン）全粒粉ミックス〈全

粒粉と小麦粉の混合〉

＊「ピタブレッド・グラハム アリサン」〈通販各社が扱っています。〉

なお、日本では100％全粒粉のピタブレッドはネット通販では見当たらないようですが「全粒小麦粉」を使って自分で作るのもいいでしょう。

・〈トルティーヤ類〉全粒粉100％のトルティーヤ〈通販各社が扱っています〉

①ホールウィート〈全粒粉〉のトルティーヤ

②コーントルティーヤ

・〈クラッカー類〉全粒粉100％のクラッカー〈通販各社が扱っています〉

①Finn Crisp社のフィン・クリスプ・キャラウェイ・シン・ブレッド

②Edward & Son's社のオーガニック玄米スナップ

パスタ類

・全粒粉のパスタ

①ホールウィート パスタ

②スペルト小麦パスタ

③キヌア パスタ

・豆のパスタ

①ヒヨコ豆 パスタ

②ブラックビーン パスタ

③レンズ豆 パスタ

・蕎麦

①十割蕎麦〈無塩〉

その他：野菜の瓶詰・缶詰・袋詰め・乾物

・アーティチョーク（チョウセンアザミの芯）の水煮〈オイル漬けではないもの〉

・ウォーターチェスナッツ〈シログワイ／水煮〉

・ビーツ〈水煮／スライス〉

・ホールトマト、またはダイストマト、クラッシュトマト〈オーガニック・無塩・無糖・無添加のものを通販各社が扱っています〉

・セイタン〈グルテンミート〉〈オイルフリーのもの〉

左記はその一例です。ほかにもあると思いますので探してみてください。

①「純正食品マルシマ 純植物性食品 セイタン

オーサワ（180g）」はオイルフリーです。オーサワジャパンの植物たんぱく食品（「セイタン　固形状・180g【オーサワ】」の表示で扱っている業者もありますが同じ製品です）醤油で味付けされていますので、水やお湯で30分程、塩抜きしてから使います。

②ハーモニーガーデン　大地のたより　グルテンミート（乾燥小麦たんぱく）短冊タイプ30gパック（Amazon.co.jpが扱っています）

・**お麩**〈100％国産小麦が原料で、膨張剤、重曹など無添加のもの／通販各社が扱っています〉
・**ピメント**〈赤ピーマンの水煮〉
・**ローストガーリック**〈瓶詰か袋詰〉
・**マスタードレリッシュ、または「オニオンレリッシュ」か「野菜レリッシュ」**〈オニオン風味〉

訳・監修者のあとがき

二〇一一年本書と『チャイナ・スタディー』をテーマにしたドキュメンタリー映画『フォークス・オーバー・ナイブズ』が全米各都市で公開されて大ヒットして以来、アメリカの医学界に大変革が起こっています。

メタボや心臓病、糖尿病などのトラブルを抱えていた医師たちが、この映画を見て食習慣を変え、自らのトラブルを一掃できたことから、この方法を治療にもとり入れ、薬や手術に頼らずに、メタボや心臓病、糖尿病などの患者さんを見事に回復させている例が、アメリカでは年々増加しているのです。

なかでも最も著名な医師は、ウェイン州立大学（ミシガン州）医学部教授で「カーン心臓長寿センター」（デトロイト）のジョエル・カーン博士（心臓病外科医）です。

博士は患者さんに渡す処方箋に薬の名前を書く代わりに、「『フォークス・オーバー・ナイブズ』のDVD（DVDは日本コロムビア社から発売されています）を見ること、そして『チャイナ・スタディー』（グスコー出版）を読むこと」と記しているのです。

本書の食事プログラムとレシピに従えば、動脈硬化や血管の閉塞物はきわめて短期間のうちになくなっていきます。血管閉塞の根本原因をとり除くからです。

一方、心臓病治療の主流であるバイパス手術、ステント治療、カテーテル治療などは、根本原因をとり除かないため、一時的な処置にすぎません。

もしみなさんが、心臓病のトラブルから永久に解放されたいと願うのであれば、本書のプログラムに従って食習慣を変えることをおすすめします。

本書のレシピの#45（268ページ）と#132（338ページ）を提供しているローリーとそのご主人アルは、たまたま私の友人です。今から十七年前（二〇〇三年）の二月、アルは、三本ある冠静脈のうち、一本は九〇%、もう一本は八〇%、そして三本目も七〇%閉塞しているため、即座にステント治療を受けなければ助からないと告げられたのですが、セカンドオピニオンで聞いたエセルスティン博士の指導を受け、その七か月後にはその閉塞部分は完全に消え、一七年後の今日、心臓の血管には何のトラブルもなく、とてもエネルギッシュに大学でコンピューターサイエンスを教えています。

私のもう一人の友人、マージーは二〇〇六年の七月に重い脳梗塞で倒れ、胴や首も含めて左半身が完全に麻痺し、自分で頭を支えていることも座ることも食事をすることもできなくなり、水や食べ物をうまく飲み込むことさえできない日々が二か月も続きました。

しかしエセルスティン博士の食事プログラムと同様の食事指導を患者さんに行なっているセラピストの娘、ミッシェルの徹底的な食事管理と毎日数時間に及ぶリハビリプログラムの結果、一年後、マージーは歩行器を使うものの、駐車場に止めた車を降りて、スポーツジムの建物まで歩き、エクササイズをこなし、また車まで歩いて戻るまでに回復したのです。三四・六kgも減量し、三四五mg／dlあったコレステロール値は正常値になり、血圧も一〇五／六五と改善され、持病の糖尿病も完治しました。

発作前はウォーターエアロビック・エクササイズのインストラクターをしていたにもかかわらず、泳ぎも一から習い直さなければならなかったのですが、発作の一年後には、二五mプールを三往復泳げるまでになりました。

日本でも脳梗塞で倒れて一〇日間入院し、その後降圧剤や抗凝固薬の副作用による激しい頭痛、左手指のしびれ、全身の動きの緩慢などの症状に一年二か月苦しんだあと、「プラントベースでホールフードの食事」を重視する『フィット・フォー・ライフ』や『50代からの超健康革命』（いずれもグスコー出版）に出逢ったことから、徹底した「プラントベース・ホールフードの食習慣」に変えて四か月後、すっかり健康をとり戻した人がいます。

大阪でコンサルタント会社を経営している荒川圭基《たまき》さん（八一歳）です。ベストセラーとなった『データベース・マーケティング』（ダイヤモンド社）ほか多数の著者としても、広く知られている人です。

本書を読み終えたみなさんのなかには、「これまで慣れ親しんできた肉・魚・卵などの動物性食品、そして油や砂糖、白い穀物（白米・白いパン・白いパスタや麺類）などの高度に精製加工された食品を一切やめる、などというのはあまりにもラディカルで、とてもできない」という感想を抱いた方も少なくないかもしれません。

アメリカでもそうですが、そんな人にエセルスティン博士は、「胸を切開し、心臓の血管の閉塞部分に脚の静脈からとった血管の一部を縫いつけてバイパスを作る手術と、どっちがラディカルか考えてみることだ」と言います。

たいていの人が、食習慣を変えることのほうを選ぶと言います。そのほうがラディカルでないばかりか、クリントン氏も経験したように、バイパスやステントは数年後にまた詰まってしまう可能性が高いからです。

どうかみなさん、賢い選択をしてください。なお、本書のレシピは、アメリカ人を対象に書かれているため、日本のみなさんにとってはあまりおなじみではないものが多い、という印象を持たれる方も少なくないかと思います。

一般的な日本の和食は、たとえプラントベースであっても、高塩分であることや、必要な栄養が十分とれないという欠点があります。ですからどうか、新しい食べ方にチャレンジしてください。おなじみでない食材も、今ではネット通販でほとんど揃います。

通販は送料がかかって割高、というのであれば、ご予算に応じて近くの食料品店にあるもので、本書のレシピに近いものができそうなものをぜひ工夫してみてください。スパイスなどはたいていのスーパーで扱っています。ホールウィートの代わりに蕎麦粉でトルティーヤを作ることもできます。バーガーバンズが手に入らないのであれば、豆のバーガーは玄米やキヌアのご飯のおかずにしてもおいしく食べられます。

朝食もシリアルやパンケーキにこだわる必要はありません。玄米のお粥はもちろんですが、果物だけでもかまいません。ノンオイルで低脂肪、きわめて低塩の「プラントベースでホールフードの食事」にぜひ挑戦してみてください。私は三二年間この食べ方をしています。七一歳ですが、薬は一切不要、食習慣を変えて以来、病気をしたことがありません。日本にはそのような例はきわめて少ないかもしれませんが、アメリカでは、「プラントベースでホールフードの食事」はヘルシーな食事の代名詞となっているのです。

二〇二〇年八月

松田麻美子

日本ナチュラル・ハイジーン普及協会 会長／自然健康・治癒学博士

著者

コールドウェル・B・エセルスティン・ジュニア医学博士

Caldwell B.Esselstyn,Jr.,M.D.

45年あまりにわたり、クリーブランド・クリニックの研究員、臨床医、同理事会会員、同職員会会長などを歴任。1991年にはアメリカ内分泌腺外科学会会長を務め、「第1回冠動脈疾患の根絶と予防に関する全米会議」を開催。2005年、医学を慈しむ者に与える「ベンジャミン・スポック賞」第1回の受賞者。

1956年、オリンピック漕艇種目のゴールドメダリスト。ベトナム戦争の軍医として青銅星章を受賞。2009年より、クリーブランド・クリニック・ウェルネス研究所の『心臓血管疾患予防と回復プログラム』のプログラムディレクター。アン・クライル夫人とともに二人三脚で、患者たちの指導とカウンセリングにあたっている。

2010年、ビル・クリントン元大統領がエセルスティン博士、ならびにT・コリン・キャンベル博士、ディーン・オーニッシュ博士のアドバイスにより心臓病を克服したことをCNNテレビの番組に出演して述べたことから、エセルスティン博士の「心臓病の予防と改善プログラム」はメディアの注目を受けるようになり、2011年にはドキュメンタリー映画『フォークス・オーバー・ナイブズ』に出演したことから、エセルスティン博士の業績は広く世界中に知られるようになった。プラントベースの食事歴35年あまり。米国オハイオ州クリーブランド在住。

エセルスティン博士のホームページ:
http://www.dresselstyn.com/site/

訳・監修者

松田麻美子　まつだ・まみこ

自然健康・治癒学博士（Ph.D.in Natural Health&Healing）。日本ナチュラル・ハイジーン普及協会会長。

1978年、米国ウェスリヤン大学卒業。1992年、アメリカ健康科学カレッジ卒業。2006年、米国ナチュラル・ヘルス大学卒業。

栄養科学、自然健康・治癒学を修め、ヒューストン・ナチュラル・ヘルス協会／ヒューストン・ナチュラル・ハイジーン・ネットワークを主宰。

日本におけるナチュラル・ハイジーン（自然健康法にもとづく究極の健康栄養学）のパイオニアとして活躍。

現在、テキサス州ヒューストンに在住。日米間を往復し、「健康な体づくり」のための研究と指導に取り組んでいる。

著書に『常識破りの超健康革命』『子供たちは何を食べればいいのか』『50代からの超健康革命』『女性のためのナチュラル・ハイジーン』、訳書に『フィット・フォー・ライフ』『チャイナ・スタディー（葬られた「第二のマクガバン報告」）』（いずれもグスコー出版）がある。

日本ナチュラル・ハイジーン普及協会のホームページ:
http://natural-hygiene.org/

本作の参考文献については以下のサイトをご参照ください。
http://yusabul.com/book/9784909249357/references.html

索引

■一日の最初の食事

あ 安全なシリアル（13） …… 240
アンソニーのオートミールと野菜（10） …… 238
え エセルスティン家の朝食（4） …… 235
エブリンの一日で一番の食事（1） …… 234
お 大麦とオーツ麦のパンケーキ・フルーツトッピング（8） …… 237
か 簡単ブルーベリーマフィン（11） …… 239
し ジェフのオートミール（3） …… 234
す ズッキーニとレーズンのマフィン（14） …… 241
せ 絶品バナナブレッド（12） …… 240
て 手作りアーモンドミルク（2） …… 234
手作りオートミルク（7） …… 236
は バーニーの朝食サラダドリンク（5） …… 235
バナナ・フレンチトースト（9） …… 238
ら ラリーの日曜版蕎麦粉パンケーキ（6） …… 236

■サラダを大いに楽しむ

あ 赤づくしのサラダ（32） …… 256
アントニア風レンズ豆サラダ（30） …… 255
う うずら豆のサラダ・レタス巻き（20） …… 249
か カラフルなブロッコリーサラダ（22） …… 250
簡単でおいしいコーンサラダ（25） …… 252
き 切り干し大根と白インゲン豆入り海藻サラダ（21） …… 249
く グリーンポテトサラダ（41） …… 263
クロウ家のヴィデリア玉ネギとマスタードのレリッシュであえたパスタサラダ（37） …… 260
こ ゴボウサラダ（38） …… 261
さ サツマイモ・コーン・サヤインゲンのサラダ（34） …… 258
サツマイモと男爵イモのサラダ（40） …… 262
サツマイモのライムサラダ（35） …… 258
し ジンジャー風味のタイ風蕎麦サラダ（26） …… 252
ジンジャー&オレンジ風味の温野菜サラダ（29） …… 254
す スイカとチェリートマトの完璧な夏のサラダ（39） …… 261
せ ゼブのライス&生コーンサラダ（42） …… 264
そ 蕎麦つゆ（28） …… 254
ち 超かんたん「ブラックビーンサラダ」（16） …… 246
は 白菜の中華風サラダ（24） …… 251
バタービーンとバジルのサラダ（23） …… 251
ふ ブラックビーンサラダとバルサミコ酢入りライムドレッシング（17） …… 247
ブラックビーンと柑橘類のサラダ（19） …… 248
ほ 本物の野菜のタブーリ（36） …… 259
ま 豆とアーティチョークのサラダ（15） …… 244
マンゴーとライム入りのビーンサラダ（31） …… 256
や 山かけ納豆蕎麦サラダ（27） …… 253

ろ　ローストコーンとブラックビーンのサラダ（18）…… 247
わ　和風ライスサラダ（33）…… 257

■ディップ・ソース・ドレッシング・グレイビー

あ　アーティチョークと豆のディップ（47）…… 269
い　彩り野菜入りフムス（44）…… 268
う　梅・フラックスシード・ドレッシング（63）…… 277
か　カレーソース（54）…… 272
かんたん豆腐マヨネーズ（61）…… 276
かんたんマッシュルームグレイビー（65）…… 278
き　基本のホワイトソース（53）…… 272
く　グリーンピースのワカモレ（55）…… 273
こ　ゴマだれ（52）…… 271
さ　最高のブラックビーンサルサ（48）…… 269
し　しいたけのグレイビー（66）…… 279
ジェーンの３・２・１サラダドレッシング（62）…… 277
（シンプルな）タヒニ抜きのフムス（43）…… 267
す　スイートコーンソース（51）…… 271
酢味噌ドレッシング（59）…… 275
て　手作りサルサ（50）…… 270
と　とびきりおいしいクルミソース（57）…… 274
とびきりおいしいチャツネ（49）…… 270
ね　ネギ入りフムス（46）…… 269
ひ　ピーナッツソース（56）…… 273
ふ　フムス・サラダドレッシング（58）…… 275
ブラウングレイビー（64）…… 277
り　リップのサラダドレッシング（60）…… 276
ろ　ローリーのフムス（45）…… 268

■野菜（簡単なものから手の込んだものまで）

お　お祝いの日のご馳走カボチャ（80）…… 289
オレンジとニンニク風味のブロッコリー炒め（70）…… 283
か　カボチャとアズキとサラダホウレンソウのごちそう（83）…… 290
カボチャとコーンのキャセロール（82）…… 290
かんたん・ホクホク栗カボチャ（79）…… 288
さ　サヤインゲン（75）…… 285
す　スイスチャード（フダンソウ）のお浸し（85）…… 291
そ　素朴なロースト赤パプリカ（78）…… 288
た　タジン鍋で作るニンニク風味の小松菜（73）…… 284
玉ネギのオーブン焼き（86）…… 292
と　トロリと溶けるナスとトマトの重ね焼き（74）…… 285
ひ　ビーツに囲まれたビーツの葉（67）…… 281
ビーツのバルサミコ酢とハーブあえ（68）…… 282
め　芽キャベツ（71）…… 283
や　焼き芋（84）…… 291
焼きズッキーニ（81）…… 289

ゆ　夕食定番のケール（77）……286
り　リンゴとフェンネルのオーブン焼き（76）……286
ろ　ローストカリフラワー（72）……284
　　ローストビーツ（69）……282

■濃くておいしいスープ

あ　アントニア・ディマス博士のカラフルなレンズ豆のスープ（95）……303
う　ヴィシソワーズ（103）……310
お　オレンジ色のおいしい野菜スープ（87）……296
か　ガスパチョ（92）……300
　　カボチャとレンズ豆のスープ（99）……307
　　カラダに安全なスープ（100）……308
き　ギリシャ風レンズ豆のスープ（93）……301
　　きのこ三種ともち麦のスープ（96）……304
さ　最高のブラックビーンスープ（90）……298
し　しいたけ入りサツマイモとレンズ豆のスープ（101）……309
す　ズッキーニとホウレンソウのスープ白味噌仕立て（105）……312
　　スパイシーポテトスープ（97）……305
　　スプリットピーのスープ（98）……306
は　バジルと野菜入りトマトスープ（102）……310
ひ　ビーツの冷製スープ（88）……297
ふ　ブライアンの大麦のスープ味噌仕立て（91）……299
　　ブロッコリースープ白味噌仕立て（89）……297
ま　マラケッシュ風赤レンズ豆のスープ（94）……302
わ　ワイルドライス入り野菜スープ（104）……311

■どんなときにも役立つサンドウィッチ

あ　厚切りトマトのオープンサンドウィッチ（113）……318
か　ガーリックブレッド（118）……323
　　完璧なトルティーヤラップサンドウィッチ（106）……314
き　キュウリとロースト赤パプリカのオープンサンドウィッチ（120）……325
　　キュウリのオープンサンドウィッチ（109）……316
く　グリルドチーズよりおいしい“チーズ”もどきサンドウィッチ（112）……318
し　ジンジャー・ライム風味のセイタンバーガー（115）……320
ひ　ヒヨコ豆のバーガー（110）……317
ふ　ブラックビーンとオートミールのハンバーガー（114）……319
ほ　ホームメードのチャパティ（108）……316
や　焼きしいたけ・ホウレンソウ・ロースト赤パプリカのサンドウィッチ（107）……315
る　ルッコラ（ロケットサラダ）・トマト・青ネギのサンドウィッチ（111）……317
ろ　ロースト赤パプリカとコリアンダー&ホウレンソウのサンドウィッチ（116）……321
　　ロースト赤パプリカとマッシュルームのピタブレッドピザ（117）……322
　　ロースト野菜とホウレンソウのポレンタピザ（119）……324

■メインコース

あ　圧力鍋で作るヒヨコ豆とホウレンソウのカレー（172）……371

アントニア・ディマス博士のクスクス入りアフリカ風シチュー（167）……… 366
い 色鮮やかな夏野菜の炒め物（140）……… 344
お おからの炒り煮（137）……… 342
おからのハンバーグライス（144）……… 347
お麩と野菜の酢豚風（163）……… 362
か 紙吹雪のような彩りの二度焼きポテト（152）……… 354
カラフルチャーハン（141）……… 345
カラフルマッシュポテトの重ね焼き（159）……… 358
カリブ風ブラックビーンズとマンゴーサルサ丼（124）……… 330
カリフラワーとジャガイモのカレー（170）……… 369
簡単なバジルパスタソース（177）……… 376
簡単なライスチリ（132）……… 338
き キヌアのタケノコご飯（158）……… 357
け ケジャリー（175）……… 374
さ 最高のブラックビーンバーガーパテ（126）……… 332
し しいたけの照り焼き（139）……… 343
ジェーンのブリート（130）……… 336
自家製バーベキューソース（138）……… 342
信じられないほどおいしいブリート（128）……… 334
す スイスチャード（フダンソウ）とヒヨコ豆のモロッコ風シチュー（149）……… 351
スロークッカー（クロックポット）で作る豆のカレー（174）……… 373
せ セイタン（グルテンミート）のブルゴーニュ風（165）……… 364
そ 即席ブラックビーンチリ（131）……… 337
蕎麦粉とフラックスシードの安倍川もち（157）……… 357
た 玉ネギとグリーンピースの混ぜご飯（142）……… 346
ち 超特急インターナショナルシチュー（147）……… 349
チンゲンサイとマッシュルームの中華うま煮（146）……… 349
つ 罪深いほどおいしいローストトマト（180）……… 378
て デビルド・ベビーポテト（155）……… 356
と とっても簡単なカレーライス（171）……… 370
とびきりおいしいワイルドライスとマッシュルームのピラフ（145）……… 348
トルティーヤパイ（164）……… 363
に ニンニク風味のスイスチャード（フダンソウ）入りチャーハン（129）……… 335
の ノンオイル野菜炒め（143）……… 346
ノンファット・リフライドビーンズ（125）……… 331
は パプリカのスペイン風ライス詰め（151）……… 353
ひ ヒヨコ豆のカレーとチャツネ（169）……… 368
ヒヨコ豆のコロッケ（127）……… 333
ふ フムスとグリーンオニオンのソース（156）……… 356
ブラジル風ブラックビーンズ（121）……… 327
ブラックビーンズと野菜の玄米ご飯丼（123）……… 328
ブロッコリーとマッシュルームのグラタン（133）……… 339
へ ベジーシュウマイ（150）……… 352
ヘルシー手巻き寿司（176）……… 375
ほ ポテト“フライ”（154）……… 355
ま マスタードシード風味の玉ネギ・キヌアご飯（168）……… 367
マッシュポテト（153）……… 355

マッシュルーム・ラタトゥイユ（136）…… 341
豆と野菜のグリーンピースかけご飯（135）…… 340
マンゴーサルサ（122）…… 327
ゆ 湯葉の五目うま煮（148）…… 350
り 緑葉野菜と豆入りトマトソースであえた全粒粉パスタ（161）…… 360
れ レモン風味のホワイトソース（134）…… 340
レンズ豆のカレー（173）…… 372
レンズ豆のスラッピー・ジョー（162）…… 361
レンズ豆ローフ（166）…… 365
ろ ローストオニオンとトマトのホールウィートパスタ（160）…… 359
ローストしたプラムトマトのパスタソース（178）…… 377
ローストトマトとニンニクのパスタソース（179）…… 377

■簡単ですばらしいデザート

あ 赤みを帯びた濃厚なチョコレートケーキ（198）…… 392
お おいしいレモンケーキ（199）…… 393
オートミール・メープルクッキー（206）…… 399
驚くほどおいしいローストパイナップル（192）…… 387
か 噛みごたえのあるジンジャーブレッドクッキー（208）…… 400
き キャロット・クッキーケーキ（196）…… 390
く 串刺しフルーツの甘口ライムソース添え（183）…… 383
クリーミーファジ・フロスティング（207）…… 399
グレープフルーツとオレンジのスライス、ミント&ライム添え（187）…… 385
さ サマーフルーツのライムとミント添え（185）…… 384
し ジンジャー風味のフルーツ・フルーツ・フルーツ（188）…… 385
ち チョコレートソース（182）…… 382
チョコレートムース（186）…… 384
て 手作りシャーベット（201）…… 394
と とっても簡単なブルーベリーコブラー（204）…… 397
は バースデーケーキ（195）…… 389
パイナップル・フロスティング（197）…… 391
パイナップルパラダイス（194）…… 388
バルサミコ酢またはバニラをかけたイチゴのスライス（184）…… 383
ふ ブルーベリーの紫の情熱（193）…… 388
へ ベリーパイ（202）…… 395
ま 魔法のバナナ“アイスクリーム”（181）…… 382
み ミックスベリーコブラー（205）…… 398
よ 洋ナシのオーブン焼き、サクサク・メープルトッピング（189）…… 386
ら ラズベリーシャーベットのイチゴソース添え（203）…… 396
れ 冷凍レモンシャーベットカップ（200）…… 394
レモン・ジンジャー風味のベークドピーチ（191）…… 387
レモンパイ・パフェ（209）…… 401
レモンホイップ・トッピング（190）…… 386

装丁　米谷テツヤ
本文デザイン　白根美和

血管をよみがえらせる食事
最新医学が証明した心臓病・脳疾患の予防と回復

2020年12月7日初版第一刷発行
2024年10月17日　第十四刷発行
著者　コールドウェル・B・エセルスティン・ジュニア
訳／監修者　松田麻美子
編集　須田とも子
発行人　松本卓也
発行所　株式会社ユサブル
〒103-0014　東京都中央区日本橋蛎殻町2-13-5　美濃友ビル3F
電話:03(3527)3669
ユサブルホームページ:http://yusabul.com/
印刷所　株式会社光邦

Printed in Japan
ISBN978-4-909249-35-7
定価はカバーに表示してあります。
落丁・乱丁本はお手数ですが、当社までご連絡ください。